"十四五"职业教育国家规划教材

全国中医药行业高等职业教育"十四五"规划教材

全国高等医药职业院校规划教材（第六版）

针灸治疗

（第四版）

（供针灸推拿、康复治疗技术等专业用）

主　编　王德敬　胡　蓉

全国百佳图书出版单位
中国中医药出版社
·北京·

图书在版编目（CIP）数据

针灸治疗 / 王德敬，胡蓉主编 . -- 4 版 . -- 北京：
中国中医药出版社，2025. 1. --（全国中医药行业高等
职业教育"十四五"规划教材）.
ISBN 978-7-5132-9194-1

Ⅰ . R245

中国国家版本馆 CIP 数据核字第 2024LM6568 号

融合教材服务说明

全国中医药行业职业教育"十四五"规划教材为新形态融合教材，各教材配套数字教材和相关数字化
教学资源（PPT 课件、视频、复习思考题答案等）仅在全国中医药行业教育云平台"医开讲"发布。

资源访问说明

到"医开讲"网站（jh.e-lesson.cn）或扫描教材内任意二维码注册登录后，输入封底"激活码"进行
账号绑定后即可访问相关数字化资源（注意：激活码只可绑定一个账号，为避免不必要的损失，请您
刮开序列号立即进行账号绑定激活）。

联系我们

如您在使用数字资源的过程中遇到问题，请扫描右侧二维码联系我们。

中国中医药出版社出版

北京经济技术开发区科创十三街 31 号院二区 8 号楼
邮政编码　100176
传真　010-64405721
唐山市润丰印务有限公司印刷
各地新华书店经销

开本 850×1168　1/16　印张 16.25　字数 437 千字
2025 年 1 月第 4 版　2025 年 1 月第 1 次印刷
书号　ISBN 978 - 7 - 5132 - 9194 - 1

定价　64.00 元
网址　www.cptcm.com

服 务 热 线　010-64405510
购 书 热 线　010-89535836
维 权 打 假　010-64405753

微信服务号　zgzyycbs
微商城网址　https://kdt.im/LIdUGr
官 方 微 博　http://e.weibo.com/cptcm
天猫旗舰店网址　https://zgzyycbs.tmall.com

如有印装质量问题请与本社出版部联系（010-64405510）

"十四五"职业教育国家规划教材
全国中医药行业高等职业教育"十四五"规划教材
全国高等医药职业院校规划教材（第六版）

《针灸治疗》编委会

主　编

王德敬（山东中医药高等专科学校）　　　胡　蓉（湖南中医药高等专科学校）

副主编（以姓氏笔画为序）

马　越（江苏卫生健康职业学院）　　　　王佳媚（深圳市宝安中医院）

李志宏（山东中医药高等专科学校）　　　李丽英（山东医学高等专科学校）

李秀坤（四川中医药高等专科学校）　　　何　征（北京卫生职业学院）

明　荷（重庆三峡医药高等专科学校）

编　委（以姓氏笔画为序）

杨　晶（河南推拿职业学院）　　　　　　吴　涛（陕西中医药大学）

吴雷波（邢台医学院）　　　　　　　　　何彦霖（广西中医药大学）

赵云龙（保山中医药高等专科学校）　　　胡明岸（湖南中医药高等专科学校）

涂少女（江西中医药高等专科学校）　　　梁振新（南阳医学高等专科学校）

楚利芳（濮阳医学高等专科学校）　　　　樊沙沙（重庆医药高等专科学校）

黎　波（天津中医药大学）

秘　书

赵金蕾（山东中医药高等专科学校）

"十四五"职业教育国家规划教材
全国中医药行业高等职业教育"十四五"规划教材
全国高等医药职业院校规划教材（第六版）

《针灸治疗》
融合出版数字化资源编创委员会

主 编

王德敬（山东中医药高等专科学校）　　李志宏（山东中医药高等专科学校）

副主编（以姓氏笔画为序）

马　越（江苏卫生健康职业学院）　　　王佳媚（深圳市宝安中医院）

孙一翔（山东捷瑞数字科技股份有限公司）　李丽英（山东医学高等专科学校）

李秀坤（四川中医药高等专科学校）　　何　征（北京卫生职业学院）

赵金蕾（山东中医药高等专科学校）　　胡　蓉（湖南中医药高等专科学校）

编　委（以姓氏笔画为序）

杨　晶（河南推拿职业学院）　　　　　吴　涛（陕西中医药大学）

吴雷波（邢台医学院）　　　　　　　　何彦霖（广西中医药大学）

明　荷（重庆三峡医药高等专科学校）　赵云龙（保山中医药高等专科学校）

胡明岸（湖南中医药高等专科学校）　　涂少女（江西中医药高等专科学校）

梁振新（南阳医学高等专科学校）　　　楚利芳（濮阳医学高等专科学校）

樊沙沙（重庆医药高等专科学校）　　　黎　波（天津中医药大学）

前　言

　　"全国中医药行业高等职业教育'十四五'规划教材"是为贯彻党的二十大精神和习近平总书记关于职业教育工作和教材工作的重要指示批示精神，落实《中医药发展战略规划纲要（2016—2030年）》等文件精神，在国家中医药管理局领导和全国中医药职业教育教学指导委员会指导下统一规划建设的，旨在提升中医药职业教育对全民健康和地方经济的贡献度，提高职业技术院校学生的实践操作能力，实现职业教育与产业需求、岗位胜任能力严密对接，突出新时代中医药职业教育的特色。鉴于由中医药行业主管部门主持编写的"全国高等医药职业院校规划教材"（三版以前称"统编教材"）在2006年后已陆续出版第三版、第四版、第五版，故本套"十四五"行业规划教材为第六版。

　　中国中医药出版社是全国中医药行业规划教材唯一出版基地，为国家中医、中西医结合执业（助理）医师资格考试大纲和细则、实践技能指导用书，全国中医药专业技术资格考试大纲和细则唯一授权出版单位，与国家中医药管理局中医师资格认证中心建立了良好的战略伙伴关系。

　　本套教材由50余所开展中医药高等职业教育的院校及相关医院、医药企业等单位，按照教育部公布的《高等职业学校专业教学标准》内容，并结合全国中医药行业高等职业教育"十三五"规划教材建设实际联合组织编写。本套教材供中医学、中药学、针灸推拿、中医骨伤、中医康复技术、中医养生保健、护理、康复治疗技术8个专业使用。

　　本套教材具有以下特点：

　　1. 坚持立德树人，融入课程思政内容和党的二十大精神。把立德树人贯穿教材建设全过程、各方面，体现课程思政建设新要求，发挥中医药文化的育人优势，推进课程思政与中医药人文的融合，大力培育和践行社会主义核心价值观，健全德技并修、工学结合的育人机制，努力培养德智体美劳全面发展的社会主义建设者和接班人。

　　2. 加强教材编写顶层设计，科学构建教材的主体框架，打造职业行动能力导向明确的金教材。教材编写落实"三个面向"，始终围绕中医药职业教育技术技能型、应用型中医药人才培养目标，以学生为中心，以岗位胜任力、产业需求为导向，内容设计符合职业院校学生认知特点和职业教育教学实际，体现了先进的职业教育理念，贴近学生、贴近岗位、贴近社会，注重科学性、先进性、针对性、适用性、实用性。

　　3. 突出理论与实践相结合，强调动手能力、实践能力的培养。鼓励专业课程教材融入中医药特色产业发展的新技术、新工艺、新规范、新标准，满足学生适应项目学习、案例学习、模块化学习等不同学习方式的要求，注重以典型工作任务、案例等为载体组织教学单元，有效地激发学生的学习兴趣和创新潜能。同时，编写队伍积极吸纳了职业教育"双师型"教师。

4. 强调质量意识，打造精品示范教材。将质量意识、精品意识贯穿教材编写全过程。教材围绕"十三五"行业规划教材评价调查报告中指出的问题，以问题为导向，有针对性地对上一版教材内容进行修订完善，力求打造适应中医药职业教育人才培养需求的精品示范教材。

5. 加强教材数字化建设。适应新形态教材建设需求，打造精品融合教材，探索新型数字教材。将新技术融入教材建设，丰富数字化教学资源，满足中医药职业教育教学需求。

6. 与考试接轨。编写内容科学、规范，突出职业教育技术技能人才培养目标，与执业助理医师、药师、护士等执业资格考试大纲一致，与考试接轨，提高学生的执业考试通过率。

本套教材的建设，得到国家中医药管理局领导的指导与大力支持，凝聚了全国中医药行业职业教育工作者的集体智慧，体现了全国中医药行业齐心协力、求真务实的工作作风，代表了全国中医药行业为"十四五"期间中医药事业发展和人才培养所做的共同努力，谨此向有关单位和个人致以衷心的感谢。希望本套教材的出版，能够对全国中医药行业职业教育教学发展和中医药人才培养产生积极的推动作用。需要说明的是，尽管所有组织者与编写者竭尽心智，精益求精，本套教材仍有一定的提升空间，敬请各教学单位、教学人员及广大学生多提宝贵意见和建议，以便修订时进一步提高。

国家中医药管理局教材办公室

全国中医药职业教育教学指导委员会

2024 年 12 月

编写说明

　　针灸治疗是在中医理论指导下，运用经络腧穴理论和刺灸方法以防治疾病的一门临床学科。具体而言，就是运用"四诊"诊察疾病以获取病情资料，以经络辨证为特色，结合脏腑及八纲辨证等方法，对临床上各种不同的证候进行分析归纳，以明确疾病的病因、病位、病机，在此基础上选择相应的针灸治法，以通经脉、行气血、调脏腑、和阴阳，从而达到治疗疾病的目的。

　　针灸治疗是针灸推拿专业的一门重要的专业核心课程，属于理论到临床的桥梁课程。本课程面向针灸工作的全过程和各岗位，对学生进行针灸辨证取穴与操作能力的培养，为学生搭建针灸整体工作体系框架。因此，学好本课程对针灸临床实践具有重要的意义。

　　为贯彻落实党的二十大、二十届三中全会精神和全国教育大会精神，《针灸治疗》编委会以岗位需求为导向，共同研究教学大纲，设立相关项目任务；在教学实施方面，以强化学生能力的培养为核心，在项目教学的基础上，设计学习情境；以职业标准为依据，课程内容以职业岗位所需的知识、技能等方面的要求为主线，融入中医执业助理医师资格考试大纲；同时重视学生的职业发展能力，既关注执业资格标准和职业岗位的当前要求，又注重未来职业岗位的发展要求，密切关注学科发展动态，并及时转化为课程内容。编委会根据教师在使用现行教材教学中所发现的问题以及相关从业人员的反馈意见重构教学内容，进一步提炼文字，使教材更加易教、易学、易懂、易用，更能体现当今先进的教学理念，为不同专业的学生参加中医执业助理医师资格考试提供了参考。本教材适用于针灸推拿、康复治疗技术等专业的高职高专学生，也可供其他各级各类学生学习和针灸临床从业者参考使用。

　　本版教材特色：①体现高等职业教育的教学特色，遵循"三基""五性""三特定"的原则，为培养创新型高技能人才服务。②技能与知识结合，突出工学结合教学思想，以学生为中心，运用项目课程教学法，调整教学模块。③采用案例导入式教学模式，引导学生尽早形成针灸临床思维模式。④融入课程思政，有助于学生完整人格的塑造、专业知识的掌握、职业道德的树立。⑤结合信息技术，制作数字化资源，增强教材实用性。

　　本教材分为14个模块，模块一针灸治疗原则至模块五特定穴的临床应用由李志宏、王德敬撰写，模块六头面躯体痛证由胡蓉、梁振新撰写，模块七内科病证由马越、吴涛、赵云龙、何征、李丽英、杨晶撰写，模块八妇科病证由李秀坤、何彦霖撰写，模块九儿科病证由王佳媚、梁振新撰写，模块十皮外骨伤病证由明荷、吴雷波、樊沙沙撰写，模块十一五官科病证由樊沙沙、楚利芳、黎波撰写，模块十二急症由胡明岸撰写，模块十三其他病证由涂少女撰写，模块十四参考资料由王德敬撰写。王德敬、胡蓉、李志宏、马越、李丽英、王佳媚、何征、李秀坤、明荷负责审稿。

在编写过程中，我们一直本着内容来自于临床、服务于教学的理念，竭尽全力对教材进行改革，以利于学生掌握与应用。本教材得到石学敏院士、王舒教授的支持，在此一并致谢！在编写过程中，参考并引用了各位专家医案，以及近年来出版的高校针灸类教材、大量国内外最新研究成果，在此，谨向原书作者表示真诚的谢意。向支持本书编写的有关学校表示衷心的谢意。

如有疏漏之处，敬请广大读者提出宝贵意见，以便再版时修订。

《针灸治疗》编委会

2024 年 9 月

目 录

模块一　针灸治疗原则 …………… 1

项目一　治神守气 ……………… 1
　　一、治神 …………………… 1
　　二、守气 …………………… 1
项目二　补虚泻实 ……………… 2
　　一、虚则补之 ……………… 2
　　二、实则泻之 ……………… 2
　　三、不盛不虚以经取之 …… 2
项目三　清热温寒 ……………… 3
　　一、热则疾之 ……………… 3
　　二、寒则留之 ……………… 3
项目四　治标治本 ……………… 3
　　一、急则治标 ……………… 3
　　二、缓则治本 ……………… 4
　　三、标本同治 ……………… 4
项目五　三因制宜 ……………… 4
　　一、因人制宜 ……………… 4
　　二、因地制宜 ……………… 4
　　三、因时制宜 ……………… 4

模块二　针灸的治疗作用 ………… 6

项目一　疏通经络 ……………… 6
项目二　调和阴阳 ……………… 6
项目三　扶正祛邪 ……………… 7

模块三　针灸临床诊治特点 ……… 8

项目一　辨病诊治 ……………… 8
项目二　辨证诊治 ……………… 9
项目三　辨经诊治 ……………… 9
　　一、辨位归经 ……………… 10

　　二、辨证归经 ……………… 10

模块四　针灸处方 ……………… 11

项目一　腧穴的选择 …………… 11
　　一、选穴原则 ……………… 11
　　二、配穴方法 ……………… 12
项目二　刺灸法的选择 ………… 13
　　一、治疗方法的选择 ……… 13
　　二、操作方法的选择 ……… 13
　　三、治疗时机的选择 ……… 13
项目三　处方的组成 …………… 14

模块五　特定穴的临床应用 ……16

　　一、五输穴的临床应用 …… 16
　　二、原穴、络穴的临床应用 … 18
　　三、俞穴、募穴的临床应用 … 18
　　四、下合穴的临床应用 …… 19
　　五、郄穴的临床应用 ……… 19
　　六、八会穴的临床应用 …… 19
　　七、八脉交会穴的临床应用 … 20
　　八、交会穴的临床应用 …… 21

模块六　头面躯体痛证 …………26

项目一　头痛 …………………… 26
项目二　面痛 …………………… 29
项目三　颞下颌关节功能紊乱综合征 … 31
项目四　落枕 …………………… 32
项目五　漏肩风 ………………… 34
项目六　臂丛神经痛 …………… 36
项目七　肘劳 …………………… 38
项目八　腕管综合征 …………… 40

项目九　腰痛……………………42
　　附：坐骨神经痛……………44
项目十　痛风……………………45

模块七　内科病证……………47

项目一　中风……………………47
　　附：假性延髓麻痹…………50
项目二　眩晕……………………50
项目三　高血压病………………52
　　附：低血压…………………54
项目四　痴呆……………………55
项目五　面瘫……………………57
项目六　面肌痉挛………………59
项目七　贫血……………………60
　　附：白细胞减少症…………61
项目八　痹证……………………62
项目九　痿证……………………64
　　附：重症肌无力……………66
　　附：桡神经损伤……………67
项目十　外伤性截瘫……………67
项目十一　震颤麻痹……………69
项目十二　癫病…………………71
项目十三　狂病…………………72
项目十四　痫病…………………74
项目十五　郁病…………………76
项目十六　心悸…………………77
项目十七　不寐…………………79
　　附：嗜睡……………………80
项目十八　感冒…………………81
项目十九　咳嗽…………………82
项目二十　哮喘…………………84
项目二十一　胃痛………………86
　　附：胃下垂…………………88
项目二十二　呕吐………………88
项目二十三　呃逆………………90
项目二十四　腹痛………………91
项目二十五　泄泻………………93
项目二十六　痢疾………………94

项目二十七　便秘………………96
项目二十八　肠易激综合征……98
项目二十九　胁痛………………99
项目三十　黄疸…………………101
项目三十一　水肿………………102
项目三十二　癃闭………………104
　　附：良性前列腺增生………106
项目三十三　淋证………………106
项目三十四　尿失禁……………108
项目三十五　遗精………………110
项目三十六　阳痿………………111
项目三十七　早泄………………113
项目三十八　不育症……………114
项目三十九　消渴………………115
项目四十　瘿病…………………117

模块八　妇科病证……………119

项目一　痛经……………………119
项目二　经前期紧张综合征……121
项目三　月经不调………………122
项目四　闭经……………………124
项目五　崩漏……………………125
项目六　绝经前后诸症…………127
项目七　带下病…………………128
项目八　不孕症…………………129
项目九　胎位不正………………131
项目十　妊娠恶阻………………132
项目十一　恶露不尽……………133
项目十二　缺乳…………………135
项目十三　阴痒…………………136

模块九　儿科病证……………138

项目一　小儿惊风………………138
项目二　疳证……………………140
项目三　遗尿……………………141
项目四　小儿脑瘫………………143
项目五　注意力缺陷多动症……144
项目六　痄腮……………………145

项目七　小儿积滞 …………………… 146
项目八　孤独症 ……………………… 147

模块十　皮外骨伤病证 ………… 150

项目一　瘾疹 ………………………… 150
项目二　湿疮 ………………………… 151
项目三　蛇串疮 ……………………… 153
项目四　斑秃 ………………………… 154
项目五　神经性皮炎 ………………… 155
项目六　扁平疣 ……………………… 156
项目七　疔疮 ………………………… 158
项目八　瘙痒症 ……………………… 159
项目九　腱鞘囊肿 …………………… 161
项目十　乳痈 ………………………… 162
项目十一　乳癖 ……………………… 163
项目十二　肠痈 ……………………… 165
项目十三　脱肛 ……………………… 166
项目十四　痔疮 ……………………… 167
项目十五　颈椎病 …………………… 169
项目十六　急性腰扭伤 ……………… 171
项目十七　膝骨关节炎 ……………… 172
项目十八　急性踝关节扭伤 ………… 173

模块十一　五官科病证 ………… 176

项目一　目赤肿痛 …………………… 176
项目二　麦粒肿 ……………………… 177
项目三　眼睑下垂 …………………… 179
项目四　眼睑眴动 …………………… 180
项目五　近视 ………………………… 181
项目六　斜视 ………………………… 183
项目七　视神经萎缩 ………………… 184
项目八　耳鸣、耳聋 ………………… 185
项目九　聍耳 ………………………… 187
项目十　鼻渊 ………………………… 189
项目十一　鼻衄 ……………………… 190
项目十二　咽喉肿痛 ………………… 192
项目十三　喉喑 ……………………… 194
项目十四　牙痛 ……………………… 195

项目十五　口疮 ……………………… 197

模块十二　急症 ………………… 199

项目一　晕厥 ………………………… 199
项目二　虚脱 ………………………… 200
项目三　高热 ………………………… 202
项目四　抽搐 ………………………… 203
项目五　内脏绞痛 …………………… 205
　　一、心绞痛 ……………………… 205
　　二、胆绞痛 ……………………… 206
　　三、肾绞痛 ……………………… 207
项目六　出血证 ……………………… 208
　　一、鼻衄 ………………………… 208
　　二、咯血 ………………………… 209
　　三、吐血 ………………………… 210
　　四、便血 ………………………… 211
　　五、尿血 ………………………… 212

模块十三　其他病证 …………… 214

项目一　慢性疲劳综合征 …………… 214
项目二　戒断综合征 ………………… 215
　　一、戒烟综合征 ………………… 216
　　二、戒毒综合征 ………………… 216
　　三、戒酒综合征 ………………… 217
项目三　肥胖症 ……………………… 218
项目四　衰老 ………………………… 219
项目五　损容性皮肤病 ……………… 220
　　一、粉刺 ………………………… 220
　　二、黄褐斑 ……………………… 221
　　三、雀斑 ………………………… 222

模块十四　参考资料 …………… 224

项目一　子午流注针法 ……………… 224
　　一、基本概念 …………………… 224
　　二、基本要素 …………………… 225
　　三、日干支和时干支推算 ……… 228
　　四、纳甲法的应用方法 ………… 231
　　五、推广应用 …………………… 237

项目二　灵龟八法与飞腾八法 …………… 238

　　一、灵龟八法 　………… 238

　　二、飞腾八法 　………… 241

项目三　针灸临床研究进展 ………… 242

　　一、呼吸系统疾病 　………… 242

　　二、神经系统疾病 　………… 243

　　三、心血管系统疾病 　………… 243

　　四、消化系统疾病 　………… 243

　　五、泌尿生殖系统疾病 　………… 244

　　六、运动系统疾病 　………… 244

　　七、免疫系统疾病 　………… 244

　　八、内分泌系统疾病 　………… 244

　　九、物质代谢 　………… 244

　　十、镇痛作用 　………… 245

　　十一、影响针灸作用的因素 　………… 245

　　十二、循证针灸研究 　………… 245

主要参考文献………………… **246**

模块一　针灸治疗原则

扫一扫，查阅
本模块 PPT 等
数字资源

【学习目标】

　　掌握针灸治疗原则。

　　针灸治疗原则即针灸治疗疾病时所必须遵循的基本准则，也是确立治疗方法的基础。临床运用针灸治疗疾病的具体方法多种多样，从总体上把握针灸治疗原则具有执简驭繁的重要意义。针灸治疗原则可概括为治神守气、补虚泻实、清热温寒、治标治本和三因制宜五个方面。

项目一　治神守气

　　治神守气是充分调动医患双方积极性的关键措施。医者端正医疗作风，认真操作，潜心尽意，正神守气；患者正确对待疾病，配合治疗，安神定志，意守感传。治神守气既能更好地发挥针灸疗法的作用，提高治疗效果，又能有效地防止针灸意外事故的发生。

一、治神

　　中医学中的"神"，广义是人体生命活动的主宰及其外在总体表现的统称，狭义是指心、脑的内在功能，属于意识、思维、情感等精神活动的范畴。治神贯穿针灸治疗的全过程，主要包括两方面：一是指在针灸操作过程之中，医者专一其神、意守神气，患者神情安定、意守感传；二是指在施治前后注重调治患者的精神状态。

　　《素问·宝命全形论》载"凡刺之真，必先治神"，以及《灵枢·官能》"用针之要，勿忘其神"，意在强调治神在针刺中的重要性。《灵枢·九针十二原》提到"粗守形，上守神"，也强调了"治神"在针刺过程中的重要性。精神因素在针灸临床中与医患双方都有密切关系。

二、守气

　　气，主要指经气。守气，意即守住所得之气，主要包括两方面：一是要求医者仔细体察针下感应，并根据患者的变化及时施以手法，主要体现在行针过程中要专心致志，做到"神在秋毫，属意病者"（《灵枢·九针十二原》），一旦针下气至，就要"密意守气"，做到"经气已至，慎守勿失……如临深渊，不敢惰也。手如握虎，欲其壮也。神无营于众物……"（《素问·针解》）；二是要求患者专心体会针刺感应，配合医者治疗，促使气至病所，达到治疗疾病目的。

　　在这些因素中，医者的治神守气，往往会对促进气行和气至病所起到决定性的作用。患者的意守感传，亦能为守气打下良好的基础，如能在医者针刺操作过程中配合呼吸调整，其意守感传的效果会更好。

项目二　补虚泻实

补虚泻实就是扶正祛邪。《素问·通评虚实论》载："邪气盛则实，精气夺则虚。"因此，"实"指邪气有余，"虚"指正气不足。补虚就是扶助正气，泻实就是祛除邪气。疾病有虚实，针灸分补泻，针灸的补虚泻实是通过针法和灸法激发机体本身的调节机能，从而产生补泻作用。如《灵枢·九针十二原》指出："凡用针者，虚则实之，满则泄之，菀陈则除之，邪盛则虚之……虚实之要，九针最妙，补泻之时，以针为之。"《灵枢·经脉》亦说："盛则泻之，虚则补之……陷下则灸之，不盛不虚以经取之。"都是针对虚证、实证制定的补虚泻实的治疗原则。

一、虚则补之

"虚则补之""虚则实之"，是指虚证的治疗应该用补法，适用于治疗各种虚弱性病证。针刺补虚主要是通过针刺手法的补法、穴位的选择与配伍而实现的。若偏于阳虚、气虚者，针用补法，加灸；偏于阴虚、血虚者，针用补法，血虚可施灸补，而阴虚一般不宜施灸；如阴阳俱虚，则灸法为上。也可选取偏补穴位关元、气海、命门、膏肓、足三里和有关脏腑经脉的背俞穴、原穴，针灸并用，施以补法，从而达到补益正气的作用。

"陷下则灸之"属于"虚则补之"的范畴，即气虚下陷的治则是以灸法为主。当气虚出现陷下证候时，应用温灸方法可较好地起到温阳补气、升提举陷的作用，如久泻、久痢、遗尿、崩漏、脱肛、子宫脱垂及其他内脏下垂等病证，常灸百会、中脘、神阙、气海、关元、脾俞、胃俞、肾俞、足三里等腧穴补中益气、升阳举陷。

二、实则泻之

"盛则泻之""满则泄之""邪盛则虚之"指实证采用泻法治疗，可统称为"实则泻之"，适用于邪气盛的病证（实证）。针刺泻实主要是通过针刺手法的泻法、穴位的选择与配伍等实现的。如在穴位上施行捻转、提插、开阖等泻法，可起到祛除病邪的作用，应用偏泻性能的腧穴如十宣、水沟、素髎、丰隆等，也可达到祛邪的目的。如对高热、中暑、昏迷、惊厥、痉挛以及各种原因引起的剧痛等实证，在正气未衰情况下，取大椎、合谷、太冲、委中、水沟、十宣、十二井等穴，只针不灸，用泻法或点刺出血，以达泻实之目的。

"菀陈则除之"属"实则泻之"的范畴。"菀"同"瘀"，有瘀结、瘀滞之义。"陈"即"陈旧"，引申为时间长久。"菀陈"泛指络脉瘀阻之类的病证。"除"即"清除"，指清除瘀血的刺血疗法。如由于闪挫扭伤、丹毒等引起的肌肤红肿热痛、青紫肿胀，即可在局部络脉或瘀血部位采用三棱针点刺出血法，以达活血化瘀、消肿止痛之目的。如病情较重者，可点刺出血后加拔火罐，可以排出更多恶血，促进病愈。再如腱鞘囊肿、小儿疳证的点刺放液治疗也属此类。

三、不盛不虚以经取之

"不盛不虚"，并非指疾病本身无虚实，而是脏腑、经络的虚实表现不甚明显，或脏腑、经脉本身病变，而未涉及其他脏腑、经络，属本经自病。《难经·六十九难》曰："不虚不实，以经取之者，是正经自生病，不中他邪也。当自取其经，故言以经取之。"治疗当按本经循经取穴，以原穴和五输穴最为适宜。针下得气后，再行均匀的提插捻转（平补平泻）手法，使本经气血调和，脏腑功能恢复正常。

项目三　清热温寒

"清热"即热性病证用"清"法。清法是通过针刺疏风散热、清热解毒、泄热开窍的一种治法。"温寒"即寒性病证用"温"法。温法是通过针灸温养阳气、温通经络、温经散寒的一种治法。《灵枢·经脉》曰："热则疾之，寒则留之。"即是针对热性病证和寒性病证制定的清热温寒的治疗原则。

一、热则疾之

《灵枢·经脉》曰："热则疾之。""热"指热邪亢盛，或为外感风热引起的表热证，或为脏腑阳盛郁结的里热证，或为气血壅盛于经络的局部热证。"疾"是快速针刺或快速运针之意。《灵枢·九针十二原》"刺诸热者，如以手探汤"形象地描述针刺手法的轻巧快速，指出热性病证宜浅刺疾出或点刺出血，手法轻而快，少留针或不留针，针用泻法，以清泻热邪。如咽喉肿痛者，可采用三棱针在少商穴点刺出血，以达泻热、消肿、止痛之目的；热在经络局部者，可用毫针散刺，或三棱针点刺，或皮肤针叩刺局部出血，以疏散邪热。

二、寒则留之

《灵枢·经脉》曰："寒则留之"。"寒"指疾病性质属寒，或为外感寒邪引起的表寒证，或为外受寒邪痹阻经脉的寒痹证，或为阳气不足引起的里寒证。"留"即留针之意。《灵枢·九针十二原》"刺寒清者，如人不欲行"指出寒性病证的治疗原则是深刺久留。寒性病证应留针候气，以激发其经气，使阳气来复，以达温经散寒之目的。加艾施灸，更是助阳散寒的直接措施，使阳气得复，寒邪乃散。如寒湿痹阻引起的寒痹，应深刺久留，或加温灸；阳气不足引起的里寒证，应针刺补法久留针，常配灸法以提高疗效。

项目四　治标治本

标与本主要用于说明病证的主次和轻重缓急以及疾病的现象和本质。从正邪关系看，正气为本，邪气为标；从疾病的发生看，病因为本，症状为标；从发病的先后看，先病为本，后病为标；从病变部位看，内脏为本，体表为标；从脏腑经络关系看，脏腑为本，经络为标。《素问·标本病传论》曰："知标本者，万举万当，不知标本，是谓妄行。"强调了标本在辨证论治中的重要性。《素问·标本病传论》指出："急则治其标，缓则治其本。"其应用原则是急则治标、缓则治本和标本同治。

一、急则治标

当标病急于本病时，应先治标病，后治本病，这是在特殊情况下采取的一种权宜之法，其目的在于抢救生命或缓解患者的急迫症状，为治疗本病创造有利的条件。如：无论任何原因引起的高热抽搐，应首选针刺大椎、水沟、合谷、太冲等穴，以泻热、息风止痉；无论任何原因引起的昏迷，均应先针刺水沟，醒脑开窍，再根据疾病发生原因从本论治。

二、缓则治本

《素问·阴阳应象大论》曰："治病必求于本。"一般在病情不急的情况下，病在内者治其内，病在外者治其外，正气虚者扶其正，邪气盛者祛其邪。治其病因，症状自解；治其先病，后病自除。此即"伏其所主，而先其所因"（《素问·至真要大论》）的深刻含义。如肾阳虚引起的五更泄，泄泻为其标，肾阳不足为其本，治宜灸关元、气海、命门、肾俞，使肾阳得以温煦，五更泄则愈。

三、标本同治

当标病与本病处于俱缓或俱急的状态时，宜标本同治。如气虚感冒，气虚为本，感冒为标，一味解表可使正气更虚，单纯扶正则可留邪，当益气解表，标本同治，宜补足三里、关元、气海，泻合谷、列缺、风池。

项目五　三因制宜

"三因制宜"是指因人、因地、因时制宜，即根据个人的具体情况、地理环境、季节（包括时辰），以制定适宜的治法。

一、因人制宜

因人制宜，就是要根据患者性别、年龄、体质等不同的特点而选择适宜的治疗方法，是三因制宜的决定性因素。如妇人以血为用，在治疗妇人病时要多考虑调理冲脉（血海）、任脉等。另外，患者个体差异更是决定针灸治疗方法的重要因素，如体质虚弱、皮肤薄嫩、对针灸较敏感者，针刺手法宜轻；体质强壮、皮肤粗厚、针感较迟钝者，针刺手法可重些。正如《灵枢·逆顺肥瘦》所言："年质壮大，血气充盈，肤革坚固，因加以邪，刺此者，深而留之……婴儿者，其肉脆，血少气弱，刺此者，以毫针，浅刺而疾发针，日再可也。"

二、因地制宜

因地制宜，就是要根据不同的地理环境特点来选用适宜的治疗方法。如在寒冷的地区，治疗多用温灸，而且应用壮数较多；在温热地区，应用灸法较少。如《素问·异法方宜论》指出："北方者……其地高陵居，风寒冰冽，其民乐野处而乳食，脏寒生满病，其治宜灸焫。南方者……其地下，水土弱，雾露之所聚也，其民嗜酸而食胕，故其民皆致理而赤色，其病挛痹，其治宜微针。"

三、因时制宜

因时制宜，就是要根据不同季节和时辰特点，选用适宜的针灸治疗方法。四时气候的变化对人体的生理功能和病理变化有一定影响。《难经·七十难》认为："春夏者，阳气在上，人气亦在上，故当浅取之；秋冬者，阳气在下，人气亦在下，故当深取之。"春夏之季，阳气升发，人

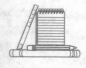

体气血趋向体表，病邪伤人多在浅表，多宜浅刺；秋冬之季，人体气血潜藏于内，病邪伤人多在深部，多宜深刺。所以在应用针灸治疗疾病时，考虑患病的季节和时辰有一定意义。子午流注针法、灵龟八法、飞腾八法均是按时选穴治疗疾病的方法，也是"因时制宜"治疗原则的具体运用。因时制宜还包括针对某些疾病的发作或加重规律而选择恰当的治疗时机。如精神疾患多在春季发作，故应在春季之前进行治疗；痛经一般宜在月经来潮前 1 周开始治疗；疟疾多在发作前 2 ～ 3 小时进行治疗等。

复习思考题

1. 举例说明治神守气。
2. 举例说明补虚泻实。
3. 举例说明清热温寒。

扫一扫，查阅
复习思考题答案

模块二　针灸的治疗作用

> 【学习目标】
> 　　掌握针灸治疗作用。

　　针灸治疗作用是指针灸在治疗疾病过程中所起到的作用。针灸治疗作用是多方面且复杂的，从总体上概括为疏通经络、调和阴阳、扶正祛邪三个方面。

项目一　疏通经络

　　针灸的疏通经络作用就是可使瘀阻的经络通畅而发挥其正常生理功能，是针灸最主要、最直接的作用。经络"内属于腑脏，外络于肢节"，其主要生理功能之一是运行气血。经络功能正常时，气血运行通畅，则"内溉脏腑，外濡腠理"，各脏腑器官、体表肌肤及四肢百骸得以濡养。若经络功能失常，气血运行受阻，则会影响人体正常功能活动，进而出现病理变化而引起疾病的发生。中医理论中"不通则痛"，即指经络闭阻不通而引发的多种病证。经络不通，气血运行受阻，其临床上常常表现为疼痛、麻木、肿胀、瘀斑等症状。凡此，均应"以微针通其经脉，调其血气"（《灵枢·九针十二原》）。以针灸之法疏通经络，《黄帝内经》称之为"解结"。如《灵枢·刺节真邪》曰："用针者，必先察其经络之实虚……一经上实下虚而不通者，此必有横络盛加于大经，令之不通，视而泻之，此所谓解结也。"解结，就是疏通经脉，使脉道通利，气血流畅。

　　针灸疏通经络主要是根据经络的循行，选择相应的腧穴和针灸方法，使经络通畅，气血运行正常，达到治疗疾病的目的。

项目二　调和阴阳

　　针灸的调和阴阳作用就是可使机体从阴阳的失衡状态向平衡状态转化，是针灸治疗最终要达到的根本目的。正如《灵枢·根结》所说："用针之要，在于知调阴与阳，调阴与阳，精神乃光。"《素问·至真要大论》也指出："调气之方，必别阴阳。""谨察阴阳所在而调之，以平为期。"

　　《素问·阴阳应象大论》曰："故善用针者，从阴引阳，从阳引阴。"指出针灸调和阴阳的具体方法既可以阴证治阴、阳证治阳，又可从阴阳互根的角度考虑，采取阴证治阳、阳证治阴之

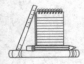

法。如：以俞治脏，以募治腑；肝阳上亢之头目昏痛，泻太冲以平肝，补太溪以滋肝肾；亡阳出现的肢体逆冷，灸气海、关元以阴中求阳。

针灸调和阴阳的作用，主要是通过经络阴阳属性、经穴配伍和针刺手法来实现的。如阳气盛则失眠，阴气盛则多寐，根据阳跷、阴跷司眼睑开合的作用，取与阴跷相通的照海和与阳跷相通的申脉进行治疗，失眠应补阴跷（照海）泻阳跷（申脉），多寐则应补阳跷（申脉）泻阴跷（照海），使阴阳平衡。

项目三　扶正祛邪

扶正祛邪是指针灸具有扶助机体正气及祛除病邪的作用。疾病的发生、发展及其转归的过程，实质上就是正邪相争的过程。《素问·刺法论》曰："正气存内，邪不可干。"《素问·评热病论》曰："邪之所凑，其气必虚。"因此，扶正祛邪既是疾病向良性方向转归的基本保证，又是针灸治疗疾病的作用过程。

综上所述，疏通经络是调和阴阳和扶正祛邪的基础，即经络畅通有利于调和阴阳和扶正祛邪作用的发挥；扶正祛邪是治疗疾病的作用过程，其目的是要达到阴阳平衡，而调和阴阳又常常依赖于扶正祛邪作用。因此，尽管针灸的治疗作用表现为以上三个方面，但并不是完全割裂的，而是相互关联、密不可分的，只是在具体的疾病治疗过程中，以某一作用表现更为明显而已。

复习思考题

1. 针灸的治疗作用包括哪些方面？
2. 举例说明疏通经络。
3. 举例说明扶正祛邪。
4. 举例说明调和阴阳。

扫一扫，查阅
复习思考题答案

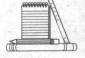

模块三　针灸临床诊治特点

> 【学习目标】
>
> 掌握辨病诊治、辨证诊治、辨经诊治。

针灸治病是在中医整体观念的指导下，根据脏腑经络学说，运用四诊八纲理论，分析疾病的病因、病机、病性、病位，做出正确的诊断和治疗，使理、法、方、穴、术环环相扣，一线贯穿。以使脏腑、气血、阴阳调和，经络畅通，"阴平阳秘，精神乃治"。针灸临床的诊治方法主要包括辨病诊治、辨证诊治、辨经诊治。

项目一　辨病诊治

辨病诊治是以脏腑学说为基础，根据患者的症状和体征，辨别疾病所在脏腑、病性及正邪的盛衰，并制定相应针灸治疗方案的辨证论治方法。

脏腑辨病诊治有其相同的用穴规律。不论是何种脏腑病证，都可以取其原穴、背俞穴和募穴进行治疗，如《灵枢·九针十二原》说："凡此十二原者，主治五脏六腑之有疾者也。"俞募穴也是治疗脏腑病证较为常用的腧穴，根据"从阴引阳，从阳引阴"的原则，临床上六腑病证多用募穴，五脏病证多用背俞穴。此外，治疗六腑病证最常用下合穴，如黄疸、胁痛都属于胆病，皆可用阳陵泉。《灵枢·邪气脏腑病形》说的"合治内腑"即是此意。概之，五脏病证首取背俞穴或原穴，也可用募穴，既可单独使用，也可以配合使用；六腑病证首取募穴或下合穴，也可用背俞穴。而五脏六腑的急性病，则多取郄穴，且阴经郄穴善治急性血证，阳经郄穴善治急性痛证，如急性胆绞痛，可取胆经的郄穴外丘，急性鼻衄，可取肺经的郄穴孔最等。

如果脏腑病证表现为明显的实证或虚证时，还可结合五输穴的生克补泻法选取相应的五输穴，如肺虚补太渊、肺实泻尺泽等。

以肝为例，肝位于右肋下，为将军之官，其主要生理功能是主疏泄和主藏血。主疏泄，性喜条达而恶抑郁，调节人体精神情志活动，主藏血，主筋，开窍于目。若肝功能失常，则临床上多表现为胸胁满闷或疼痛，或乳房及少腹胀痛，情志失常，月经不调，甚或闭经等。治疗时可以选取肝俞、期门、太冲等作主穴，再随证加减。同时，由于内在脏腑与外在的官窍、形体通过经络密切联系，官窍、形体的病变可以说是脏腑病变的外在反应。所以在治疗上，除了取局部相应的穴位外，还可以取相应脏腑所属经脉的穴位。如肝开窍于目，外合筋，对于目赤肿痛、目视不明及关节筋肉酸痛等症状，取局部的穴位，同时可配肝经的太冲、曲泉、中都等。

另外，脏腑的阴阳、五行属性决定了它们之间在生理、病理上有着千丝万缕的联系，在针灸治疗取穴时既要照顾到原病证之脏腑，又要兼顾与病情有关的脏腑。以肝与胃为例，肝五行属木，胃五行属土，当胃痛因肝气犯胃所致时，除有胃脘疼痛、呃逆、呕吐、食少纳呆等症状外，尚有胃痛连及两胁、善叹息、情志不畅则加重等特点，临床治疗时，除常规取穴外，还应取肝经的期门、太冲以疏肝理气、和胃止痛。此外，根据中医治未病和先安未受邪之地的思想，治肝之时也要注意顾护脾胃，故《金匮要略·脏腑经络先后病脉证》言："见肝之病，知肝传脾，故当先实脾。"《灵枢·五邪》也说："邪在肝，则两胁中痛……取之行间以引胁下，补三里以温胃中。"

项目二 辨证诊治

辨证诊治是指在针灸临床上结合八纲诊治疾病，确定针灸治疗方案的辨证论治方法。

1. 阴阳 针和灸各有所长，如《灵枢·官能》说："针所不为，灸之所宜……阴阳皆虚，火自当之。"一般情况下，阳证多用针法，阴证多用灸法；如果证属阴阳两虚，也多选用灸法。

在临床上，阴证多指里、虚、寒证，治宜温中、散寒、补虚，针灸并用，重用灸法，针多用补，深刺而久留针；阳证多指表、实、热证，治宜解表、清热、泻实，针多用泻，毫针浅刺少留针，或三棱针点刺出血，不灸或少灸。

2. 表里 《素问·刺要论》说："病有浮沉，刺有浅深，各至其理，无过其道。"病有表里之别，刺有浅深之分，总宜刺至患部。如皮肤病病在皮肤，宜浅刺；腰椎间盘突出症针刺夹脊穴应深刺至骨，过深过浅皆属不当。《素问·刺齐论》所说"刺骨者无伤筋，刺筋者无伤肉，刺肉者无伤脉，刺脉者无伤皮，刺皮者无伤肉，刺肉者无伤筋，刺筋者无伤骨"和《灵枢·终始》所言"在骨守骨，在筋守筋"皆是此意。

3. 寒热 一般而言，寒属阴多用灸法，热属阳多用针法；此外，"热则疾之"，"寒则留之"。

4. 虚实 "盛则泻之，虚则补之"是其基本原则。针灸临床辨虚实有以下独特的方法和鲜明的特点：一是通过诊察经络腧穴辨虚实。《灵枢·经脉》曰："实则必见，虚则必下，视之不见，求之上下。"即言疾病的虚实可在相应的经络穴位上反映出来，如脾胃虚弱的患者脾俞、足三里穴处多凹陷或按之虚软，肝火旺者肝俞穴处多隆起等。二是通过脉象辨虚实，如《灵枢·九针十二原》说："凡将用针，必先诊脉，视气之剧易，乃可以治也。"三是通过针下辨气之虚实。如《灵枢·九针十二原》说的"上守神""上守机"，及《灵枢·终始》所说"邪气来也紧而疾，谷气来也徐而和"等均为针下辨气之意。

项目三 辨经诊治

经络在生理上可以运行气血，协调阴阳，抗御病邪，护卫机体，在病理上可以传注病邪，反映病候，故既可根据经络、腧穴的异常诊断辨别病证的部位和虚实，又可依部定经选穴治疗相应疾病，此为辨经诊治的基础。

辨经诊治是以经络理论为基础，以病变的部位及临床证候表现为依据，确定其病性、病位及经络归属，从而选择相应的针灸治疗方案的辨证论治方法，是针灸临床辨证论治的核心，是针灸临床最重要、最鲜明的诊疗特点。包括辨位归经与辨证归经两方面。

一、辨位归经

辨位归经即根据病变发生的不同部位来判断是何经的病证，是辨经诊治的重要环节。例如头痛，根据经脉在头部的循行归经，前额痛为阳明经证，侧头痛为少阳经证，后枕痛为太阳经证，颠顶痛为厥阴经证。再如牙痛，手阳明经入下齿，足阳明经入上齿，故下牙痛为手阳明经证，上牙痛为足阳明经证。如果风寒湿邪闭阻某一经络，则可沿该经出现肌肉酸楚疼痛、关节屈伸不利等症状，可依此辨位归相应经脉病证。

当某一病变部位有数经分布时，应结合兼症来考虑归经。如胁痛涉及足少阳、足厥阴、足太阴三经，兼有目黄、口苦者归足少阳，伴心烦易怒、呕逆者应归足厥阴，见脘腹胀满、大便稀溏者则归足太阴。又如舌体病变涉及手足少阴、足太阴三经，见口舌生疮、尿赤灼热而痛者归手少阴，见舌干兼腰膝酸软、耳鸣者应归足少阴，而见舌本强痛、腹胀、纳差者则归足太阴。

对于经络肢体病证，应仔细循按检查病变部位以辨经，如《灵枢·刺节真邪》所说："用针者，必先察其经络之实虚，切而循之，按而弹之，视其应动者，乃后取之而下之。"仔细诊察患病部位出现的异常反应是在何经上，就可辨为该经的病证。这些常见的异常反应包括疼痛、压痛、结节或条索状物、局部隆起（为实证），或者局部凹陷、按之虚软等（为虚证）。

对于脏腑病证，也可结合患病脏腑所联系的经脉进行辨经，如《灵枢·百病始生》则说："察其所痛，以知其应。"各种异常反应，若在募穴、背俞穴、原穴、下合穴、郄穴等特定穴上出现，则提示相应脏腑、经脉可能出现了病变。如肺病在孔最、肺俞有相应反应；心病在心俞有异常反应；三阴交压痛，提示足三阴经可能有病变，一般以月经不调、痛经等妇科疾患多见。

二、辨证归经

辨证归经主要是根据《灵枢·经脉》所载十二经脉病候（"是动则病……"，"是主……所生病"）内容予以辨病候归经，例如见"舌本强，食则呕，胃脘痛"，可辨为足太阴脾经病候；"嗌干，心痛，渴而欲饮"为手少阴心经病候；"目黄，胁痛，臑臂内后廉痛厥，掌中热痛"可辨为手少阴心经病候；"齿痛，颈肿……目黄，口干，鼽衄，喉痹，肩前臑痛，大指次指痛不用"，可辨为手阳明大肠经病候。

随着现代科学技术的发展，也可以应用经络电测定、知热感度测定等现代科技手段进行辨经。

复习思考题

1. 针灸临床诊治特点包括哪些方面？
2. 针灸辨经诊治包括哪些？
3. 举例说明针灸辨病诊治。
4. 举例说明针灸辨证诊治。

扫一扫，查阅
复习思考题答案

模块四　针灸处方

扫一扫，查阅
本模块 PPT 等
数字资源

【学习目标】

　　1. 掌握针灸选穴原则、配穴方法。

　　2. 熟悉针灸处方组成。

　　针灸处方是在分析病因病机、明确辨证立法的基础上，选择适当的经络、腧穴和刺灸法组合而成。

　　作为针灸治病的关键步骤，处方是否得当，直接关系到治疗效果。故针灸处方必须在中医学基本理论和针灸治疗原则的指导下，依据经络、腧穴的特异性和各种刺灸法的特点，结合疾病辨证进行严密组合。做到配穴精炼，方法得当。针灸处方包括两大要素，即腧穴和刺灸法的选择。

项目一　腧穴的选择

　　腧穴的选择是针灸处方的第一组成要素。在确定针灸处方时，应依据经络、腧穴的特异性，结合临床辨证，遵循基本的选穴原则和配穴方法。

一、选穴原则

　　选穴原则是临证选取穴位应遵循的基本法则，主要包括近部选穴、远部选穴、辨证选穴、对症选穴。近部、远部选穴是主要针对病位而确立的选穴原则，辨证、对症选穴是针对疾病表现出的证候或症状而确立的选穴原则。

　　1. 近部选穴　是在病变的部位或邻近部位选取腧穴，是根据腧穴的近治作用的特点而来的，体现了"腧穴所在，主治所及"的治疗规律。近部选穴适用于所有病证。例如，头痛取太阳、眼病取睛明、耳病取耳门、鼻病取迎香、胃痛取中脘、膝痛取膝眼等，皆属于近部选穴。

　　此外，还有压痛点选穴，即以压痛点作为取穴和施术的部位，此即"以痛为输"法。应用时又分为穴位压痛点选穴和非穴位压痛点选穴。穴位压痛点既可用于疾病的诊断，又可用于疾病的治疗，常用的有募穴、背俞穴，四肢部的腧穴等。非穴位压痛点亦称"阿是穴"，临床多用于跌仆、扭伤、痹病等，尤以经筋病和骨伤病最为常用，如《灵枢·经筋》指出治疗经筋病的基本原则是"以知为数，以痛为输"。《素问·调经论》也说："病在筋，调之筋；病在骨，调之骨；燔针劫刺其下及与急者。"都说明经筋病和骨伤病皆应以局部选穴为主，如漏肩风属经筋病，宜首取肩部穴位；颈椎病、网球肘、踝关节扭伤等骨伤病也都应取局部穴位为主。

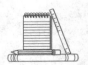

2. 远部选穴   是在距病变较远的部位选取腧穴，是根据腧穴具有远治作用的特点而来的，体现了"经脉所过，主治所及"的治疗规律。特别适用于在四肢肘膝关节以下选穴，用于治疗头面、躯干、内脏病证，如《灵枢·终始》曰："病在上者，下取之；病在下者，高取之；病在头者，取之足；病在腰者，取之腘。"此法具体运用时，有本经取穴和异经取穴之分。

（1）本经取穴   指本经脉、脏腑的病变，选本经穴位治疗。如胃病取足三里，脾病取太白、三阴交。

（2）异经取穴   又称他经选穴法，是本经患病而取用他经穴位治疗。如胃痛属胃腑病变，当取中脘、足三里；若因肝气犯胃所致，则当同时取太冲、肝俞，疏肝解郁，使胃不受侮，而胃痛可止。

3. 辨证选穴   是根据辨证施治的原则，分析病证与脏腑、经络之间的关系，选取有关穴位治疗。如失眠，若心肾不交，归心、肾两经，应在心、肾两经选穴，可取神门、太溪；若心胆气虚，归心、胆两经，应在心、胆两经选穴，可取神门、丘墟；若心脾两虚，归心、脾两经，应在心、脾两经选穴，可取神门、三阴交。也可根据辨证所属的脏腑，取相应的背俞穴，若心脾两虚也可取心俞、脾俞等。

4. 对症选穴   又称随症选穴。根据症状表现，直接取用对某些症状有特殊疗效的穴位以治疗疾病。如痰涎壅盛选丰隆、中脘，哮喘选定喘，腰痛选腰痛点，落枕取外劳宫，小儿疳积取四缝，发热取大椎，胎位不正取至阴等。

二、配穴方法

配穴方法就是在选穴原则的指导下，针对病位、病因、病机等，选取主治相同或相近，具有协同作用的腧穴加以配伍应用的方法。其目的在于加强腧穴之间的协同作用，相辅相成，提高治疗效果。临床上穴位配伍的方法多种多样，但总体可归纳为两大类，即按经配穴和按部配穴。

1. 按经配穴   即按经脉理论和经脉之间的联系进行配穴。临床上常用的有本经配穴法、表里经配穴法、同名经配穴法。

（1）本经配穴法   是以病变脏腑、经脉的腧穴配成处方的配穴方法。例如，胆经郁热导致的少阳头痛，可近取胆经的率谷、风池，远取本经的荥穴侠溪；胃火牙痛，可在足阳明胃经上近取颊车，远取该经的荥穴内庭。运用某条经的起止穴配穴治疗本经病证，称首尾配穴法，也属于本经配穴法的范畴，如睛明配至阴治疗坐骨神经痛等。

（2）表里经配穴法   是以脏腑、经脉的阴阳表里配合关系为依据进行配穴的方法。当某一脏腑、经脉发生疾病时，选取该经与其相表里的经脉腧穴。如胃痛以足阳明胃经梁丘、足三里配足太阴脾经公孙，肝病以足厥阴肝经期门、太冲配足少阳胆经阳陵泉。原络配穴法是表里经配穴法中的特殊实例，在"特定穴的临床应用"中将详细论述。

（3）同名经配穴法   是依据同名经"同气相求"的理论将手足同名经的腧穴相互组合的配穴方法。如牙痛、面瘫、阳明头痛，取手阳明经合谷配足阳明经内庭；落枕、急性腰扭伤、太阳头痛，取手太阳经后溪配足太阳经申脉；失眠、多梦，取手少阴经神门配足少阴经太溪。

此外，按经选穴还有子母经配穴法、交会经配穴法等。子母经配穴法指脏腑、经络发生病变时，视病情之虚实，予以补母或泻子的配穴方法，又称子母补泻法。交会经配穴法指选取与本经交会的经脉上的穴位治疗疾病的配穴方法。

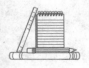

2. 按部配穴   是结合身体上腧穴分布的部位进行配伍，主要包括上下配穴法、前后配穴法、左右配穴法。

（1）上下配穴法　是腰部以上或上肢腧穴和腰部以下或下肢腧穴配合应用的方法。在临床上应用较为广泛。如胃痛可上取内关，下取足三里；风火牙痛可上取合谷，下取内庭；子宫脱垂可上取百会，下取气海；颈椎病可上取后溪，下取申脉等。八脉交会穴的配对应用也属本配穴法。

临床上还有在病变的局部、临近和远端同时取穴，古称"天人地三才"配穴法。如眼病，可以取局部的睛明、临近的风池和远端的光明相配伍。

（2）前后配穴法　又称"腹背阴阳配穴法"或者"腹背配穴法"，是将人体前部和后部的腧穴配合应用的方法，主要是指将胸腹部和背腰部的腧穴配合应用，在《黄帝内经》中称为"偶刺"，俞募配穴法即属此法。本配穴方法常用于治疗脏腑疾患，如胃脘痛，前取中脘，后取胃俞；遗尿，前取中极，后取次髎；哮喘，前取天突、膻中，后取肺俞、定喘等。

（3）左右配穴法　是指将人体左侧与右侧的腧穴配合应用的方法。本方法是基于人体十二经脉左右对称分布和部分经脉左右交叉的特点总结而成的。临床配穴应用时，分为左右对称配穴、左右交叉配穴、左病取右或右病取左。左右对称配穴加强了腧穴的协同作用，如胃病取中脘，双侧胃俞、足三里。左右交叉配穴多用于头面部疾患，左则面瘫取同侧地仓、颊车和对侧合谷。亦可舍患侧而取健侧，如痹痛发作针对侧，痿证后期刺健侧。

以上介绍的选穴原则和常见的配穴方法，在临床应用时要灵活掌握，一个针灸处方可以是几种选穴原则和多种配穴方法的综合运用。如上述的左侧偏头痛取同侧太阳、头维，配对侧外关、足临泣，既包含了左右配穴法，又包含了上下配穴法。因此选穴原则和配穴方法从理论上提供了针灸处方选穴的基本思路。

项目二　刺灸法的选择

刺灸法的选择是针灸处方的第二组成要素，包括治疗方法、操作方法和治疗时机的选择。

一、治疗方法的选择

临床中要针对患者病情和具体情况而确立针灸治疗方法，在针灸处方中，使用何种针灸方法应予以说明，如是用毫针、三棱针、灸法、拔罐等，均应注明。如虚寒性病证，可在毫针刺的基础上，配合灸法，或用温针灸；局部肌肉疼痛，部位局限而固定者可选用刺络拔罐法。

二、操作方法的选择

治疗方法确立后，需对其具体操作进行说明，如毫针刺法用补法还是泻法，针刺是否留针，留针时间长短，艾灸用艾条灸还是艾炷灸，艾灸的壮数和时间等。需要注意的是，本教材各科疾病基本治疗中的操作，所言"毫针常规针刺"是指：实证用泻法，虚证用补法，虚实夹杂者补泻兼施，气机逆乱或虚实不明显者用平补平泻法。对于处方中的部分腧穴，当针刺操作的深度、方向等不同于常规方法时，尤其是某些穴位要求特殊的针感或经气传导方向，均要特别强调。

三、治疗时机的选择

治疗时机是提高针灸疗效的重要方面。主要包括治疗时间、留针时间、疗程间歇时间和总体治疗时间。

1. 治疗时间　一般来说，针灸治疗疾病没有特殊严格的时间要求。但是，当某些疾病的发作或加重呈现明显的时间规律性，应在发作或加重前进行针灸治疗，如疟疾、癫痫、月经不调、痛经等。针灸治疗疟疾的最佳时间是在规律性发作前 2 小时左右；癫痫应在发作前 5 ～ 7 天开始针刺；痛经则应该在月经来潮之前 3 ～ 5 天开始治疗；女子不孕最好能在排卵期前后连续针灸……这样可明显提高疗效。应用子午流注和灵龟八法，对治疗时机有特殊要求。

2. 留针时间　也是刺灸法的重要内容。一般病证以留针 30 分钟为宜。在留针期间，每隔 5 ～ 10 分钟行针 1 次，谓之"动留针"。对于不容易配合针刺操作的婴幼儿以及肢体痉挛性疾病的患者，不适合留针，可略施行针手法后旋即出针，防止发生弯针、断针事故。但对于一些急性痛证，如急性阑尾炎、急性胆绞痛、肾绞痛等，则需要长留针，少则 1 ～ 2 小时，多则 10 小时以上。

3. 疗程时间　多数疾病如面瘫、风湿痹痛等，以针灸 10 次左右为 1 个疗程。部分急性病证，痊愈为止；少数慢性病、疑难病和运动功能障碍性疾病，15 ～ 20 天为 1 个疗程。

4. 间歇时间　一般慢性病证每日或隔日 1 次，或隔 2 日 1 次。但对于一些急性疾病，则需要每日 2 次或每隔 5 ～ 6 小时针灸 1 次。每个疗程间休息 3 ～ 7 天，再继续下一疗程。

针灸间隔时间有时还需要根据不同针灸方法而定。例如，埋针疗法、埋线疗法、针挑疗法和刺络放血量多者，可 3 ～ 7 天治疗 1 次。施行瘢痕灸法者，其间隔时间可适当延长。

5. 总体治疗时间　急性、简单的病证，如昏厥、急性扭伤、落枕、牙痛等，治疗时间较短，少则 1 次，多则 3 ～ 5 次即获痊愈。而慢性病、疑难病和肢体功能障碍性疾病，如肥胖症、男性不育、女子不孕、中风偏瘫、截瘫等，治疗时间较长，少则数月，多则数年。有些疾病治愈后为了巩固疗效，防止复发，需要续治 3 ～ 5 次。

项目三　处方的组成

针灸处方主要由腧穴和刺灸法构成，腧穴有主次之分，施术也有先后之别。每一个腧穴都应标明是一侧，还是双侧。此外，对每个腧穴的针刺深浅、留针或施灸时间、刺血疗法的出血量、艾炷灸的方法及壮数、电针的波型选择及穴位注射的药物剂量等，均应在针灸处方中明确表示出来。针灸临床中常用的处方符号见表 4-1。

表 4-1　针灸处方中常用的符号

方法	符号	方法	符号
针刺平补平泻法	I	针刺补法	丁
三棱针点刺放血	↓	针刺泻法	⊥
皮肤针	※	艾条灸	□
艾炷灸	△	温针灸	↑
拔罐法	○	水针	IM
皮内针	⊖	电针	IN

在针灸处方中，上述符号应直接写在腧穴后面。例如，合谷⊥（泻法）、足三里丁（补法）、少商↓（点刺出血）、曲池↑（温针灸）、关元△₅（艾炷灸 5 壮）、三阴交丁□（补法、艾条灸）、

肾俞丨〇（平补平泻、拔罐）、阿是穴↓〇（三棱针刺血、拔罐）等。

复习思考题

1. 针灸选穴原则包括哪些?

2. 针灸配穴方法包括哪些?

3. 如何选择针灸的治疗方法?

扫一扫，查阅
复习思考题答案

模块五　特定穴的临床应用

【学习目标】
　　掌握特定穴的临床应用。

　　特定穴是指十四经中具有特殊治疗作用和特定名称的腧穴。包括五输穴、原穴、络穴、背俞穴、募穴、下合穴、郄穴、八会穴、八脉交会穴和交会穴，共十大类。

一、五输穴的临床应用

　　五输穴是十二经脉分布在肘膝关节以下的井、荥、输、经、合五个腧穴的总称，在全身腧穴中占有极其重要的位置，临床应用十分广泛，是远部选穴的重要穴位。五输穴除了有经脉的归属，还有其自身的五行属性，并按照"阴井木""阳井金"的规律进行配属。十二经脉五输穴穴名及穴位的五行属性见表 5-1、表 5-2。

表 5-1　阴经五输穴及与五行配属表

六阴经	井（木）	荥（火）	输（土）	经（金）	合（水）
肺（金）	少商	鱼际	太渊	经渠	尺泽
心包（相火）	中冲	劳宫	大陵	间使	曲泽
心（火）	少冲	少府	神门	灵道	少海
脾（土）	隐白	大都	太白	商丘	阴陵泉
肝（木）	大敦	行间	太冲	中封	曲泉
肾（水）	涌泉	然谷	太溪	复溜	阴谷

表 5-2　阳经五输穴及与五行配属表

六阳经	井（金）	荥（水）	输（木）	经（火）	合（土）
大肠（金）	商阳	二间	三间	阳溪	曲池
三焦（相火）	关冲	液门	中渚	支沟	天井
小肠（火）	少泽	前谷	后溪	阳谷	小海
胃（土）	厉兑	内庭	陷谷	解溪	足三里
胆（木）	窍阴	侠溪	足临泣	阳辅	阳陵泉
膀胱（水）	至阴	足通谷	束骨	昆仑	委中

　　根据古代文献和现代临床实际应用情况，五输穴的应用可以归纳为三点：

（一）按五输穴主病特点选用

《灵枢·邪气脏腑病形》说："荥输治外经，合治内腑。"《灵枢·寿夭刚柔》又说："病在阴之阴者，刺阴之荥输。"指出了阳经的荥穴、输穴主要治疗经脉循行所过部位的外经病证，阴经的荥穴、输穴可以治疗五脏病。总结较为全面的是《灵枢·顺气一日分为四时》："病在脏者，取之井；病变于色者，取之荥；病时间时甚者，取之输；病变于音者，取之经；经满而血者，病在胃及以饮食不节得病者，取之于合。"《难经·六十八难》进一步总结为"井主心下满，荥主身热，输主体重节痛，经主喘咳寒热，合主逆气而泄"的主病范围。

综合现代临床应用情况，井穴多用于急救，治疗神志昏迷；荥穴多用于治疗热证；阳经输穴多用于治疗肢节疼痛，阴经输穴多用于治疗五脏病证（阴经以输代原）；经穴既治脏腑病，又治经脉病；合穴多用于治疗内脏病，主要是六腑病变。此外，十二经的输穴皆可治疗时间性病证。

（二）按五行生克关系选用

根据五输穴与五行的配属关系，结合疾病的虚实，按照"虚则补其母，实则泻其子"的原则进行选穴，即虚证选用母穴，实证选用子穴。这就是临床上所称的补母泻子法，在具体运用时，分为本经子母补泻与他经子母补泻两种方法。

1. 本经子母补泻法　选取病变经脉上的五输穴进行补泻。如肝（经）五行属木，曲泉五行属水，而为其母穴，行间五行属火为其子穴，故肝之虚证宜补曲泉，肝之实证宜泻行间。

2. 他经子母补泻法　选取病变经脉的母经母穴或子经子穴进行补泻。如肝经五行属木，肝之实证可泻心经少府（子经子穴），肝虚证可补肾经阴谷（母经母穴）。各经五输穴子母补泻取穴见表5-3。

表5-3　子母补泻取穴表

经脉	虚实	本经取穴	异经取穴	经脉	虚实	本经取穴	异经取穴
肺经	虚	太渊	太白	脾经	虚	大都	少府
	实	尺泽	阴谷		实	商丘	经渠
心经	虚	少冲	大敦	肾经	虚	复溜	经渠
	实	神门	太白		实	涌泉	大敦
心包经	虚	中冲	大敦	肝经	虚	曲泉	阴谷
	实	大陵	太白		实	行间	少府
大肠经	虚	曲池	足三里	胃经	虚	解溪	阳谷
	实	二间	足通谷		实	厉兑	商阳
小肠经	虚	后溪	足临泣	膀胱经	虚	至阴	商阳
	实	小海	足三里		实	束骨	足临泣
三焦经	虚	中渚	足临泣	胆经	虚	侠溪	足通谷
	实	天井	足三里		实	阳辅	阳谷

在运用五输穴进行子母补泻时，若遇到井穴补泻，可以采用"泻井当泻荥，补井当补合"的变通之法。"泻井泻荥"首见于《难经·七十三难》之"诸井者，肌肉浅薄，气少不足使也，刺之奈何？然：诸井者，木也；荥者，火也；火者木之子，当刺井者，以荥泻之。"因为井穴皮肉浅薄，又很敏感，不适合施行补泻手法。按五输穴的排列次序，井生荥，荥为井之子，泻荥相当于泻井。"补井补合"则见于元·滑伯仁《难经本义》之"若当补井，则必补其合"。按五

输穴的排列，合生井，合为井之母，补合相当于补井。

（三）按时选用

天人相应是中医整体观念的重要内容，五输穴的气血流注不仅具有从四肢末端向肘膝方向运行的特点，而且与时间的变化密切相关。如《难经·七十四难》曰："春刺井，夏刺荥，季夏刺输，秋刺经，冬刺合。"春夏之季阳气在上，人体之气也行于浅表，故应浅刺井荥；秋冬之季阳气在下，人体之气也深伏于里，故宜深刺经合。另外，子午流注针法是一种特殊的根据一日中十二经脉气血盛衰的时间不同，而选用不同的五输穴的时间针刺法。

二、原穴、络穴的临床应用

1. 原穴 十二经脉在腕、踝关节附近各有一个腧穴，是脏腑原气经过留止的部位，称为"原穴"。"原"即本原、原气之意。原穴在临床上主要用于脏腑疾病的诊断和治疗。

（1）诊察疾病 《灵枢·九针十二原》曰："五脏有疾也，应出十二原，而原各有所出，明知其原，睹其应，而知五脏之害矣。"故临床上可根据十二原穴脉气的盛衰以确定脏腑经络的虚实，并可取其原穴进行治疗。

（2）治疗疾病 脏腑病，尤其是五脏病可取其原穴治疗。《灵枢·九针十二原》指出："凡此十二原者，主治五脏六腑之有疾者也。"

2. 络穴 络穴是络脉从本经别出的部位，由于十二经的络穴对表里经有相互联系和调节的作用，故有"一络通两经"之说。因此络穴除可治疗其络脉的病证外，又可治疗表里两经的有关病证。正如《针经指南》所说："络穴正在两经之间……若刺络穴，表里皆治。"如足太阴脾经络穴公孙，既可治脾经的腹胀、泄泻，又可治胃经的胃脘痛；手太阴肺经络穴列缺，既可治本经的咳嗽、胸痛，又可用于面瘫、牙痛等手阳明大肠经病证。可见，络穴的作用主要是扩大了经脉的治疗范围。

3. 原络配穴 临床上原穴和络穴可单独应用，也可以相配合使用。病变脏腑的原穴与相表里经脉的络穴相配，称为原络配穴法或主客原络配穴法，是表里经配穴法的典型应用。例如，肺经先病，先取肺经的原穴太渊，大肠后病，再取该经络穴偏历。反之，大肠先病，先取大肠经原穴合谷，肺经后病，再取该经络穴列缺。十二经原穴与络穴见表5-4。

表5-4 十二经脉原穴与络穴表

经脉	原穴	络穴	经脉	原穴	络穴
手太阴肺经	太渊	列缺	手阳明大肠经	合谷	偏历
手厥阴心包经	大陵	内关	手少阳三焦经	阳池	外关
手少阴心经	神门	通里	手太阳小肠经	腕骨	支正
足太阴脾经	太白	公孙	足阳明胃经	冲阳	丰隆
足少阴肾经	太溪	大钟	足太阳膀胱经	京骨	飞扬
足厥阴肝经	太冲	蠡沟	足少阳胆经	丘墟	光明

三、俞穴、募穴的临床应用

俞穴是脏腑之气输注于背腰部的腧穴；募穴是脏腑之气汇聚于胸腹部的腧穴（表5-5）。

1. 诊察疾病 当脏腑发生病变时，在相应的背俞穴、募穴处可出现阳性反应点，表现为压痛或敏感等。如胆囊炎，在期门和胆俞处常有压痛。

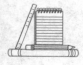

2.**治疗疾病**　某一脏腑有病，可用其所属之俞穴和募穴治疗，如胃病取胃俞和中脘，也可单独使用。背俞穴分布于腰背部，根据"从阳引阴"的原则，背俞穴多用于五脏病的治疗，如肺病取肺俞、肝病取肝俞。募穴分布在胸腹部，根据"从阴引阳"的原则，募穴多用于治疗六腑病，如泄泻取天枢、癃闭取中极。

背俞穴还可治五脏所主组织、器官的病证。如肝开窍于目，肝俞可治目疾；肾开窍于耳及二阴，肾俞可治耳疾和二阴病。

3.**俞募配穴**　临床上同一脏腑的俞穴和募穴常配合使用，属前后配穴法范畴。如咳喘，前取中府，后取肺俞。

表 5–5　脏腑背俞穴与募穴表

六脏	背俞穴	募穴	六腑	背俞穴	募穴
肺	肺俞	中府	大肠	大肠俞	天枢
心包	厥阴俞	膻中	三焦	三焦俞	石门
心	心俞	巨阙	小肠	小肠俞	关元
脾	脾俞	章门	胃	胃俞	中脘
肝	肝俞	期门	胆	胆俞	日月
肾	肾俞	京门	膀胱	膀胱俞	中极

四、下合穴的临床应用

下合穴是六腑之气下合于足三阳经的六个腧穴，又称六腑下合穴（表 5–6）。下合穴主要用来治疗六腑病证，如《灵枢·邪气脏腑病形》中说"合治内腑"，《素问·咳论》中说"治腑者，治其合"。如足三里治胃脘痛，上巨虚治肠痈、痢疾，下巨虚治泄泻，阳陵泉治疗胆绞痛、黄疸，委中、委阳治膀胱和三焦气化失常引起的遗尿、癃闭等。另外，下合穴也可以协助诊断。

表 5–6　下合穴表

六腑	胃	大肠	小肠	三焦	膀胱	胆
下合穴	足三里	上巨虚	下巨虚	委阳	委中	阳陵泉

五、郄穴的临床应用

"郄"有孔隙之意，郄穴是各经脉在四肢部经气所深聚的部位。大多分布于四肢肘膝关节以下（表 5–7）。郄穴常用来治疗本经循行所过部位及所属脏腑的急性病证。阴经郄穴多治血证，如孔最治咯血、中漠治崩漏等；阳经郄穴多治急性疼痛，如梁丘治胃痛、外丘治颈项痛等。另外，郄穴可协助诊断，当脏腑发生病变时，可按压郄穴进行检查。

表 5–7　十六郄穴表

阴经	郄穴	阳经	郄穴
手太阴肺经	孔最	手阳明大肠经	温溜
手厥阴心包经	郄门	手少阳三焦经	会宗
手少阴心经	阴郄	手太阳小肠经	养老
足太阴脾经	地机	足阳明胃经	梁丘

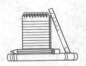

续表

阴经	郄穴	阳经	郄穴
足厥阴肝经	中都	足少阳胆经	外丘
足少阴肾经	水泉	足太阳膀胱经	金门
阴维脉	筑宾（足少阴经）	阳维脉	阳交（足少阳经）
阴跷脉	交信（足少阴经）	阳跷脉	跗阳（足太阳经）

六、八会穴的临床应用

八会穴是指脏、腑、气、血、筋、脉、骨、髓等精气会聚的八个穴位（表5-8）。凡脏、腑、气、血、筋、脉、骨、髓的病变，均可取其所会聚的腧穴进行治疗，如腑病取中脘、气病取膻中、筋脉拘急取阳陵泉，余依此类推。

表5-8   八会穴表

八会	穴名	附注	
脏会	章门	脾	募穴
腑会	中脘	胃	募穴
气会	膻中	心包	募穴
血会	膈俞	膀胱经	经穴
筋会	阳陵泉	胆经	合穴
脉会	太渊	肺经	输穴
骨会	大杼	膀胱经	经穴
髓会	悬钟（绝骨）	胆经	经穴

七、八脉交会穴的临床应用

八脉交会穴是奇经与正经的经气相会通的八个穴位（表5-9），所以既能治奇经病，又能治正经病。如公孙通冲脉，故公孙既可治足太阴脾经病，又能治腹部气逆而拘急的冲脉病；内关通阴维脉，故内关既能治手厥阴心包经病，又能治心痛、忧郁的阴维病。

表5-9   八脉交会穴表

经属	八穴	通八脉	会合部位
足太阴	公孙	冲脉	
手厥阴	内关	阴维	胃、心、胸
手少阳	外关	阳维	
足少阳	足临泣	带脉	目外眦、颊、颈、耳后、肩
手太阳	后溪	督脉	
足太阳	申脉	阳跷	目内眦、项、耳、肩胛
手太阴	列缺	任脉	
足少阴	照海	阴跷	胸、肺、膈、喉咙

八脉交会穴既可以单独使用，也可以配伍应用。为增强疗效，临床上常将八穴分为四组，一个上肢穴配一个下肢穴，为上下配穴法的典型代表。阴经两对按五行相生关系配伍，偏治五脏在里之疾；阳经两对按同名经同气相应关系配伍，偏治头面肢体在表之病。如内关配公孙，

治疗胃、心、胸部病证；后溪配申脉，治疗目内眦、耳、项、肩胛部位病及发热恶寒等表证；外关配足临泣，治疗目外眦、耳、颊、颈、肩部病及寒热往来症；列缺配照海，治咽喉、胸膈、肺病和阴虚内热等症。古人还以八脉交会穴为基础，创立按时取穴的灵龟八法和飞腾八法。

八脉交会穴是人体四肢部的要穴，临床应用十分广泛。因此李梴说："八法者，奇经八穴为要，乃十二经之大会也。"又说："周身三百六十穴，统于手足六十六穴，六十六穴又通于八穴。"（《医学入门》），由此表明这八个穴位的重要意义。

八、交会穴的临床应用

交会穴是指两经或数经相交会合的腧穴（表5-10）。交会穴不仅能治本经病证，还能兼治所交会经脉的病证。如关元、中极是任脉穴，又与足三阴经相交会，故既可治疗任脉的病证，又可治疗足三阴经的病证。同时，由于足三阴经均与任脉有交会关系，因此，足三阴经穴也多能治疗任脉所主治的病证，如泌尿、生殖系统疾患。大椎是督脉穴，又与手足三阳相交会，故既可治督脉病证，又可治诸阳经的全身性病证。

表 5-10　经脉交会穴表　○所属经　√交会经

	足太阴经	手太阴经	足厥阴经	手厥阴经	足少阴经	手少阴经	足太阳经	手太阳经	足少阳经	手少阳经	足阳明经	手阳明经	任脉	冲脉	督脉	带脉	阴维脉	阳维脉	阴跷脉	阳跷脉	备注
承浆											√	√	○		√						《针灸大成》
廉泉													○				√				
天突													○				√				
上脘								√			√		○								
中脘								√		√	√		○								手太阳、手少阳、足阳明所生
下脘	√												○								
阴交													○	√							
关元	√		√		√								○								
中极	√		√		√								○								
曲骨			√										○								
会阴													○	√	√						
三阴交	○		√		√																
冲门	○		√																		
府舍	○		√														√				

续表

	足太阴经	手太阴经	足厥阴经	手厥阴经	足少阴经	手少阴经	足太阳经	手太阳经	足少阳经	手少阳经	足阳明经	手阳明经	任脉	冲脉	督脉	带脉	阴维脉	阳维脉	阴跷脉	阳跷脉	备注
大横	○																√				
腹哀	○																√				
中府	√	○																			
章门			○						√												
期门	√		○														√				
天池				○					√												
横骨					○									√							
大赫					○									√							
气穴					○									√							
四满					○									√							
中注					○									√							
肓俞					○									√							
商曲					○									√							
石关					○									√							
阴都					○									√							
腹通谷					○									√							
幽门					○									√							
照海					○														√		
交信					○														√		
筑宾					○												√				
神庭							√				√				○						
水沟											√	√			○						
百会							√								○						

续表

	足太阴经	手太阴经	足厥阴经	手厥阴经	足少阴经	手少阴经	足太阳经	手太阳经	足少阳经	手少阳经	足阳明经	手阳明经	任脉	冲脉	督脉	带脉	阴维脉	阳维脉	阴跷脉	阳跷脉	备注
脑户							✓								○						
风府															○			✓			
哑门															○			✓			
大椎							✓		✓		✓				○						
陶道							✓								○						《铜人》
长强			✓						✓						○						《铜人》
睛明							○	✓			✓								✓	✓	《素问》
大杼							○	✓													
风门							○								✓						
附分							○	✓													
跗阳							○													✓	
申脉							○													✓	
仆参							○													✓	
金门							○											✓			
臑俞								○										✓		✓	
秉风								○	✓	✓		✓									
颧髎								○		✓											
听宫								○	✓	✓											
瞳子髎								✓	○	✓											
上关									○	✓	✓										
颔厌									○	✓	✓										
悬厘									○	✓	✓										
曲鬓							✓		○												

续表

	足太阴经	手太阴经	足厥阴经	手厥阴经	足少阴经	手少阴经	足太阳经	手太阳经	足少阳经	手少阳经	足阳明经	手阳明经	任脉	冲脉	督脉	带脉	阴维脉	阳维脉	阴跷脉	阳跷脉	备注
率谷							√		○												
浮白							√		○												
头窍阴							√		○							√					
完骨							√		○							√					
本神									○									√			
阳白									○									√			
头临泣							√		○									√			
目窗									○									√			
正营									○									√			
承灵									○									√			
脑空									○									√			
风池									○									√			
肩井									○	√								√			
日月	√								○									√			
环跳							√		○												
带脉									○							√					
五枢									○							√					
维道									○							√					
居髎									○											√	
阳交									○									√			
天髎										○								√			
翳风									√	○											
角孙									√	○		√									

续表

	足太阴经	手太阴经	足厥阴经	手厥阴经	足少阴经	手少阴经	足太阳经	手太阳经	足少阳经	手少阳经	足阳明经	手阳明经	任脉	冲脉	督脉	带脉	阴维脉	阳维脉	阴跷脉	阳跷脉	备注
耳和髎								√	√	○											《铜人》
承泣											○		√							√	
巨髎											○									√	
地仓											○	√								√	
下关									√		○										
头维									√		○							√			
气冲											○			√							冲脉所起
臂臑												○									手阳明络之会
肩髃												○								√	
巨骨												○								√	
迎香											√	○									

复习思考题

1. 举例说明八会穴的临床应用。

2. 举例说明八脉交会穴的临床应用。

3. 五输穴主病特点是什么？

4. 举例说明他经子母补泻法。

5. 原络穴的临床应用。

扫一扫，查阅
复习思考题答案

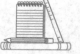

模块六　头面躯体痛证

【学习目标】

1. 掌握各病的基本治疗。

2. 熟悉各病的辨证要点。

3. 了解各病的其他治疗、按语。

项目一　头　痛

案例导入

常某，男，30 岁。2008 年 11 月 10 日初诊。

主诉：右眼内眦部痛引发右侧头痛多年，近期加重。

现病史：28 年前患者出现右眼内眦部痛引发右侧头痛，每年发作数次，发无定时。常因感冒、休息不好或生气等诱发，每次发作出现睡眠差、恶心、呕吐等先兆症状，之后频繁发作。血常规、脑电图、经颅多普勒超声检查、头颅 CT、MRI 均无异常；脑血流图：右侧大脑血流量较左侧略少。常年服去痛片、西比灵等药物治疗，开始症状可缓解，近年进行性加重，发作频繁，持续时间较长令其难以忍受，口服中、西药物疗效不佳。现右眼内眦剧痛，右侧头部胀痛，不敢睁眼及活动颈部。伴心烦失眠、记忆力差、头脑不清、恶心呕吐等症状。面色暗淡，舌质暗红，苔白腻，脉沉迟无力。（孙忠人，等．孙申田针灸医案精选．北京：中国中医药出版社，2012.）

思考：请明确诊断，分析病因病机，作出中医辨证，并确定针灸治疗方案（包括治法、处方）。

头痛又称头风，是以头部疼痛为主症的一类病证。

头痛可由多种原因引起，出现头部不同部位的疼痛，且持续时间长短不一。本病多见于西医学的多种急、慢性疾病之中，主要包括颅脑病变、颅外病变、全身性疾病等，如偏头痛、血管神经性头痛、颈椎病、高血压病、脑动脉硬化等。

【病因病机】

头痛多与外感六淫与情志、饮食、失眠、劳累、久病、体虚等因素有关，基本病机是气血不和，经络不通或脑络失养。本病病位在头，与手足三阳经、足厥阴肝经和督脉密切相关。

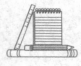

【辨证要点】

主症　头痛连及项背，头痛的性质多为跳痛、刺痛、胀痛、昏痛、隐痛，或头痛如裂等。每次发作可持续数分钟、数小时、数天，也有持续数周者。隐袭起病，逐渐加重或反复发作。头痛临床诊疗时应辨经与辨证相结合。

1. 辨经络

阳明头痛　疼痛部位在前额、眉棱骨、鼻根部，也称前额痛。

少阳头痛　疼痛部位在侧头部，也称侧头痛、偏头痛。

太阳头痛　疼痛部位在后枕部，或下连于项，也称后枕痛。

厥阴头痛　疼痛部位在颠顶部，或连于目系，也称巅顶痛。

2. 辨证型

外感头痛　起病较急，头痛持续不解，兼见恶寒、发热、鼻塞流涕、骨节疼痛、咳嗽等症，有风寒头痛、风热头痛、风湿头痛、暑湿头痛等。

肝阳上亢　头痛而胀，或抽掣而痛。痛时常有烘热，面红目赤，耳鸣如蝉，心烦口干。舌红，苔黄，脉弦。

痰浊上扰　头痛胀重，或兼目眩。胸闷脘胀，恶心食少，痰多黏白。舌苔白腻，脉弦滑。

瘀阻脑络　头痛反复，经久不愈，痛处固定，痛如锥刺。舌紫暗或有瘀斑，苔薄白，脉细弦或细涩。

气血亏虚　头痛绵绵，两目畏光，午后更甚，神疲乏力，面色㿠白，心悸寐少。舌淡，苔薄，脉弱。

肝肾阴虚　头痛眩晕，时轻时重，视物模糊，五心烦热，口干，腰酸腿软。舌红少苔，脉细弦。

【治疗】

1. 基本治疗

治法　调和气血，通络止痛。取头部穴位为主，配合循经远端取穴。

主穴

阳明头痛：头维　印堂　阳白　阿是穴　合谷　内庭

少阳头痛：太阳　丝竹空透率谷　风池　阿是穴　外关　侠溪

太阳头痛：天柱　风池　阿是穴　后溪　申脉

厥阴头痛：百会　四神聪　阿是穴　太冲　内关

方义　取头部腧穴调和气血，通络止痛。合谷与内庭、外关与侠溪、后溪与申脉、内关与太冲分属于手足阳明经、手足少阳经、手足太阳经、手足厥阴经，每组两穴为同名经穴配合，一上一下，同气相求，疏导阳明、少阳、太阳、厥阴经气血。

配穴　外感头痛配风池、列缺；肝阳上亢配行间、太溪；痰浊上扰配丰隆、中脘；瘀阻脑络配血海、膈俞；气血亏虚配气海、血海；肝肾阴虚配肝俞、肾俞、太溪。

操作　毫针常规针刺。瘀血头痛可点刺出血。头痛急性发作时每日治疗 1～2 次，留针 1 小时。慢性头痛每日或隔日治疗 1 次。

2. 其他治疗

（1）电针法　取合谷、风池、太阳、阿是穴等，用连续波。

（2）耳针法　取枕、颞、额、皮质下、脑、神门、肝阳，毫针刺法，或埋针法、压丸法。对于顽固性头痛可在耳背静脉点刺出血。

（3）皮肤针法　取太阳、印堂、大椎及阿是穴，用皮肤针中、重度叩刺，加拔火罐。适用于外感头痛及瘀血头痛。

（4）三棱针法　头痛剧烈时，取印堂、太阳、百会、大椎、攒竹等穴，以三棱针刺血，每穴3～5滴。

（5）穴位注射法　取天容、风池等穴，根据中医证型，分别选用柴胡注射液、当归注射液、丹参注射液、川芎注射液、黄芪注射液、利多卡因或维生素B_{12}注射液，每穴0.5～1.0mL，适用于顽固性头痛。

【按语】

1. 针灸治疗头痛的疗效主要取决于头痛的原因和类型，对功能性头痛的针灸疗效较好。器质性病变引起的头痛，针灸也能改善症状。

2. 对于多次治疗无效或逐渐加重者，要查明原因，尤其要排除颅内占位性病变。应查血常规，测血压，必要时做腰穿、骨穿、脑电图等。有条件时做经颅多普勒、CT、MRI、PET-CT等检查，以及全身查体，以明确头痛的病因。

3. 部分患者由于头痛反复发作，迁延不愈，故易产生消极、悲观、焦虑、恐惧等负面情绪。在针灸治疗的同时，应给予患者精神上的安慰和鼓励，并加上调神的穴位百会、四神聪、神门、三阴交等。

知识链接

1. 古代文献

（1）前顶、后顶、颔厌，主风眩偏头痛。（《针灸资生经》）

（2）头风头痛，刺申脉与金门。（《标幽赋》）

（3）偏正头风痛难医，丝竹金针亦可施，沿皮向后透率谷，一针两穴世间稀。（《玉龙歌》）

（4）一切风寒暑湿邪，头疼发热外关起。（《杂病穴法歌》）

（5）治一老妇人头痛，久岁不已，因视其手足有血络，皆紫黑，遂用三棱针尽刺出其血，如墨汁者数盏，后视其受病之经灸刺之，而得痊愈。（《医学纲目》）

2. 名家经验

金针王乐亭老医生治疗头痛的经验方"头痛八针"，由百会、风府、风池（双）、太阳（双）、合谷（双）组成。本方由督脉之百会、风府，足少阳胆经之风池，手阳明大肠经之合谷，以及经外奇穴太阳组成，故名以"头痛八针"。督脉为"阳脉之海"，手足三阳共六条经脉，均与督脉相会于百会，而且督脉贯脊上头，循脊络肾，肾主元阴元阳，因此督脉具有调整和振奋人体元气的作用。取百会，施以补法，则升阳健脑；用泻法，则醒神开窍（多用于实证）。王乐亭老医生认为：百会穴之命名，是由于手足三阳经皆交会于头，五脏之气在头上会合，故名百会，且百会为头之气街。风府，顾名思义为风之门户，取之以疏风散邪。风池为足少阳胆经穴，又是手足少阳经、阳维、阳跷四脉之会，功能为平降肝胆之逆气，清泻肝胆之郁火，且为疏风之要穴，故能清头窍、醒神定痛。百会、风府、风池相配，疏通头面经络，使之气血流通；太阳为经外奇穴，是手足少阳经、手太阳经之会穴，能疏通三者之经气，使之气行血行，通则不痛；合谷为手阳明大肠经之原穴，能升能降，能散能通，能走肌表，使清轻之气上浮，泻合谷能清气分之热，配太阳能散风解表，通经活络。总之，"头痛八针"的功能是通经活络，扶正祛邪，疏风止痛。根据不同的证型，分别采用补、泻手法，用于治疗各种头痛。另外，可根据头痛的部位，配合局部取穴，收效更好。[北京中医医院.金针王乐亭.北京：北京出版社，1984]

项目二　面　痛

案例导入

刘某，女，45岁。

主诉：右面部阵发性剧痛半年，加重3个月。

现病史：患者半年前因生气暴怒，突然出现右侧颜面抽痛。开始发作1～2个月，每次持续1～2分钟，疼痛呈刀割样，服用苯妥英钠等药后，2个月未发。近3个月病情突然加重，发作频繁，每周发作7～8次，每次持续5～6分钟，发作时不能做咀嚼、刷牙、洗脸等动作，自服苯妥英钠疗效不著。舌暗红，苔黄，脉弦。（黑龙江中医药大学附属二院宋春华主任医师临床医案）

思考：请明确诊断，分析病因病机，作出中医辨证，并确定针灸治疗方案（包括治法、处方）。

面痛是以眼、面颊部反复出现阵发性短暂剧烈疼痛为主症的疾病，又称"面风痛""面颊痛"。多发于40岁以上，占70%～80%，女性多见，女：男为2～3∶1，以右侧面部为主（占60%左右）。病情顽固，很少自愈。

本病相当于西医学的三叉神经痛，三叉神经分眼支、上颌支和下颌支。临床上以上颌支、下颌支同时发病者最多。分为原发性和继发性两种。

【病因病机】

面痛常与外感六淫、情志失调、外伤等因素有关，基本病机是面部经络气血阻滞，不通则痛或是面部经络失养，不荣则痛。本病病位在面部，与手、足三阳经关系密切。

【辨证要点】

主症　面部剧烈疼痛突然发作，呈闪电样、刀割样、电灼样，持续数秒到数分钟。发作次数不定，间歇期无症状，痛时面部肌肉抽搐，伴面部潮红、流泪、流涎、流涕等。患侧常有扳机点，常因情绪变化、冷刺激、说话、吞咽、刷牙、洗脸等诱发。触之即痛，多在唇、鼻翼、眉及口腔内等处。

1.辨经络

足太阳经证　面痛表现为眼部剧烈疼痛。

手、足阳明和手太阳经证　面痛表现为上颌、下颌部剧烈疼痛。

2.辨证型

风寒证　有感受风寒史，面痛遇寒则甚，得热则轻，鼻流清涕。苔白，脉浮紧。

风热证　痛处有灼热感，面红流涎，目赤流泪。苔薄黄，脉浮数。

气血瘀滞　多有情志因素，或外伤史，痛处固定不移。舌暗或有瘀斑，脉涩。

气血亏虚　病程日久，神疲乏力，心悸寐少。舌淡，苔薄，脉弱。

【治疗】

1. 基本治疗

治法　通经活络，祛风止痛。取手、足阳明经穴为主。

主穴　四白　下关　地仓　太阳　合谷　内庭　太冲

方义　四白、下关、地仓疏通面部经络，太阳为经外奇穴，是手足少阳经、手太阳经之交会穴，能疏通三者之经气，使之气行血行，通则不痛，为面部止痛的要穴；合谷、太冲分属手阳明、足厥阴经，两经均循行于面部，两穴相配为四关穴，可祛风行血，通络止痛；内庭为足阳明经荥穴，与面部腧穴相配，疏通阳明经气血。

配穴　眼部疼痛配攒竹、鱼腰、阳白；上颌部疼痛配迎香、颧髎；下颌部疼痛配夹承浆、颊车。风寒配列缺、风池；风热配风池、大椎；气血瘀滞配三阴交；气血亏虚配足三里、膈俞。

操作　毫针常规针刺。针刺时宜先取远端穴，用重刺激手法，局部穴宜深刺、久留针。除风热证可加灸。

2. 其他治疗

（1）电针法　选择面部穴位，尤其是神经干所通过的有关眶上孔、眶下孔、颏孔，接通电针仪，疏密波较快频率，强度以患者能耐受为度。

（2）耳针法　选面颊、颌、额、神门。毫针刺法，或埋针法、压丸法。

（3）刺络拔罐法　选颊车、地仓、颧髎，用三棱针点刺后拔罐。

（4）穴位注射法　维生素 B_{12} 或维生素 B_1 注射液或利多卡因注射液，压痛点注射 0.5mL。

（5）皮内针法　在面部寻找扳机点，将撳针刺入。

【按语】

1. 三叉神经痛分为原发性和继发性两种，针刺有较好的止痛效果，对继发性三叉神经痛要查明原因，采取适当措施。

2. 三叉神经痛是一种顽固难治之症，至今尚无特效治法。在目前应用的各种治法中，针灸可列为有效方法之一。有关针灸治疗的方法，宜采用对症取穴（近取）和辨证取穴相结合的方法。针刺手法，一般近取穴位应用轻刺、深刺，久留针；远取穴位则用重刺，或行提插捻转等泻法；对于久病体虚的患者，无论近取或远取，都不宜做强烈的针刺手法，以免虚虚之戒。应采用针灸方面的综合措施以提高疗效，如针刺、水针、耳针、埋针、灸法等。

知识链接

1. 古代文献

（1）颞颥痛，中渚。眉间痛，眼昏，攒竹、头维。（《针灸易学》）

（2）攒竹、龈交、玉枕，主面赤、颊肿痛。（《备急千金要方》）

（3）中渚，主颞颥痛、颔颅热痛、面赤。（《针灸资生经》）

（4）两眉角痛不已……攒竹二穴，阳白二穴，印堂一穴（两眉中间），合谷二穴，头维二穴。（《针灸大全》）

2. 名家经验

徐笨人针刺治疗原发性三叉神经痛。处方：鱼腰、四白、下关、夹承浆。操作法：第1支痛，选用 1～1.5 寸28号毫针，从鱼腰穴斜向下方刺入 0.3～0.5 寸，待有触电样针感传至前额时，不捻转，轻轻提插 20～50 次。第2支痛，选用 1～1.5 寸26号毫针，从四白穴斜向上方约 45° 角刺入 0.5 寸左右，待有触电样针感传至上唇时，提插

20～50次。第2支或3支痛，选用2寸26号毫针，从患侧下关穴刺入1.5寸左右，待有触电样针感传至舌下或下颌等处时，提插20～50次。经治1000例，结果疼痛消失54%，显效29.2%，好转16%，无效0.8%。对疼痛消失的540例进行了长期随访，结果半年复发52例，1年复发103例，2年复发52例，3年复发8例，4年、5年复发各1例，复发率为40.2%。本组病例未发现任何明显不良反应。

项目三 颞下颌关节功能紊乱综合征

案例导入

李某，男，45岁。

主诉：右颞颌关节部酸胀疼痛半年。

现病史：半年前面部受伤致开口不利，渐闭口时右颞颌关节区酸痛，咀嚼无力，张口受限。曾在某医院诊断为颞下颌关节功能紊乱综合征，经多方治疗效不佳。查：右侧颞颌关节处压痛明显，右头颞部轻度压痛，右颞颌关节弹响。并发头昏、耳鸣。舌质红，苔少，脉细数。（黑龙江中医药大学附属二院宋春华主任医师临床医案）

思考：请明确诊断，分析病因病机，作出中医辨证，并确定针灸治疗方案（包括治法、处方）。

颞下颌关节功能紊乱综合征，又称"颞颌关节功能障碍综合征"，是包括颞颌关节区疼痛、弹响、肌肉酸痛、乏力、张口受限、颞颌关节功能障碍等一系列症状的综合征。多为单侧患病，亦可双侧同病。常见于20岁的青壮年。属于中医学"颌痛""颊痛""口噤不开""牙关脱臼"等范畴。

【病因病机】

本病的发生与情绪、外伤、劳损、寒冷刺激等有关。基本病机是面部经筋痹阻，气血不通。本病病位在面部经筋。

【辨证要点】

主症 张口或闭口时颞颌关节区酸痛、强直、弹响，咀嚼无力，张口受限和下颌运动异常。少数患者可并发头昏、耳鸣、听力障碍等。

检查面部两侧不对称，张口运动时，下颌偏向患侧，在髁状突、咀嚼肌、颞肌附着处有压痛。X线检查早期常示髁状突位置不正常，后期可有关节头或关节凹改变和骨皮质不完整。

寒湿痹阻 开口不利，咀嚼受限，关节弹响，咀嚼时关节区疼痛，平时酸胀麻木不适，遇寒湿风冷症状加重。舌淡，苔薄白，脉弦略紧。

肝肾不足 开口不利，咀嚼障碍，关节区有弹响并时有酸痛，头晕耳鸣，腰膝酸软。舌质红，脉细无力。

【治疗】

1. 基本治疗

治法 疏调经筋、通利关节。以颞下颌关节局部取穴为主。

主穴　下关　颊车　听宫　合谷

方义　下关、颊车是足阳明经穴，听宫是手太阳经穴，与手少阳经交会，三穴均为局部取穴，可疏通面部经气，是治疗颞颌关节病变的主穴；合谷是手阳明经原穴，善治头面之疾。诸穴远近相配，共奏通经活络、祛散寒邪、开噤止痛之效。

配穴　寒湿痹阻配风池、外关；肝肾不足配肝俞、肾俞；头晕配风池、太阳；耳鸣配耳门、翳风。

操作　诸穴均常规针刺，针灸并用，泻法或平补平泻，使针感向面颊及颞颌关节部放射；寒湿痹阻者加灸。

2. 其他治疗

（1）指针法　取下关、颊车、听宫、颧髎（均双侧）。

（2）温针灸法　取听会、听宫、下关。初发病者每日1次，病程长者隔日1次。

（3）耳针法　选颌、面颊、肾上腺为主，耳鸣配内耳、颞，头面疼痛配颞、额。毫针浅刺或用王不留行籽贴压。

（4）电针法　取下关、颊车，连续波。

【按语】

1. 针灸治疗颞颌关节功能紊乱疗效较好。若韧带松弛而发生关节半脱位时，应适当限制下颌骨的过度运动。全脱位者应首先复位，否则针灸难以奏效。

2. 先天性颞颌关节发育不良者，应避免下颌关节的过度活动。

3. 注意饮食，不吃干硬的食物，避免下颌关节的进一步损伤。避免风寒侵袭，平时可自我按摩，增强颞颌关节抵御外邪的能力。

4. 保持心情愉快。

知识链接

古代文献

（1）颊肿、口急、颊车骨痛、齿不可以嚼，颊车主之。（《针灸甲乙经》）

（2）下关、大迎、翳风，主口失欠。（《备急千金要方》）

（3）牙关脱白，颊车、百会、承浆、合谷。（《针灸大成》）

项目四　落　枕

案例导入

李某，女，38岁。

主诉：颈项部强痛、转侧困难2天余。

现病史：2天前因夜卧受寒，晨起即感颈项部强痛酸楚，转侧困难，稍动则疼痛加重，热敷后症状未减。查：头颈歪斜向右侧，双侧项背部筋肉紧张，双侧斜方肌、肩胛提肌、竖脊肌、颈5和颈6棘旁压痛明显，苔薄白，脉弦紧。（王德敬，等.针灸治疗技术. 西安：西安交通大学出版社，2013.）

思考：请明确诊断，分析病因病机，作出中医辨证，并确定针灸治疗方案（包括治法、处方）。

落枕又称"失枕"，即颈部伤筋，是以急性、单纯性颈项强痛、活动障碍为主症的病证。

本病多见于西医学的颈项纤维组织炎，颈椎小关节滑膜嵌顿、半脱位等疾病所引起的颈项强痛、活动障碍等。

【病因病机】

本病的发生多由于睡眠姿势不良，或感受风寒湿邪，或因负重颈部过度扭转等所致。基本病机是气血凝滞，经脉闭塞，经筋损伤。本病病位在颈项部，与督脉、手足太阳和足少阳经密切相关。

【辨证要点】

主症 颈项强痛，活动受限。

急性发病，多在睡眠间或起床时发现颈部疼痛、酸胀，活动受限，活动时伤侧疼痛加剧，严重者使头部歪向病侧。患侧常有颈肌痉挛，胸锁乳突肌、斜方肌、肩胛提肌及大、小菱形肌等处压痛，在肌肉紧张处可触及肿块和条索状的改变。

1. 辨经络

督脉证 项部疼痛，颈部俯仰时疼痛加重，项背正中压痛明显。

太阳经证 项部疼痛，颈部俯仰和侧弯时疼痛加重，横突旁压痛明显。

少阳经证 项部疼痛，颈部不能左右回顾，颈侧部压痛明显。

2. 辨证型

瘀血阻滞 晨起时颈项强痛，活动不利，头部歪向病侧，局部有明显压痛点，有时可见筋结。舌紫暗或有瘀点、瘀斑，脉涩。

风寒侵袭 有受凉史，见颈项强痛，拘紧麻木，畏寒恶风、头痛等表证。舌淡，苔薄白，脉弦紧。

【治疗】

1. 基本治疗

治法 舒筋活络，调气止痛。取局部腧穴为主，配合循经远端取穴。

主穴 阿是穴 落枕 后溪 悬钟

方义 阿是穴为局部选穴，能疏通局部经气；太阳、少阳经循行于颈部，循经取后溪、悬钟两穴可疏调太阳、少阳经气；落枕穴有活血通络、解痉镇痛之功，是治疗落枕的经验效穴。诸穴配合能疏通脉络，调气止痛。

配穴 督脉证配百会、大椎；太阳经证配天柱、养老、昆仑；少阳经证配外关；瘀血阻滞配三阴交、膈俞；风寒侵袭配风池、合谷。

操作 毫针常规针刺，寒者加灸，瘀滞加点刺出血。先刺落枕、悬钟、后溪穴，得气后行提插捻转泻法2～3分钟，并嘱患者活动颈项，待自觉颈部疼痛有所缓解时再针余穴。

2. 其他治疗

（1）刺络拔罐法 取阿是穴、肩井、风池等，以三棱针点刺出血后加拔火罐。

（2）耳针法 取颈椎、颈、神门、皮质下。毫针刺法或压丸法。

（3）灸法 取阿是穴、天柱、悬钟、肩中俞、大椎穴，以艾条行温和灸。高血压患者不宜重灸。

（4）指针法　取患侧落枕穴。适宜于病证初起。

【按语】

1.针灸治疗落枕疗效快而显著，是目前治疗本病安全有效的首选方法。

2.本病起病较快，病程短，轻者一周内自行缓解，重者数周不愈，如频繁发作则应与颈椎病相鉴别。

3.治疗本病重在局部取穴，强调"以痛为输"，针后可配合推拿和热敷。

4.预防落枕，主要注意选择合适枕头，保持良好睡眠姿势，并注意颈部保暖与运动，在日常生活中预防颈部损伤的发生。

知识链接

1.古代文献

（1）失枕在肩上横骨间，折使榆臂齐肘正，灸脊中。（《素问·骨空论》）

（2）颈项痛，后溪……项强，承浆、风府。（《医学纲目》）

（3）肩井，治颈项不得顾……天髎、后溪，治颈项不得顾……天柱，治颈项筋急不得顾……天井，疗颈项及肩背痛。（《针灸资生经》）

2.名家经验

运动针刺法，此法由孙申田教授提出，是指针刺得气后，医者在实施手法的同时，指导患者活动患部，以调动患者自身治疗疾病潜能的一种针刺治疗方法。主要用于治疗运动系统软组织损伤，如急性腰扭伤、落枕、肩周炎等。具体操作：选穴以远道取穴为主，一般上病下取，下病上取，左病右取，右病左取；选择适合活动患处，并保持针刺位置相对不变的体位；针刺远端腧穴得气后，实施手法1～2分钟，同时指导患者活动患处，5～10分钟后再次实施针刺手法；过程中应注意手法由弱渐强，活动由慢渐快，幅度由小渐大，并注意观察患者反应，以防止晕针；根据病情决定留针时间。

项目五　漏肩风

案例导入

任某，男，43岁。

主诉：右肩关节疼痛10个月。

现病史：10个月前由于冬天感受寒凉，致右肩关节疼痛。肩臂抬举、伸屈、后展均不利，时而痛引肘、腕部。每遇阴雨、风冷天气疼痛加剧。曾服中药与药酒，均未取效。（章逢润.针灸辨证治疗学.北京：中国医药科技出版社，2000.）

思考：请明确诊断，分析病因病机，作出中医辨证，并确定针灸治疗方案（包括治法、处方）。

漏肩风是以肩部持续疼痛、痛处固定、活动受限为主症的病证，又称为"五十肩""冻结

肩""肩凝症"。多发于中老年人，女性多于男性。

本病相当于西医学的肩关节周围炎。

【病因病机】

漏肩风多与体虚、劳损、气血不足、风寒侵袭肩部、外伤等因素有关，基本病机是肩部经络阻滞不通或筋脉失于濡养。本病病位在肩部经筋，与手三阳经、手太阴经关系密切。

【辨证要点】

主症　肩周疼痛、酸重，夜间为甚，常因天气变化及劳累而诱发或加重，患者肩前、后或外侧压痛，主动和被动外展、后伸、上举等功能明显受限，后期可出现肌肉萎缩。

1. 辨经络

手太阴经证　疼痛以肩前部为主，且中府穴处疼痛或压痛明显，后伸疼痛加剧。

手阳明经证　疼痛以肩前外部为主，且肩髃穴处疼痛或压痛明显，外展疼痛加剧。

手少阳经证　疼痛以肩外侧部为主，且肩髎穴处疼痛或压痛明显，外展疼痛加重。

手太阳经证　疼痛以肩后部为主，且肩贞、臑俞穴处疼痛或压痛明显，肩外展、内收疼痛加剧。

2. 辨证型

风寒侵袭　肩部窜痛，遇风寒痛增，得温痛缓，畏风恶寒，或肩部有沉重感。舌质淡，苔薄白或腻，脉弦滑或弦紧。

瘀血阻滞　肩部肿胀，疼痛拒按，以夜间为甚。舌紫暗或有瘀斑，舌苔白或薄黄，脉弦或细涩。

气血亏虚　肩部酸痛，劳累后疼痛加重，头晕目眩，气短懒言，心悸失眠，四肢乏力。舌质淡，苔少或白，脉细弱或沉。

【治疗】

1. 基本治疗

治法　通经活络，舒筋止痛。取局部穴位为主，配合循经远端取穴。

主穴　肩髃　肩髎　肩贞　阿是穴　阳陵泉　条口透承山（健侧）

方义　肩髃、肩髎、肩贞分别为手阳明、手少阳、手太阳经穴，与阿是穴均为局部选穴，可疏通肩部经络气血，活血祛风止痛；阳陵泉为筋会，可舒筋止痛；条口透承山可疏导太阳、阳明两经经气，为临床经验效穴。

配穴　手阳明经证配合谷；手少阳经证配外关；手太阳经证配后溪；手太阴经证配列缺。风寒侵袭配风池、合谷；瘀血阻滞配内关、膈俞；气血亏虚配足三里、气海。

操作　毫针常规针刺，先刺远端穴，行针后嘱患者运动肩关节；局部穴位可加灸法。

2. 其他治疗

（1）芒针法　取肩髃透极泉、肩贞透极泉、条口透承山等。肩不能抬举者，可局部多向透刺；条口透承山时，边行针边令患者活动患肢，动作由慢到快，用力不宜过猛，以免引起疼痛。

（2）刺络拔罐法　取局部压痛点，以三棱针点刺或皮肤针叩刺，使少量出血，再拔火罐。

（3）电针法　取肩髃、肩髎、肩前、天宗、曲池、外关等穴，用疏密波或连续波，每次选择 1～2 组腧穴。

（4）穴位注射法　取肩部阿是穴，用当归、川芎、元胡、红花等注射液或 10% 葡萄糖注射液、维生素 B$_1$ 注射液注射。如压痛点广泛，可选择 2～3 处压痛点最明显处注射。

（5）火针法　取肩部阿是穴。

【按语】

1.针灸治疗漏肩风有较好的疗效。但必须明确诊断，做肩部磁共振、超声等检查，排除肩关节结核、肿瘤、骨折、脱臼等其他疾病，并与颈椎病、内脏病等引起的疼痛相鉴别。

2.把握治疗时机。一般病程越短疗效越好，对组织产生粘连、肌肉萎缩者，应结合推拿、关节松动治疗，以提高疗效。经保守治疗6个月以上无明显改善者，可以考虑外科手术治疗。

3.注意肩部保暖，避免风寒侵袭；配合自主锻炼和肩关节功能康复。

知识链接

1.古代文献

（1）肩痛不可举，天容及秉风主之……肩背痹痛、臂不举、寒热凄索，肩井主之……肩重不举、臂痛，肩髎主之。（《针灸甲乙经》）

（2）曲池、天髎，主肩重痛不举……巨骨，主肩中痛，不能动摇……养老、天柱，主肩痛欲折。（《备急千金要方》）

（3）风湿搏于两肩，肩髃可疗。（《玉龙赋》）

（4）肩髎，疗肩重不举。（《针灸资生经》）

（5）肩痹痛，肩髃、天井、曲池、阳谷、关冲。（《针灸大成》）

（6）肩贞，直刺入二寸五分，治肩骨一点大痛，宜单泻之。（《循经考穴编》）

（7）肩痛累月，肩节如胶连接，不能举，取肩下腋上两间空虚针刺，针锋几至穿出皮外，一如治肘之法，慎勿犯骨，兼刺筋结处，神效。（《针灸集成》）

2.名家经验

循经远取穴配合谷刺法　此法为孙申田教授的临床经验。以经络辨证为依据，运用循经选穴，辨病属于手阳明、少阳、太阳经病，以"病在上，取之下；病在下，取之上"为原则，首尾取穴，配合运动针法可起到即刻止痛的效果。局部配合应用《灵枢·官针》"五刺法"之中的"合谷刺"（在患者局部向左、右、后外方斜刺，用挑刺法，直接针在肌肉部分好像鸡爪的形状，是治疗"肌痹"的一种古代针法），以达到疏通局部经脉之作用，使局部粘连之处得以松解，促病速愈。操作：取穴直刺1.0～1.5寸深，行小幅度提插捻转泻法3～5分钟，刺激强度以患者能耐受最大量为度，使针感直达肩关节部，或向肩关节部位传导。留针过程中采用弹法、飞法，以增强针刺感应。手上穴位施以泻法。每10分钟行针一次，共留针30分钟。行针5分钟后，患者活动肩部时疼痛明显减轻，但局部尚有压痛。行针30分钟后，疼痛可消失。治疗肩周炎收效甚佳。多针灸1次痊愈。

项目六　臂丛神经痛

案例导入

李某，女，46岁，会计。2012年3月12日初诊。

主诉：右肩臂疼痛2个月。

现病史：患者 2 月前因工作劳累后出现右肩臂轻度疼痛，未治疗，以后病情呈渐进性加重。患者右肩臂疼痛，活动受限，夜不能眠，经西医院诊为臂丛神经痛，予口服药物治疗后疗效不佳，遂至中医院门诊治疗。查体：呈急性痛苦面容，右肩胛、肩周、臂疼痛如折，冈上肌、冈下肌、三角肌肌肉萎缩，颈椎 4～6 棘突旁有按压痛，活动受限，右上肢痛觉减弱，生理反射均存在，病理反射未引出，舌质暗红，苔微黄，脉细涩。[石涛，佟媛媛.针刺治疗臂丛神经痛验案 1 则.吉林中医药，2012，10（32）：1070.]

思考：请明确诊断，分析病因病机，作出中医辨证，并确定针灸治疗方案（包括治法、处方）。

臂丛神经痛是以锁骨上窝、肩、腋、前臂尺侧等部位放射性，甚至呈刀割样、撕扯样、烧灼样或针刺样疼痛为主要临床表现的病证，可伴有肢体运动障碍、感觉障碍和肌肉萎缩。是临床较典型的神经疼痛。

本病属中医学"痹证""肩臂痛""腋痛"等范畴。

【病因病机】

臂丛神经痛多与风寒湿热侵袭、颈椎退变、跌打损伤、免疫接种、肿瘤、变态反应等因素有关，基本病机为肩部经络气血阻滞不通。本病病位在臂腋部经筋，与手三阳经、手三阴经关系密切。

【辨证要点】

主症 锁骨上窝、肩、腋、前臂尺侧等部位出现强烈的放射性，甚至呈刀割样、撕裂样、烧灼样或针刺样疼痛。

1. 辨经络

手阳明经证 以肩前部疼痛为主，疼痛和麻木可向臂外桡侧放射。

手太阳经证 以肩后部疼痛为主，疼痛和麻木可向臂外尺侧放射。

手三阴经证 以腋下疼痛为主，疼痛和麻木可向臂内侧手掌尺侧放散。

2. 辨证型

外邪侵袭 发病前有恶寒、发热等外感症状或局部受凉史。舌淡，苔薄，脉浮紧。

瘀血阻滞 有肩臂腋部损伤或劳损史，局部压痛明显。舌暗或见瘀斑，脉涩。

【治疗】

1. 基本治疗

治法 疏通经络，活血止痛。取局部腧穴及手三阳经穴为主。

主穴 颈夹脊 极泉 肩髃 曲池 外关 后溪

方义 颈夹脊可疏导颈项部经络气血；极泉疏通手少阴经气血；肩髃、曲池疏通手阳明经气血；外关、后溪分别疏通手少阳、手太阳经气血。诸穴合用，可疏通颈肩及上肢的经络气血，达活络止痛之功。

配穴 手太阴经证配尺泽、太渊；手少阴经证配少海、通里；手厥阴经证配曲泽、内关；手太阳经证配小海、腕骨；手少阳经证配肩髎、天井；手阳明经证配合谷、三间。外邪侵袭配风池、合谷；瘀血阻滞配阿是穴、内关。

操作 毫针常规针刺，极泉穴避开动脉，或在心经极泉下 1 寸取，使针感直达手指；肩部穴位可刺络拔罐。

2. 其他治疗

（1）电针法　取穴参照基本治疗主穴，在患肢上、下各选1个穴位，接通电针仪，密波或疏密波中度刺激，以局部肌肉微颤为度。

（2）穴位封闭法　取颈夹脊、肩髃、极泉、曲池、外关等穴，用利多卡因2mL，加泼尼松龙0.25mL局部封闭，每周1次。

（3）放血疗法　在尺泽穴处，用20mL一次性注射器抽取血液20～100mL；或阿是穴皮肤针叩刺；或三棱针点刺，加拔火罐。

【按语】

1. 针刺治疗本病有较好的疗效，大部分患者经治疗，一般疼痛在几天内可减轻或消失，但部分患者可持续数周；肢体运动障碍可从数周到数月开始好转，最终大都能显著好转；继发性臂丛神经痛要针对原发病治疗，解除致病因素。

2. 急性期患者要注意休息，避免持重；平时注意保暖，避免风寒侵袭。

知识链接

名家经验

　　夹脊针疗法　由高维滨教授提出，是针刺夹脊穴治疗全身疾病的一种特定的部位针法。夹脊穴位于脊柱棘突两旁：颈夹脊位于颈椎棘突下旁开0.3寸处，每侧7个穴；胸腰夹脊分别位于胸椎、腰椎棘突下旁开0.5寸处，每侧17个穴；骶夹脊，即八髎穴。

　　操作：明确诊断病变神经节段，取其相应夹脊穴为主穴，配以肩井、肩髎、曲池、臂臑、曲泽、尺泽、外关、后溪、鱼际、合谷、极泉等，予泻法，持续捻转至痛止。每日一次，或痛时针刺治疗，10次为一疗程。

项目七　肘　劳

案例导入

　　黄某，男，46岁。右侧肘关节疼痛半年余。半年前因劳动、受寒出现右肘关节疼痛，并渐加重，近来活动极度受限。曾用泼尼松龙封闭无效。查：右肱骨外上髁稍肿胀，压痛明显，前臂内、外旋受限，不能握拳。（刘冠军.中国当代名医针方针术集成.长春：吉林科技出版社，1994.）

　　思考：请明确诊断，分析病因病机，作出中医辨证，并确定针灸治疗方案（包括治法、处方）。

　　肘劳是以肘部局限性疼痛为主症的病证。一般起病缓慢，常反复发作，多见于从事经常旋转前臂和屈伸肘关节的劳动者，如木工、钳工、水电工、矿工及网球运动员等。

　　本病属于中医学的"伤筋""痹证"范畴。相当于西医学的肘部炎性病证，如肱骨外上髁炎（网球肘）、肱骨内上髁炎（高尔夫球肘）、尺骨鹰嘴炎（矿工肘或学生肘）等。

【病因病机】

肘劳的发生常与慢性劳损有关，前臂在反复地做拧、拉、旋等动作，加上寒湿侵袭、过力负重等所致。基本病机是气滞血瘀，筋脉痹阻。本病病位在肘部手三阳经筋。

【辨证要点】

主症　肘关节活动时疼痛，可向前臂、腕部和肩臂部放射，局部红肿不明显，有明显而固定的压痛点，肘关节活动不受限。

1. 辨经络

手阳明经筋证　肘关节外上方（肱骨外上髁周围）有明显压痛点。

手太阳经筋证　肘关节内下方（肱骨内上髁周围）有明显压痛点。

手少阳经筋证　肘关节外部（尺骨鹰嘴处）有明显压痛点。

2. 辨证型

风寒阻滞　肘部酸痛麻木，屈伸不利，遇寒加重，得温痛缓。舌质淡，苔薄白或白滑，脉弦紧或浮紧。

气滞血瘀　肘痛，局部压痛明显，活动后疼痛减轻，胁痛。舌质暗，或有瘀斑，苔薄白，脉弦。

气血亏虚　起病时间较长，肘部酸痛反复发作，提物无力，肘外侧压痛，喜按喜揉，并见少气懒言，面色苍白。舌质淡，苔白，脉沉细。

【治法】

1. 基本治疗

治法　舒筋活血、通络止痛。取局部腧穴为主，配合循经远端取穴。

主穴　阿是穴　曲池　肘髎　手三里　阳陵泉

方义　取阿是穴以通经活络、舒筋止痛；肘劳好发于肘外侧，此乃手阳明经筋所过之处，阳明为多气多血之经，又"主润宗筋"，对劳损引起的肘关节疼痛，取手阳明经曲池、肘髎、手三里疏通经络气血；阳陵泉为筋会，取对侧阳陵泉处压痛点属缪刺法。

配穴　手阳明经筋证配合谷、三间；手太阳经筋证配小海、阳谷；手少阳经筋证配天井、外关。风寒阻滞配风池、合谷；气滞血瘀配合谷、血海；气血亏虚配气海、足三里。

操作　毫针常规针刺，阿是穴可多向透刺、围刺或多针齐刺；局部可加灸或电针；以温针灸、温和灸、隔姜灸最常用；或针刺和艾灸交替进行。

2. 其他治疗

（1）火针法　取阿是穴（可取 1～2 个痛点），常规火针刺。3～5 日后，如仍有疼痛则再点刺 1 次。

（2）刺络拔罐法　皮肤针叩刺或三棱针点刺，至局部皮肤渗血，再用小火罐拔 5 分钟左右，使之出血少许。每日或隔日 1 次。

（3）穴位注射法　取阿是穴，用当归注射液，隔日 1 次，或利多卡因注射液加泼尼松龙。7 日后如仍有疼痛，可再注射 1 次。

（4）针刀疗法　用针刀松解肱骨外上髁、肱骨内上髁等部位肌腱附着点的粘连。

【按语】

1.针灸治疗肘劳有很好的临床疗效，一般数次即可见效。局部肌腱或组织发生粘连者，可配合灸法、推拿、热敷、药物熏洗或敷贴疗法，并做适当的活动，利于康复。

2.限制腕关节的活动 1～2 周，尤其限制用力握拳伸腕动作是治疗和预防复发的基本原则，治疗期间应避免肘部过度用力。疗效是否巩固与能否限制腕关节活动关系密切，对运动员应适当减少运动量，捆扎弹性保护带，以减少肌腱起点处的牵张应力。

3.注意局部保暖，避免受风寒。劳逸结合，减少局部强烈运动，避免加重局部组织的损伤。

4.大部分患者预后良好，对于久治不愈，症状顽固者可建议施行手术。

知识链接

1. 古代文献

（1）肘痛，尺泽主之。（《针灸甲乙经》）

（2）臑会、支沟、曲池、腕骨、肘髎，主肘节痹……曲池、关冲、三里、中渚、阳谷、尺泽，主肘痛时寒。（《备急千金要方》）

（3）肘髎，治肘节风痹。（《针灸资生经》）

（4）肘劳，天井、曲池、间使、阳溪、中渚、阳谷、太渊、腕骨、列缺、液门。（《针灸大成》）

（5）五般肘痛针尺泽，冷渊一刺有神功。（《古今医通大全》）

2. 名家经验

循经远取穴配合谷刺法　由孙申田教授提出。根据经络辨证和肘关节疼痛部位循经选取，"病在上，取之下；病在下，取之上"，配合局部选穴。取腕骨、迎香（健侧）、曲池、手三里。采用泻法，太阳经痛取后溪；阳明经痛取中渚。操作：直刺，提插捻转泻法3～5分钟，刺激强度以患者耐受最大为度，使针感直达肘关节部。留针过程中采用飞法，每10分钟行针一次，共留针30分钟。同时嘱患者活动肘部。大多患者行针5分钟后，肘关节疼痛明显减轻，嘱继续活动。行针30分钟后，疼痛基本消失。如果疼痛缓解，但未愈，则选取曲池或手三里，应用《灵枢》"五刺法"中的"合谷刺"。此法治疗网球肘疗效佳。

项目八　腕管综合征

案例导入

李某，女，45岁，车工。因右手掌桡侧和三个半手指感觉异常、麻木、刺痛或灼痛，夜间重，患手腕关节僵硬，手指活动不灵活，劳累后加重。发病半年多，近1个月病情逐渐加重，经中西医多种方法治疗无效，于2010年5月10日来我科就诊，查Tinel征、Phalen试验和正中神经压迫试验等腕管刺激试验呈阳性，大鱼际最桡侧肌肉萎缩，拇指不灵活，与其他手指对捏的力量下降。肌电图检查示正中神经有不同程度损害。（山东中医药高等专科学校附院王德敬主任医案）

思考：请明确诊断，分析病因病机，作出中医辨证，并确定针灸治疗方案（包括治法、处方）。

腕管综合征是正中神经在腕管内受压而引起的食指、中指疼痛、麻木和拇指肌肉无力感等症状，又称鼠标手或迟发性正中神经麻痹。常见于中年妇女，是临床最常见的神经损伤，属周围神经卡压综合征。

本病属中医学的"痹证""筋痹"等范畴。

【病因病机】

腕管综合征多与感受风寒、外伤、积累性劳损等因素有关。基本病机是气血瘀滞或气血不足，筋脉阻滞拘急。本病病位在腕部筋脉，与气血、营卫失和关系密切。

【辨证要点】

主症　早期症状较轻，逐渐加重。手指阵发性麻刺感或感觉异常，重则正中神经分布区感觉丧失，鱼际肌萎缩，拇指不能外展与对掌。甚则手指发冷、发绀、皮肤光亮，指甲增厚、脱落，局部水疱、溃疡及少汗或多汗。掌侧腕关节可见明显肿胀、压痛。

辨证型

风寒侵袭　发病前有恶寒、发热等外感症状或局部受凉史。舌质淡，苔薄，脉浮紧。

瘀血阻络　有局部损伤或劳损史，局部疼痛，难以屈伸，压痛明显。舌紫暗或见瘀斑，脉涩。

气血亏虚　病程日久，反复不愈，局部疼痛，时轻时重，或见腕关节肿胀，面黄无华，心悸自汗，头晕乏力。舌质淡，苔薄白，脉濡。

【治疗】

1. 基本治疗

治法　行气活血，疏通经络。取局部腧穴及手厥阴经穴为主。

主穴　大陵　神门　阳池　阳溪　劳宫　合谷

方义　以腕周围阳池、阳溪、神门、大陵局部穴位为主，疏导局部经络气血，活血通络；劳宫、大陵为手厥阴经穴，可疏通经络以治本；合谷为止痛要穴。针刺上述腧穴可疏通经筋，活血通络，从而达到治疗目的。

配穴　风寒侵袭配风池、合谷；瘀血阻络配阿是穴、内关；气血亏虚配气海、足三里。手指麻木配十宣（点刺出血）、四缝；大鱼际萎缩配鱼际。

操作　毫针常规针刺，局部腧穴刺入腕管内，可配合电针、温针灸。

2. 其他治疗

（1）穴位注射法　取局部阿是穴。用利多卡因注射液加泼尼松龙注入。如仍有疼痛，7天后再注射1次。

（2）针刀疗法　正中神经入口卡压松解术、正中神经出口卡压松解术；针刀松解术后，予以超短波物理疗法。

【按语】

1. 针灸对腕管综合征早期、轻症治疗效果较好，对于较严重或针灸治疗效果不明显者，应建议外科手术治疗。手术治疗的目的是尽早解除压迫，恢复神经功能。

2. 腕管综合征检查：检查时可叩击腕部掌侧正中，造成正中神经支配区的麻木、疼痛，此即 Tinel 征阳性。部分患者手腕关节极度屈曲60秒后手指感觉异常加重，此为 Phalen 试验阳性。利用血压计在上臂加压至远端肢体静脉扩张可诱发症状出现。Durkan 医生描述了专用于诊断腕管综合征的正中神经压迫试验。检查者用拇指压迫腕管部位，如果30秒内出现正中神经支配区域皮肤的麻木不适为阳性。

项目九　腰　痛

案例导入

张某，男，48 岁。初诊 2009 年 10 月 12 日。

主诉：腰及左下肢痛 3 小时。现病史：今天下午弯腰时不慎致腰痛，并感左下肢发麻，行走困难。原有腰痛史数年。检查：脊柱略左侧弯，腰椎生理曲度平直，腰部前屈、左侧屈、右侧屈均不能完成，腰 1～骶 1 棘旁压痛，以腰 4～5、腰 5～骶 1 为甚，伴向左下肢放射痛，腰后伸试验（＋），腰部叩击痛伴放射痛，直腿抬高试验：左 75°，右 70°，下肢感觉、肌力对称，双膝、踝反射对称引出。舌红，苔薄，脉弦紧。腰椎 CT 摄片示：腰 4～5 椎间盘向后膨隆 0.2cm，腰 5～骶 1 椎间盘向右后方突出 0.3cm，压迫硬膜囊，腰椎小关节增生。（山东中医药高等专科学校附院王德敬主任临床医案）

思考：请明确诊断，分析病因病机，作出中医辨证，并确定针灸治疗方案（包括治法、处方）。

腰痛是以腰部疼痛为主症的一类病证，又称"腰脊痛""下背痛""腰背痛"等。多发于中年以上。

本病多见于西医学的腰部病变及部分内脏疾病，如腰部软组织慢性劳损、腰椎病变、腰椎间盘病变、腰椎管狭窄、腰部风湿、肾脏疾病及盆腔疾患等疾病。

【病因病机】

腰痛多与感受外邪、跌仆损伤、年老体虚、劳欲太过等因素有关。基本病机是腰部经络气血阻滞，或精血亏虚，经络失于温煦、濡养。本病病位在腰，与肾、足太阳膀胱经及督脉关系密切。

【辨证要点】

主症　腰部疼痛。

1. 辨经络

督脉证　疼痛位于腰脊中线部，且有固定明显的压痛。

足太阳经证　疼痛位于腰脊两侧，伴有固定明显的压痛。

足少阳经证　腰痛连及臀外侧、下肢外侧疼痛。

2. 辨证型

寒湿腰痛　腰部冷痛重着，遇阴雨寒冷加重。舌质淡，苔白腻，脉弦迟。

瘀血腰痛　多有外伤史，腰部刺痛，痛处固定不移。舌质暗，或有瘀斑，脉细涩。

肾虚腰痛　腰部酸痛隐隐，喜按喜揉，遇劳加重。舌质淡或舌红少苔，脉细。

【治疗】

1. 基本治疗

治法　通经止痛。取腰部穴及足太阳经穴为主。

主穴　肾俞　大肠俞　阿是穴　委中

方义　腰为肾之府，取肾俞可壮腰益肾，祛除寒湿；膀胱之脉，夹脊抵腰中络肾，循经远取委中，疏通腰背部足太阳膀胱经气，即"腰背委中求"之意；阿是穴为局部选穴，与大肠俞配合，可疏通腰部经络气血，通经止痛。

配穴 督脉病证配后溪；太阳经证配申脉；少阳经证配阳陵泉。寒湿腰痛配腰阳关；瘀血腰痛配膈俞；肾虚腰痛配悬钟、志室。腰部病变配腰夹脊。

操作 毫针常规针刺；急性腰痛，痛势剧烈者，阿是穴、委中可用三棱针点刺放血，加拔火罐；寒湿证、肾虚证加灸法；瘀血证加阿是穴刺络拔罐。

2. 其他治疗

（1）刺络拔罐法 局部痛点或压痛点，以三棱针点刺出血并拔罐。

（2）穴位注射法 取肾俞、大肠俞、局部痛点或压痛点，用当归注射液、丹参注射液或地塞米松和利多卡因混合液等注射，每次 2～3 穴，每日或隔日 1 次。

（3）敷灸法 在督脉上敷灸。敷料丁麝粉（丁香 25%，麝香 50%，肉桂 25%）1～2g，生姜捣烂成泥 500g，陈艾绒 200g。在督脉处撒上丁麝粉，并在脊柱自大椎穴至腰俞穴处铺 2 寸宽 5 分厚的姜泥一条，然后在姜泥上铺长蛇形艾炷一条。点燃头、身、尾，让其自然烧灼，燃尽再续灸，一般灸 2～3 壮。灸后可起水疱，至第 3 天用消毒针引流水疱，涂上碘伏，直至结痂脱落。适用于强直性脊柱炎。

【按语】

1. 腰痛原因非常复杂，针灸的疗效与引起腰痛的原因密切相关。只有明确诊断，包括定性、定位，并依据病情、病因、病程等确定正确的个体化治疗方案，才有好的疗效。腰部软组织劳损引起的腰痛针灸疗效较好，脊柱关节病引起的腰痛也有一定疗效。盆腔疾患及肾脏疾患引起的腰痛则应以治疗原发病为主；脊柱结核、肿瘤等引起的腰痛，不属针灸治疗范围。

2. 对于腰椎间盘突出引起的腰痛可配合推拿、牵引等方法。

知识链接

1. 古代文献

（1）足太阳脉令人腰痛，引项脊尻背如重状，刺其郄中，太阳正经出血。（《素问》）

（2）腰背疼，在委中而已矣。（《通玄指要赋》）

（3）肾俞把腰疼而尽泻。（《玉龙歌》）

（4）背连腰痛，白环、委中曾经。（《百症赋》）

（5）腰痛，血滞于下，委中穴刺出血，妙。仍灸肾俞、昆仑，尤佳。（《丹溪心法》）

（6）肾虚腰痛，举动艰难，取足临泣、肾俞、脊中、委中。（《针灸大成》）

2. 名家经验

（1）运动针法 由孙申田教授提出，即在针刺过程中令患者做主动运动。首选循经取穴：小腿外侧疼则取足少阳胆经风池、丘墟；小腿后侧疼则取攒竹、委中，配合病变局部的夹脊穴；若腰痛部位在脊椎及脊柱两旁肌肉选水沟穴；若腰痛连骶部选水沟和双侧养老穴。行强刺激捻转泻法 2～3 分钟，以患者能耐受最大量为度，使针感直达腰骶部或有传导的感觉。留针时采用飞法以加强针感，每 10 分钟行针一次，留针 30 分钟。绝大多数患者会立刻见效。

（2）周楣声针灸治疗腰痛八法 分为天应取穴法、远近相呼法、从阴引阳法、上下交征法、俞募相连法、独取耳尖法、同中求异法、左右开弓法。对腰痛治疗有较好临床疗效。

（3）贺氏三通法　包括微通法、温通法、强通法。属于贺普仁教授创立的"病多气滞，法用三通"的针灸病机学说和针灸治疗体系。微通法是以毫针刺法为主，通过刺激穴位并用手法进行微调，来恢复机体的自稳调节机制，达到邪去正复的目的。温通法是以火针疗法为代表，包括温针、艾灸等疗法，针对气血不通，借火热得温通。强通法的典型方法是放血疗法，包括拔罐、推拿等疗法。此法针对气血阻塞，疏浚其道，强令复通。

（4）腰痛针法　彭静山教授认为人身的经络都是前后呼应、左右相通的。任脉在前正中线，相对督脉脊柱正中线，肾经对华佗夹脊（今名脊穴），胃经对膀胱第一行，肝、脾对膀胱第二行，手足六经亦前后相应。所以缪刺取穴，往往速效。治疗腰痛缪刺法：在腰痛部位取痛点，如找不到最痛点的不适用此法。找好痛点，以最痛处一点涂以红色为标记，再找到命门穴为计算总穴。让患者翻身俯卧，按压痛点消失，腰痛即愈。命门督脉第四号穴部位：俯卧位，在脊椎正中线上，于第二腰椎棘突下四陷中取穴。前方与脐相对，然而练气功的人则从脐向下移少许。此法颇有立竿见影之妙，但找痛点要准，与腹部痛点相对处要准，针刺要准。掌握三准，应手而愈。

附：坐骨神经痛

坐骨神经痛是指沿坐骨神经通路及其分支区域内（腰、臀、大腿后侧、小腿后外侧及足外侧）以放射性疼痛为主症的疾病。根据病因分为原发性和继发性两大类，原发性坐骨神经痛病因不明，可能与受凉、感冒及牙齿、鼻窦、扁桃体感染有关，常伴有肌炎或纤维组织炎。继发性坐骨神经痛临床较常见，根据受损部位可分为根性和干性坐骨神经痛，临床以根性多见。根性坐骨神经痛常由椎管内疾病及脊柱疾病引起，以腰椎间盘突出引起者最为多见；干性坐骨神经痛常见于髋关节炎、骶髂关节炎、臀部损伤、梨状肌综合征、盆腔炎及肿瘤等疾患。

坐骨神经痛属中医学"痹证""腰腿痛"等范畴。其发生多与感受外邪、跌仆闪挫、劳损等因素有关。基本病机是经络不通，气血瘀滞。本病病位主要在足太阳、足少阳经。

治法　通经止痛。以足太阳、少阳经穴为主。

主穴　足太阳经证　腰夹脊　秩边　委中　承山　昆仑　至阴　阿是穴

　　　　足少阳经证　腰夹脊　环跳　阳陵泉　悬钟　丘墟　阿是穴

方义　腰夹脊为治疗腰腿疾病的要穴，与阿是穴合用可疏通局部气血；由于本病病位在足太阳、足少阳经，故循经取足太阳和足少阳经穴以疏导两经闭阻不通之气血，达到"通则不痛"的治疗目的。

操作　毫针常规针刺，针刺秩边、环跳、委中、阳陵泉以出现沿臀腿部足太阳经、足少阳经向下放射感为佳；腰部穴位可加刺络拔罐；腰、下肢穴均可加电针。

【按语】

1.针灸治疗坐骨神经痛效果显著，尤其是对原发性坐骨神经痛。对于继发性坐骨神经痛，在针灸治疗同时应积极治疗原发病，必要时应配合牵引或推拿治疗。

2.急性期应卧床休息，注意保暖；腰椎间盘突出者须卧硬板床，腰部宜束阔腰带。

3.现代研究表明，针灸可缓解或解除相关肌肉的痉挛以缓解神经根压迫，改善血液循环以促进神经根水肿和周围炎症的吸收，促进神经元的新陈代谢，从而治疗坐骨神经痛。

项目十 痛 风

案例导入

姜某，男性，27岁。患者左足趾、足背反复性肿4年。患者4年前在一次饮酒后，突然发生左足背、足大趾肿痛，难以入睡，局部灼热红肿。在当地服用消炎镇痛药后，1周后疼痛缓解。以后，每遇饮酒或感冒后即易发作，每遇发作，自服激素等药。近2年来服用上药效果不佳。疼痛固定于左足背及左足大趾。于1周前又因酒后卧睡受凉而引起本病发作，局部红肿热痛，功能受限，故来我处诊治。查体：面红，跛行，左足背及足大趾红、肿、压痛、功能受限。舌质红，苔黄腻，脉弦滑数。化验：血沉：70mm/h，血尿酸：610μmol/L。X线示：左足跖骨头处出现溶骨性缺损。（山东中医药高等专科学校附院王德敬主任临床医案）

思考：请明确诊断，分析病因病机，作出中医辨证，并确定针灸治疗方案（包括治法、处方）。

痛风是尿酸排泄减少和嘌呤代谢障碍所致，以特征性趾、指等关节急性炎症为主症的疾病。本病属中医学"痹病""历节风"等范畴。

【病因病机】

痛风的发生常与正气不足、饮食不节、外邪侵袭等因素有关。基本病机是正虚邪侵，气血痹阻，经络不通。本病病位初见于筋骨，日久病邪由经络而至脏腑，呈现心、脾、肾同病。

【辨证要点】

主症 关节剧痛反复发作，多急性发作于午夜，最易受累部位是拇趾的跖趾关节，依次为踝、跟、膝、腕、指、肘等关节。久病者出现痛风石沉积，常导致关节畸形，并有肾脏病变和尿路结石的发生。

湿热蕴结 下肢小关节卒然红肿热痛、拒按，触之局部灼热，得凉则舒。发热口渴，心烦不安，溲黄。舌红，苔黄腻，脉滑数。

瘀热阻滞 关节红肿刺痛，局部肿胀变形，屈伸不利，肌肤色紫暗，按之稍硬，病灶周围或有块瘰硬结，肌肤干燥，皮色暗鬓。舌质紫暗或有瘀斑，苔薄黄，脉细涩或沉弦。

痰浊瘀阻 关节肿胀，甚则关节周围漫肿，局部酸麻疼痛，或见块瘰硬结不红。目眩，面浮足肿，胸脘痞闷。舌胖质暗，苔白腻，脉缓或弦滑。

肝肾阴虚 病久屡发，关节痛如被杖，局部关节变形，昼轻夜重，肌肤麻木不仁，步履艰难，筋脉拘急，屈伸不利，头晕耳鸣，颧红口干。舌红少苔，脉弦细或细数。

【治疗】

1.基本治疗

治法 疏经活络，通痹止痛。取局部穴为主。

主穴 阿是穴 曲池 太冲 三阴交

方义 局部取用阿是穴，疏通经络气血力著，祛风清热利湿作用明显，可使营卫调和而风寒湿热等邪无所依附，痹痛遂解。取手阳明大肠经合穴曲池以清热，配以肝经原穴太冲以行气，足三阴经之交汇穴三阴交以活血，调肝脾肾三经，共凑清热活血、通痹止痛之效。

配穴　湿热蕴结配大椎、阳陵泉；瘀热阻滞配血海、内庭；痰浊瘀阻配丰隆、公孙；肝肾阴虚配肝俞、肾俞。依据不同配穴，跖趾关节配八风、内庭；踝关节配申脉、昆仑；指间关节配八邪、四缝；腕关节配阳池、腕骨；膝关节配膝眼、阳陵泉。

操作　阿是穴施以齐刺、扬刺、输刺等，针后可令局部出血，每日 1～2 次。关节肿甚或呈梭形者，可在局部行刺络拔罐法，每隔 2～3 次治疗 1 次。余穴常规针刺。

2. 其他治疗

（1）灸法　取局部阿是穴。施以温和灸，每日 1 次。

（2）耳针　取神门、内分泌、交感、对应部位。毫针刺法，或埋针法。

【按语】

1. 针灸对缓解局部关节红肿热痛有一定疗效。

2. 要严格注意饮食，不食高嘌呤食物，不酗酒，必要时可同时服用秋水仙碱等药物。

扫一扫，查阅
复习思考题答案

复习思考题

1. 针灸治疗头痛的基本处方及辨证配穴。

2. 针灸治疗面痛的基本处方及辨证配穴。

3. 针灸治疗漏肩风的基本处方及辨证配穴。

4. 腰痛的主穴与方义。

5. 痛风的主穴与方义。

模块七　内科病证

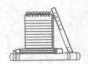

扫一扫，查阅
本模块 PPT 等
数字资源

> 【学习目标】
>
> 　1. 掌握各病的基本治疗。
>
> 　2. 熟悉各病的辨证要点。
>
> 　3. 了解各病的其他治法、按语。

项目一　中　风

案例导入

　　陈某，中风 6 个月。患者 6 个月前晨起发现右侧肢体不能运动，无口角歪斜，无昏倒及神志不清病史，讲话口齿清晰，平时经常头昏头晕，发病之前感觉心悸，手指发麻，脚软，喜甜食，形体肥胖，嗜睡，喉中有痰声。大便 3 日 1 次，舌质红，苔黄厚腻，脉滑。［汪慧敏. 运用醒脑开窍法治疗中风的体会. 福建中医药，2003，34（4）：23.］

　　思考：请明确诊断，分析病因病机，作出中医辨证，并确定针灸治疗方案（包括治法、处方）。

中风是以半身不遂、肢麻、舌蹇，甚至突然昏仆等为主症，又称卒中。多发于中老年人。

本病相当于西医学的脑血管病，如短暂性脑缺血发作、脑血栓形成、脑栓塞、脑出血、蛛网膜下腔出血等病。

【病因病机】

中风是在内伤积损基础上，多与饮食不节、情志内伤、年老体衰、烦劳过度等因素有关。本病属本虚标实之证，在本为肝肾阴虚，气血虚弱，在标为风火相煽，痰湿壅盛，气血瘀阻。本病病机复杂，但归纳起来不外风、火、痰、瘀，基本病机是气血逆乱，上扰清窍（脑），导致"窍闭神匿，神不导气"。本病病位在脑，与心、肝、脾、肾关系密切。

【辨证要点】

1. 中经络

主症　半身不遂，舌强语謇，口角歪斜而无意识障碍。

风痰阻络　肢体麻木或手足拘急，头晕目眩。舌苔白腻或黄腻，脉弦滑。

风阳上扰　面红目赤，眩晕头痛，心烦易怒，口苦咽干，便秘，尿黄。舌红或绛，苔黄或燥，脉弦有力。

阴虚风动　肢体麻木，手足拘挛，心烦失眠，眩晕耳鸣，手足拘挛或蠕动。舌红，苔少，脉细数。

气虚血瘀　肢体软弱，偏身麻木，手足肿胀，面色淡白，气短乏力，心悸自汗。舌暗，苔白腻，脉细涩。

痰热腑实　口黏痰多，腹胀便秘，午后面红烦热。舌红，苔黄腻或灰黑，脉弦滑大。

2. 中脏腑

主症　突然昏仆、不省人事，或神志恍惚，嗜睡，兼见半身不遂，口角歪斜，舌强失语等。

闭证　神昏，牙关紧闭，口噤不开，两手握固，肢体强痉，面赤气粗，喉中痰鸣，二便不通。脉弦滑而数。

脱证　目合口开，手撒，溺遗，鼻鼾息微，四肢逆冷瘫软，脉象细弱等。如见汗出如油，两颧淡红，脉微欲绝或浮大无根，为真阳外越之危候。

【治疗】

1. 基本治疗

（1）中经络

治法　疏通经络，醒脑调神。取督脉、手厥阴、足太阴经穴为主。

主穴　水沟　内关　极泉　尺泽　委中　三阴交

方义　中风病位在脑，脑为元神之府，水沟为督脉要穴，督脉入络脑，可醒脑开窍、调神导气；心主血脉藏神，内关为心包经络穴，又是八脉交会穴，可调理心神，疏通气血；三阴交为足三阴经的交会穴，可滋补肝脾肾；极泉、尺泽、委中可疏通肢体经络。

配穴　风阳上扰配太冲、太溪；风痰阻络配丰隆、合谷；痰热腑实配曲池、内庭、丰隆；气虚血瘀配气海、血海、足三里；阴虚风动配太溪、风池。口角喝斜配颊车、地仓；上肢不遂配肩髃、曲池、手三里、合谷；下肢不遂配环跳、足三里、阳陵泉、阴陵泉、风市、悬钟、太冲。头晕配风池、完骨、天柱；复视配风池、天柱、睛明、球后；语言謇涩配廉泉、通里、哑门；吞咽困难配廉泉、金津、玉液；足内翻配绝骨、丘墟透照海；足外翻配中封、太溪；足下垂配解溪；便秘配丰隆、支沟；尿失禁、尿潴留配中极、曲骨、关元。

操作　水沟向上方斜刺，用雀啄法，以眼球湿润为度；极泉在原穴下1寸心经上取穴，避开腋动脉、腋毛，直刺进针，用提插泻法，以上肢有麻胀感和抽动为度；内关、尺泽、委中直刺，用提插泻法，使肢体抽动；三阴交用提插补法，沿胫骨内侧缘与皮肤成45°；可用电针。

（2）中脏腑

治法　醒脑开窍，启闭固脱。取督脉、手厥阴经穴为主。

主穴　水沟　百会　内关

配穴　闭证配十二井穴、合谷、太冲；脱证配关元、气海、神阙。

方义　脑为元神之府，督脉入络脑，水沟、百会为督脉穴，可醒脑开窍，调神导气；心主血脉，内关为心包经络穴，可调理心神、疏通气血。

操作　内关、水沟操作方法同前。十二井穴用三棱针点刺出血。关元、气海用大艾炷灸，神阙用隔盐灸，不计壮数，以汗止、脉起、肢温为度。

2. 其他治疗

（1）电针法　选穴同上，疏密波或断续波治疗。

（2）头针法　选顶颞前斜线、顶旁1线及顶旁2线。1.5～2寸针平刺入头皮帽状腱膜下，快速捻转180～200次/分，留针期间反复捻针。

（3）穴位注射法 选四肢穴位2～4个，丹参注射液或复方当归注射液，常规穴位注射。

【按语】

1. 针灸治疗中风疗效较肯定，在治疗期间贯彻"卒中单元"治疗理念。患者应配合中西医结合康复治疗，依据康复评定结果，选择配合运动疗法、作业疗法、物理疗法、语言疗法、吞咽训练和心理疗法的合理运用，可有效提高疗效，帮助患者早日回归家庭和社会。

2. 中风急性期，如伴高热、神昏、心衰、颅内压增高等，应积极采取综合治疗措施。

3. 中风卧床患者应良肢位摆放，注意翻身，预防褥疮发生，并保证呼吸道通畅。

4. 本病应重在预防，对于中风先兆，应加强宣教与防治。

知识链接

1. 古代文献

（1）治风失音不语，穴合谷，各灸三壮……治口歪斜，耳垂下麦粒大，艾灸三壮，左灸右，右灸左……治中风，气塞涎上，不语昏危者，百会、风池、大椎、肩井、曲池、间使、三里等七穴。（《普济方》）

（2）中风半身不遂，先于无病手足针，宜补不宜泻；次针其有病手足，宜泻不宜补。合谷一、手三里二、曲池三、肩井四、环跳五、血海六、阴陵泉七、阳陵泉八、足三里九、绝骨十、昆仑十一。（《玉龙经》）

（3）卒中暴脱，若口开手散，遗尿者，虚极而阳暴脱也。脐下大艾灸之。（《证治准绳》）

（4）中风痰涌，六脉沉伏，昏不知人，声如牵锯，宜于关元、丹田多灸之。（《济生方》）

2. 名家经验

（1）石学敏的醒脑开窍针刺法 石学敏教授认为中风病的主要病机是窍闭神匿，神不导气，立"醒脑开窍"之法。在治疗上以开窍启闭，改善元神之府——大脑的生理机能为主。在处方上以阴经穴为主。主穴：水沟、内关、三阴交。辅穴：极泉、尺泽、委中、合谷。在手法操作上基于中风病"窍闭神匿"病机说和"启闭开窍"针刺法的确立，提出行针施术以"泻"为主。

（2）靳瑞的靳三针疗法 靳瑞教授运用颞三针（耳尖直上2寸入发际为第一针，其前、后各1寸为第二、三针）、四神针（百会穴前后左右各旁开1.5寸）、脑三针（由脑户和两个脑空穴组成）、智三针（由神庭和两个本神穴组成）、舌三针（廉泉上0.5寸为第一针，其左右各旁开1寸为第二、第三针）。配穴则根据临床症状随症加减，如上肢肢体功能障碍选用手三针（曲池、外关、合谷），下肢肢体功能障碍选用足三针（足三里、三阴交、太冲）。

（3）王乐亭的中风十三治 王乐亭提出十三套配穴处方，包括牵正刺法、牵正透法、手足十二针法、纠偏法、十二透刺法、开闭醒神法、回阳固脱法、督脉十三针法、治背俞法、老十针法、治任脉法、治六腑俞法、刺募法。

（4）焦氏头针 由焦顺发于1971年首先提出，以大脑皮层机能定位为理论依据，以针刺为手段治疗各种疾病的头针疗法，临床常用于脑源性疾病的针疗。将各刺激区分为运动区、感觉区、舞蹈震颤控制区、晕听区、言语二区、言语三区、运用区、足运感区、视区、平衡区，通过对刺激区的定位，确定其主治。对中风病治疗有较好临床疗效。

（5）于氏头穴丛刺针法 于致顺教授将头穴治疗区划分为顶区、顶前区、额区、枕区、枕下区、颞区、项区。百会透前顶，与左、右神聪，及再向外左、右各1寸向前透刺，前顶透囟会，其两旁的通天透承光、正营透目窗等方法，对于运动障碍有很好的疗效，脑户透风府、玉枕透天柱，应用于小脑疾病引起的共济失调。

附：假性延髓麻痹

假性延髓麻痹，又称假性球麻痹，由两侧皮质延髓束损害所致。临床表现为延髓所支配的肌肉呈上运动神经元性瘫痪或不完全瘫痪，患者常出现软腭、咽喉、舌肌运动障碍，吞咽、构音、语言、情感障碍等症状。常有下颌反射（+），掌颏反射亢进。严重者往往危及生命。无舌肌萎缩和震颤。脑血管意外、肌萎缩性侧索硬化、梅毒性脑动脉炎等可引起本病。

假性延髓麻痹属于中医学"噎膈""喑痱"等范畴。本病的发生多与饮食不节、情志内伤、年老体衰等因素有关。基本病机是痰浊、瘀血阻滞脑络。

【治疗】

基本治疗

治法 醒脑开窍，活血化痰，通关利窍。取督脉、任脉及手、足少阴经穴为主。

主穴 内关 人中 三阴交 廉泉 风池 翳风 完骨 通里 照海

方义 内关、人中、三阴交醒脑开窍，廉泉、风池、完骨、翳风为近部取穴，可疏通局部气血、通关利窍；通里为心经络穴，照海为足少阴经穴，又为八脉交会穴，两穴相配，可调理心肾之气，疏导气血，善于治疗舌咽疾病。

配穴 吞咽困难配金津、玉液；痰多配丰隆、中脘；强哭强笑配百会、印堂、水沟。

操作 毫针常规针刺。廉泉施以合谷刺法，先向舌根方向刺入1.5～1.8寸，再向左右各刺入1.5～1.8寸，以局部得气为宜；风池、完骨针尖稍向内下方，刺入1～1.5寸，以咽喉部麻胀为宜。

【按语】

1.针刺治疗本病效果较好，但须注意针刺的深度及针尖方向。

2.导致皮质延髓束损伤的原发病稳定并逐渐恢复时，预后良好；如原发病加重和反复发作，则预后不佳。

项目二 眩 晕

案例导入

张某，女，43岁。主诉：头晕、头痛一年半。病史：患者于去年4月洗头发末干即外出，以后自觉头晕、头痛，如重物压顶，有紧箍感，曾到市中心医院就诊，测血压135/70mmHg，脑CT示正常。诊见：神清，舌淡红，苔薄白，脉弦紧。[赵松.马瑞林教授针灸治疗眩晕经验撷要.针灸临床杂志，1994，10（2）：6.]

思考：请明确诊断，分析病因病机，作出中医辨证，并确定针灸治疗方案（包括治法、处方）。

眩晕是以头晕目眩、视物旋转为主要临床表现的病证，又称"头眩""掉眩""冒眩""风眩"等。

本病多见于西医学的梅尼埃病、颈椎病、脑血管病、良性发作性位置性眩晕、椎－基底动脉系统血管病以及贫血、高血压等疾病中。

【病因病机】

眩晕多与忧思恼怒、恣食厚味、劳伤过度、跌仆损伤和气血虚弱等因素有关。基本病机实证多为风、火、痰、瘀扰乱清窍；虚证为髓海不足，气血虚弱，清窍失养。本病病位在脑，与肝、脾、肾关系密切。

【辨证要点】

1. 实证

主症　头晕目眩，视物旋转，泛泛欲吐，头胀耳鸣，如坐车船，飘摇不定，闭目少顷即可复常。

肝阳上亢　面红目赤，头胀耳鸣，烦躁易怒。口苦，舌红苔黄，脉弦数。

痰湿中阻　头重如裹，胸闷纳差，恶心，呕吐痰涎，脘腹痞满。舌淡，苔白腻，脉弦滑。

瘀血阻窍　眩晕头痛，耳聋耳鸣，失眠，心悸，精神不振，面唇紫暗。舌暗有瘀斑，脉涩或细涩。

2. 虚证

主症　头晕目眩，乏力不寐，健忘，甚则昏眩欲仆；或两眼昏花缭乱，视物不明，旋摇不止，难以站立，昏昏欲倒，甚则跌仆。

气血亏虚　目眩，面白或萎黄，神疲乏力，胸痞纳呆。舌淡，苔薄白，脉弱。

肾精不足　眩晕久作不已，兼少寐健忘，耳鸣，腰酸膝软，视力减退，心烦口干，腰酸膝软。舌红少苔，脉弦细。

【治疗】

1. 基本治疗

（1）实证

治法　平肝潜阳，化痰定眩。取督脉和手足厥阴经、足阳明经穴为主。

主穴　百会　风池　太冲　内关　丰隆

方义　眩晕病位在脑，脑为髓之海，督脉入络脑，首选颠顶之百会穴，可清头目、止眩晕；风池为足少阳之穴，能祛风通络，为治眩晕之要穴；太冲是肝之原穴，平肝潜阳而止晕；内关为八脉交会穴，通阴维脉，可宽胸理气，和胃止呕；丰隆健脾除湿，化痰定眩。

配穴　肝阳上亢配行间、侠溪；痰湿中阻配头维、中脘、阴陵泉；瘀血阻窍配膈俞、阿是穴。

操作　针刺风池穴应正确把握进针的方向、角度和深度。其他腧穴常规刺法。

（2）虚证

治法　益气养血，填精定眩。取督脉穴及相应背俞穴为主。

主穴　风池　百会　肝俞　肾俞　足三里

方义　肝俞、肾俞滋补肝肾、益精填髓、培元固本；足三里补益气血、充髓止晕；风池疏调头部气血，补百会可升提气血，二穴配合以充养脑髓而急则治标。

配穴　气血亏虚配气海、脾俞、肾俞；肾精不足配太溪、悬钟、三阴交。

操作　针刺风池穴应正确把握进针的方向、角度和深度。其他腧穴常规刺法。

2. 其他疗法

（1）三棱针法　印堂、太阳、百会、头维。三棱针点刺放血，适用于眩晕实证者。

（2）耳针法　肾上腺、皮质下、枕、脑、神门、额、内耳。毫针刺或压丸法。

（3）头针法　顶中线、枕下旁线。头针常规刺。

（4）穴位注射法　百会、头维、悬钟。用维生素 B_1、维生素 B_{12} 注射液或当归注射液常规穴位注射。

【按语】

1. 针灸治疗本病疗效较好。眩晕急重者治其标，间歇期治其本。

2. 治疗之前应明确诊断，排除器质性疾病。需要时做相关检查，注意与中风、厥证相鉴别。

3. 如高血压性眩晕可配合降压药，颈性眩晕可配合牵引或推拿，良性位置性眩晕应配合耳石复位法。

知识链接

1. 古代文献

（1）强间，治脑眩目运、头痛不可忍、烦心呕吐涎沫、发即无时颈项强、左右不得顾。（《铜人腧穴针灸图经》）

（2）风眩，后顶、玉枕、颔厌。（《针灸资生经》）

（3）眩晕呕吐者，针风府；头眩善呕烦满者取神庭、承光；头旋耳鸣取络却；头晕面赤不欲言，泻攒竹、三里、合谷、风池。（《玉龙经》）

（4）痰厥头晕及头目昏沉，外关、大敦、肝俞、百会。（《针灸大全》）

2. 名家经验

（1）孙申田经验　孙申田教授取百会、情感区、晕听区为主穴。其中百会、情感区要求捻转稍加提插，由徐到疾，捻转速度在 200 转 / 分钟以上，持续 3 ～ 5 分钟。腹二区针刺时，针尖向外以 15° 斜刺入皮下 1.0 ～ 1.5 寸深，以小幅度提插捻转泻法为主。

（2）蒋戈利经验　蒋戈利博士采用三步针罐法，选取整脊穴（印堂上 1 寸）、中渚穴、中平穴、颈夹脊穴（双）、大椎。配穴：肝阳上亢型配太冲（双）、内关（双）；气血亏虚型配百会、足三里（双）；痰湿中阻型配阴陵泉（双）。逐一施以平衡针法、电针颈夹脊穴、刺络拔罐。

项目三　高血压病

案例导入

李某，男，55 岁，干部，2007 年 8 月 29 日初诊。主诉：头晕，恶心呕吐 1 天。现病史：患者 1 天前因情绪波动后，出现头晕，渐至恶心呕吐而来诊。现头晕目眩，恶心呕吐，呕吐物为胃内容物，不能食，食则吐，二便正常，夜寐可，无耳鸣，舌暗苔白腻，脉弦滑。BP：170/95mmHg。［吉学群．张智龙教授针灸治疗高血压病的经验．四川中医，2012，30（7）：8.］

　　思考：请明确诊断，分析病因病机，作出中医辨证，并确定针灸治疗方案（包括治法、处方）。

高血压病是以安静状态下持续性动脉血压增高（收缩压≥140mmHg和/或舒张压≥90mmHg）为主要表现的一种常见的慢性疾病。高血压病临床上可分为原发性和继发性两类，病因不明者称为原发性高血压病；若高血压是某一种明确而独立的疾病所引起者，称为继发性高血压病。如肾实质病变、肾动脉狭窄、嗜铬细胞瘤、原发性醛固酮增多症、主动脉狭窄等疾病。

本病属中医学"头痛""眩晕""肝风"等范畴。

【病因病机】

高血压病的发生常与情志失调、饮食失节、内伤虚损等因素有关。基本病机是肾阴不足，肝阳偏亢，或风、火、痰、瘀扰乱清窍。本病病位在脑，与肝、肾关系密切。

【辨证要点】

主症　常见头痛，头晕，头胀，眼花，耳鸣，心悸，失眠，健忘等。重则出现脑、心、肾、眼底等器质性损害和功能障碍。

肝火亢盛　心烦易怒，面红目赤，口苦。舌红，苔黄，脉弦。

阴虚阳亢　头重脚轻，耳鸣，五心烦热，失眠，健忘。舌红，苔少，脉弦细而数。

痰湿壅盛　头重如蒙，食少脘痞，呕恶痰涎。舌淡，苔白腻，脉弦滑。

气虚血瘀　面色萎黄，心悸怔忡，气短乏力，唇甲青紫。舌紫暗或有瘀点，脉细涩。

阴阳两虚　见面色晦暗，耳鸣，腰腿酸软，夜间多尿，时有浮肿。舌淡或红，苔薄，脉沉细。

【治疗】

1. 基本治疗

治法　平肝潜阳，调和气血。取足厥阴、足少阳经穴为主。

主穴　风池　太冲　百会　合谷　曲池　三阴交

方义　本病病位在脑，风池可疏调头部气机，平肝潜阳；太冲为肝之原穴，可疏肝理气，平降肝阳；百会居于颠顶，并与肝经相通，针之可泻诸阳之气，平降肝火；曲池、合谷清泻阳明，理气降压；三阴交为足三阴经交会穴，可调补肝脾肾，以治其本。

配穴　肝火亢盛配行间、曲泉；阴虚阳亢配肾俞、肝俞；痰湿壅盛配丰隆、中脘；气虚血瘀配足三里、膈俞；阴阳两虚配关元、肾俞。

操作　太冲可向涌泉透刺，以增滋阴潜阳之力；其他腧穴常规刺法；痰湿壅盛、气虚血瘀、阴阳两虚者，百会可加灸。

2. 其他治疗

（1）三棱针法　耳尖、百会、大椎、肝俞、太冲、曲池。点刺出血3～5滴。

（2）耳针法　降压沟、肾上腺、耳尖、交感、神门、心。毫针法、埋针法或压丸法。血压过高还可在降压沟和耳尖点刺出血。

（3）皮肤针法　项后、腰骶部和气管两侧。叩刺以皮肤潮红或微出血为度。

（4）穴位贴敷法　涌泉。吴茱萸适量研细末，醋调成膏贴敷，胶布固定，12～24小时一换。

【按语】

1. 针灸对 I、II 期高血压病有较好的效果，对 III 期高血压可改善症状，但应配合降压药物治疗；高血压危象应慎用针灸；继发性高血压应针对原发病积极治疗。

2. 长期服用降压药物者，针灸治疗时不要突然停药。经治一段时间，待血压降至正常或接近正常，自觉症状明显好转或基本消失后，再逐渐调整药量。

3. 嘱患者避免精神刺激及过度劳累，饮食要清淡、低盐，戒烟酒。

附：低血压

低血压是指血压持续低于 90/60mmHg（老年人低于 100/70mmHg）的病证。低血压分为体质性、体位性和继发性三类，以体质性低血压最为常见。轻则头晕眼花，反应迟钝，精神不振，重则心悸，站立性眩晕，甚则四肢厥冷或昏厥。一般认为与体质瘦弱和遗传有关。

低血压属中医学"眩晕""虚劳"等范畴，其发生常与禀赋不足、久病体虚、服药不当及体位变化等因素有关。基本病机是气血虚弱。本病与心、脾、肾等脏关系密切。

【治疗】

1. 基本治疗

治法　补益气血。取心、脾、肾的背俞穴及足阳明经穴为主。

主穴　心俞　脾俞　肾俞　百会　气海　足三里

方义　心俞、脾俞、肾俞为心、脾、肾的背俞穴，取阴病治阳、从阳引阴之意，可益气养血；百会位于颠顶，属于督脉，入络于脑，可升提阳气；气海位于脐下，为人体一身元气之海，可益气升压；足三里为胃之下合穴，可健脾益胃以化生气血。

配穴　心阳不振配膻中、厥阴俞；中气不足配中脘、胃俞；心肾阳虚配内关、关元；阳气虚脱配神阙、关元。

操作　毫针常规刺，补法，宜灸。心俞不可深刺。神阙、关元用重灸法。

2. 其他治疗

（1）耳针法　心、脾、肾、交感、肾上腺、升压点、神门。压丸法。

（2）皮肤针法　心俞、脾俞、肾俞、百会、气海、足三里。叩刺至局部皮肤潮红为度。

【按语】

1. 针灸对体质性、体位性低血压有较好的疗效。对于继发性低血压，需积极治疗原发病。

2. 患者应积极参加体育锻炼，改善体质，增加营养。

3. 老年低血压患者平时动作不可过快过猛。

知识链接

古代文献

（1）上气不足，脑为之不满，耳为之苦鸣，头为之苦倾，目为之眩……补足外踝下留之。（《灵枢·口问》）

（2）脑为髓之海，其输上在于其盖，下在风府……髓海不足，则脑转耳鸣，胫酸眩冒，目无所见，懈怠安卧。（《灵枢·海论》）

项目四　痴　呆

案例导入

　　刘某，男，68岁，退休工人。患者平素身体健康，3个月前突然出现沉默寡言，记忆力大减，问答迟缓，两手不能握物，双足不知行走，诊断为老年性痴呆症，经治疗月余无效出院。于1993年1月7日来我科就诊，面色晦滞，两目昏暗无光，面部老人斑随处可见，四肢痛觉存在，未见肌肉萎缩，神经反射存在，平素不爱活动，神志淡默，舌质暗红，苔腻，脉弦滑。[杨子江，李淑娥.多针透刺法治疗老年性痴呆症.针灸临床杂志，1995，11（3）：34.]

　　思考：请明确诊断，分析病因病机，作出中医辨证，并确定针灸治疗方案（包括治法、处方）。

　　痴呆是以呆傻愚笨、智能低下、健忘等为主要临床表现的病证，又称"痴证""痴呆"。多发于老年人或儿童。

　　本病见于西医学的老年性痴呆（阿尔茨海默病）、血管性痴呆、路易体痴呆、脑炎后遗症、中毒性脑病、小儿大脑发育不全、脑叶萎缩症、帕金森病、代谢性脑病等疾病中。

【病因病机】

　　痴呆的发生常与先天遗传、年迈体虚、七情内伤、久病耗损、中毒外伤等因素有关。基本病机是髓海不足，神机失用。本病病位在脑，与心、肝、脾、肾关系密切。

【辨证要点】

　　主症　呆傻愚笨。轻者出现神情淡漠，寡言少语，善忘迟钝等症；重者出现神情呆滞，语言颠倒，思维异常，行为怪癖，智力衰退甚至呆傻等症。

　　髓海不足　头晕耳鸣，怠惰思卧，腰酸骨软，智能下降，神情呆滞愚笨，或半身不遂，肢体不用，步履艰难，语言謇涩，齿枯发落，骨软萎弱。舌淡红，体瘦，脉沉细迟弱。

　　脾肾两虚　行为表情失常，终日寡语，步态不稳，面色淡白，气短乏力。舌淡，苔白，脉细弱无力。

　　痰浊蒙窍　行动迟缓，或终日寡语，或忽笑忽歌，喜怒无常，倦怠思卧，不思饮食，脘腹胀满，口多涎沫，头重如裹。舌淡，体胖嫩有齿痕，苔白腻，脉濡滑。

　　瘀血内阻　言词颠倒或无语，善忘易惊恐，思维异常，行为怪异，口干不欲饮，或肢体麻木不遂，肌肤甲错，皮肤晦暗。舌紫暗或有瘀点瘀斑，脉细涩。

　　由于病程较长，病情顽固，需注意虚实夹杂的证型。

【治疗】

1.基本治疗

　　治法　补肾填精、健脑益智。取头部及督脉穴为主。

　　主穴　百会　四神聪　风府　印堂　内关　太溪　悬钟　足三里

　　方义　本病病位在脑，"脑为髓之海"，百会、四神聪、风府、印堂均位于头部，通过督脉入络脑，乃局部取穴，以醒脑宁神；心包经络穴内关，与四神聪相配，能醒脑调神；肾主骨生髓，补肾即为生髓，太溪可补肾养髓，悬钟为髓之会，补之亦可补养脑髓，髓海得充，可健脑益智；足三里补益后天、化生气血以助生髓之源。诸穴合用共奏益肾补髓、调神健脑之效。

配穴　髓海不足配肝俞、肾俞、三阴交；脾肾两虚配脾俞、气海、膈俞；痰浊蒙窍配丰隆、中脘；瘀血内阻配膈俞、委中。

操作　毫针常规针刺。四神聪刺向百会穴；百会针后加灸（重灸20分钟以上），使患者感到艾灸热力达到颅内和穴位深层。每天或隔天治疗1次。

2. 其他治疗

（1）头针法　顶中线、额中线、颞前线、颞后线，毫针强刺激；还可配合电针，连续波的密波中强度刺激。

（2）耳针法　心、肝、肾、枕、脑点、神门、肾上腺，毫针浅刺、轻刺，也可用压丸法。

【按语】

1. 西医学认为痴呆与神经递质、受体、神经肽有关，实验表明针灸可调节神经递质和神经肽，能控制和延缓疾病的进展。

2. 针灸治疗本病以早期效果较好。有明确病因者，在针灸治疗的同时应积极治疗原发病。

3. 治疗本病时，与郁证、癫证相鉴别。

4. 戒酒，少用安眠镇静的药物。

知识链接

1. 古代文献

呆痴，神门、少商、涌泉、心俞……失志痴呆，神门、鬼眼、百会、鸠尾。（《针灸大成》）

2. 名家经验

（1）经颅重复针刺法　此法为孙申田教授经验。取穴：毒热蒙闭清窍者主穴百会、情感区、印堂、腹一区；血管性痴呆主穴运动区、情感区、大钟；血亏气弱者主穴运动区、足运感区、情感区。操作：运动区、情感区、百会、足运感区运用经颅重复针刺法，手法捻转速度200转/分钟以上，连续3～5分钟，手法以后，嘱患者自己站立、行走。腹一区平刺，血管性痴呆施以补法，其余两证平补平泻，刺激强度以患者耐受为度。电针连续波刺激20分钟。每日1次，每次40分钟，4周为1个疗程。头针8小时以上长留针。

（2）"益气调血，扶本培原"针法治疗老年性痴呆　韩景献教授认为三焦气化失司是老年痴呆的关键病机，提出了"益气调血，扶本培元"的针法，重视调理三焦之气，在治疗老年性痴呆上取得良好效果。穴位组方以膻中、中脘、气海分别调理上、中、下三焦，配以外关通调三焦，佐以足三里补益后天，血海调血和血。

（3）嗅三针　嗅三针是刘智斌教授创立，他认为嗅三针能够通过嗅觉通路改善大脑海马区神经递质的活性，显著改善了乙酰胆碱的代谢速率，从而改善老年性痴呆症状。定位：在双侧迎香穴进针向内上方透刺至鼻唇沟起点处，第三针从印堂上1寸进针向鼻根处透刺。操作：与皮肤成30°角进针，须有流泪和鼻腔酸等得气感，留针1小时，每10分钟行针1次。每日1次，每天上午治疗，连续治疗5天，休息2天为1疗程，共治10个疗程。

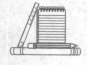

项目五 面 瘫

案例导入

　　舟某，男，54岁。左侧口眼歪斜5天。患者因沐浴后汗出较多，室外乘凉，入睡前自觉左耳有不适感。次日晨起左耳后跳痛，左口角麻木，漱口流涎，至中午左侧闭目露睛，左侧额纹及鼻唇沟消失，鼓腮漏气。曾予中药及维生素B_1、B_{12}注射液肌肉注射，症状无变化。（石学敏.针灸临证集验.天津：天津科学技术出版社，1990.）

　　思考：请明确诊断，分析病因病机，作出中医辨证，并确定针灸治疗方案（包括治法、处方）。

　　面瘫是以口、眼歪斜为主要表现的病证，又称"口眼㖞斜"。本病可发生于任何年龄，无明显的季节性，发病急，多为单侧性，偶见双侧。

　　本病多见于西医学的周围性面神经麻痹，最常见于贝尔麻痹，患侧出现疱疹的称亨特综合征。

【病因病机】

　　面瘫多与情志刺激、劳作过度、外伤、正气不足、风寒或风热乘虚而入等因素有关。基本病机是气血痹阻，经筋失调。本病病位在面部经筋，与太阳、阳明经筋相关。

【辨证要点】

　　主症 以口眼歪斜为主要特点。

　　本病常急性发作，突然出现一侧面部肌肉板滞、麻木、瘫痪，额纹消失，眼裂变大，露睛流泪，鼻唇沟变浅，口角下垂歪向健侧；病侧不能皱眉、蹙额、闭目、耸鼻、露齿、鼓颊；部分患者初起时有耳后疼痛，还可出现患侧舌前2/3味觉减退或消失、听觉过敏等症。病程日久，面瘫如不恢复或不完全恢复时，常可产生面肌挛缩、面肌痉挛或联带运动、鳄鱼泪症候群，形成"倒错"现象等面瘫后遗症。

　　风寒外袭 见于发病初期，面部有受凉史。舌淡，苔薄白，脉浮紧。

　　风热侵袭 见于发病初期，多继发于感冒发热。舌红，苔薄黄，脉浮数。

　　肝胆湿热 见于发病初期，患侧耳后痛、耳郭疱疹、侧头痛、口苦、急躁易怒等。舌红，苔黄腻，脉滑数。

　　气滞血瘀 见于发病初、中期及恢复期，部分患者有外伤史。舌紫暗或有瘀点，脉细涩。

　　气血不足 多见于恢复期或病程较长的患者，兼见肢体困倦无力、面色淡白、头晕等症。舌淡，苔薄，脉细弱。

【治疗】

1.基本治疗

　　治法 祛风通络，疏调经筋。取面部穴位和手足阳明经穴为主。

　　主穴 攒竹 阳白 四白 颧髎 颊车 地仓 翳风 合谷 太冲

　　方义 面瘫为面部经筋失养所致，面部诸穴可疏通局部经筋气血，活血通络。"面口合谷收"，合谷为循经远端取穴，可祛除阳明、太阳经筋之邪气，祛风通络。太冲为肝之原穴，肝经循行"上出额","下颊里，环唇内"，与合谷相配，具有加强疏调面颊部经气作用。

配穴　风寒外袭配风池；风热侵袭配曲池；肝胆湿热配阳陵泉、阴陵泉；气滞血瘀配膈俞；气血不足配足三里、气海；抬眉困难配攒竹；鼻唇沟变浅配迎香；人中沟歪斜配水沟；颏唇沟歪斜配承浆；味觉减退配廉泉、足三里；听觉过敏配听宫、中渚。

操作　面部腧穴均行平补平泻法，根据辨证可加灸法；在急性期，面部穴位手法宜轻，取穴宜少。肢体远端的腧穴行泻法且手法宜重；在恢复期，合谷、太冲行平补平泻法，足三里行补法。

2. 其他治疗

（1）电针法　取地仓、颊车、阳白、攒竹、颧髎、迎香等穴，针刺得气后，选断续波，强度以患者自觉舒适为度，面部肌肉微见颤动为宜。

（2）刺络拔罐法　取翳风、阳白、太阳、牵正、颧髎、地仓、颊车，用皮肤针叩刺或三棱针点刺出血后加拔火罐。

（3）皮肤针法　取阳白、颧髎、地仓、颊车等穴，叩刺以局部潮红为度。适用于恢复期。

（4）穴位贴敷法　取太阳、阳白、颧髎、地仓、颊车。将马钱子1～2分锉成粉末，撒于胶布上，然后贴于穴位处，5～7日换药1次；或用蓖麻仁捣烂加麝香少许，取绿豆粒大一团，贴敷穴位上，每隔3～5日更换1次；或用白附子研细末，加冰片少许做面饼，贴敷穴位。每日1次。

【按语】

1. 针灸治疗面瘫具有良好疗效，是目前治疗本病安全有效的首选方法。急性期面瘫采用中西医结合治疗，抗病毒，改善神经水肿情况。

2. 注意与中枢性面瘫相鉴别。

3. 周围性面瘫的预后与面神经的损伤位置和损伤程度密切相关。损伤位置越低，伴随症状越少，预后越好。由无菌性炎症导致的面瘫预后较好，而由病毒导致的面瘫（如亨特面瘫）预后较差。若3个月至半年内不能恢复，多留有后遗症。

4. 可配合面部功能锻炼：抬眉、皱眉、挤眼、耸鼻、示齿、努嘴、鼓腮，每日2～3遍，每个动作10～20次。可自我按摩：用力应轻柔、适度、持续，每日早晚各进行一次为宜。TDP神灯可照射面部与耳后每天一次，每次30分钟。

5. 避免风寒，必要时应戴口罩、围巾。眼部感染可用眼罩护眼及每日点眼药水2～3次，以预防感染。

6. 面瘫病变初期，病邪初入肌肤，邪气在表，正虚邪实，宜扶正祛邪，取穴宜少，针刺应浅，手法宜轻，留针时间宜短；发展期邪气盛，风寒之邪中经络，邪气入里，正邪相搏，针刺以泻法为主，引邪外出；恢复期邪气已衰，正气亦虚，正虚邪恋，多用透刺法，激发经络之气，促进气血运行。

知识链接

古代文献

（1）卒口僻……治在燔针劫刺，以知为数，以痛为输。（《灵枢·经筋》）

（2）口僻不正，翳风主之。（《针灸甲乙经》）

（3）中风口眼㖞斜，听会、颊车、地仓。凡㖞向左者，宜灸右；向右者，宜灸左。各㖞陷中二七壮，艾炷如麦粒大，频频灸之，取尽风气，口眼正为度。（《针灸大成》）

（4）客主人，治偏风口歪斜。（《铜人腧穴针灸图经》）

项目六　面肌痉挛

案例导入

　　患者，女，78岁，2005年10月8日就诊。患者14年前因过度劳累出现右下眼睑处不自主跳动，并逐渐扩展到右侧嘴角，跳动次数由每天2～3次渐增加至每隔几秒钟1次。曾间断于中西医眼科及西医神经科门诊治疗，症状无明显改善，多方打听后遂到陈教授门诊就诊。症见面色苍白，右下眼睑及嘴角频繁不自主跳动，爪甲不荣，入睡困难，纳差，大便溏，日两次，小便调。检查见患者表情痛苦，右下眼睑及嘴角频繁不自主跳动，局部感觉正常，睁眼时右眼裂比左眼裂小约5毫米，舌质淡，苔薄白，脉细。

　　[罗秀英，钟平．陈全新针灸治疗面肌痉挛经验．上海针灸杂志，2008，27（9）：1．]

　　思考：请明确诊断，分析病因病机，作出中医辨证，并确定针灸治疗方案（包括治法、处方）。

　　面肌痉挛是以阵发性，不规则的一侧面部肌肉不自主抽搐为主要临床表现的疾病。发病多在中年以后，女性较多。常见无明确原因的原发性病例，也可以是特发性面神经麻痹的暂时性或永久性后遗症。本病属中医学"面风""筋惕肉𥆧"等范畴。

　　本病以神经炎症、神经血管压迫等神经损伤为主要病因，确切机制尚不清楚。诱发因素有精神紧张、劳累过度等。

【病因病机】

　　本病常与外邪侵入、正气不足等因素有关。基本病机是外邪阻滞，壅遏筋脉或虚风内动。本病病位主要在面部经筋。

【辨证要点】

　　主症　一侧面部肌肉阵发性抽搐。

　　初起多为眼轮匝肌阵发性痉挛，逐渐扩散到同侧面部、眼睑和口角，痉挛范围不超过面神经支配区，入睡后停止。少数患者阵发性痉挛发作时，面部轻微疼痛。晚期可出现肌无力、肌萎缩和肌瘫痪。

　　风寒外袭　见于发病初期，面部有受凉史。舌淡，苔薄白，脉浮紧。

　　风热侵袭　见于发病初期，咽痛，口干。舌红，苔薄黄，脉浮数。

　　阴虚风动　心烦失眠，口干咽燥。舌红，少苔，脉细数。

　　气血不足　头晕目眩，神疲肢倦，食欲不振。舌淡，苔薄白，脉沉缓。

【治疗】

1. 基本治疗

　　治法　舒筋通络，息风止搐。取面部穴为主，配合循经远端取穴。

　　主穴　翳风　攒竹　风池　颧髎　太阳　合谷　太冲

　　方义　风胜则动，故近取翳风、攒竹、风池、颧髎、太阳息风止搐；合谷为大肠之原穴，"面口合谷收"，太冲为肝之原穴，肝经从目系下颊里，环唇内，两穴相配，能柔肝缓急，舒筋通络。

　　配穴　风寒外袭配外关；风热侵袭配曲池；阴虚风动配太溪、三阴交；气血不足加足三里、血海。

操作　先刺太冲、合谷，重刺行泻法，足三里可用温针灸，余穴常规针刺，面部穴位少捻针多留针。

2. 其他疗法

（1）皮内针法　取局部阿是穴，将揿针埋入，胶布固定。3～5日后更换穴位。

（2）三棱针法　取颧髎、太阳、颊车，点刺后行闪罐。

（3）耳针法　取神门、眼、面颊、肝、交感、皮质下，毫针刺法，或压丸法。

（4）穴位注射法　选患侧翳风，选用丹参注射液，常规穴位注射。

【按语】

1. 针灸治疗面肌痉挛可缓解症状，减少发作次数和程度；对于重症面肌痉挛需要手术治疗。

2. 治疗期间，患者应保持心情舒畅，防止精神紧张及急躁。

项目七　贫　血

案例导入

患者，男，46岁。于2006年5月开始出现面色苍白，全身出现米粒大的出血瘀斑，牙龈出血，并进行性加重。在某大医院骨髓检查诊断为再生障碍性贫血，给予司坦唑醇、利血生、士的宁等药物治疗3个月，先后输血6500mL，病情未见好转。同年9月来我院诊治。体温38.1℃，脉搏102次/分，呼吸26次/分，血压12.59/7.4kPa。发育正常，贫血貌，神志清楚，皮肤及黏膜苍白，全身有分布不均的出血点，周身浅表淋巴结未触及，胸骨无压痛，心肺无异常，肝脾未触及。大腿内侧有一已穿破溃疡，局部红肿。实验室检查：血红蛋白25g/L，白细胞3.1×10^9/L，中性0.41，淋巴0.56，单核0.21，血小板19×10^9/L。[赵桂香，张泓.针灸治疗再生障碍性贫血疗效观察.中国民康医学，2009，21（18）：2235.]

思考：请明确诊断，分析病因病机，作出中医辨证，并确定针灸治疗方案（包括治法、处方）。

贫血是指周围血液单位容积内红细胞数、血红蛋白量及/或血细胞比容低于正常状态的疾病。一般以血红蛋白低于正常参考值95%下限作为诊断标准（成年男性血红蛋白＜120g/L，成年女性血红蛋白＜110g/L，妊娠妇女血红蛋白＜100g/L）。根据红细胞形态特点，将贫血分为大细胞性贫血、正常细胞性贫血和小细胞性贫血三类。临床上常见的贫血有营养不良性贫血、缺铁性贫血、溶血性贫血、再生障碍性贫血等。

贫血属中医学"血虚""眩晕""虚劳""黄胖病"等范畴。

【病因病机】

贫血的发生常与素体虚弱、饮食所伤、失血过多等因素有关。基本病机为气血亏虚，机体失养。本病与脾、胃、心、肾等脏腑关系密切。

【辨证要点】

主症　面色苍白，疲乏无力，头晕眼花，心悸气短，食欲不振。

脾胃虚弱　少气懒言，腹胀便溏。舌淡，苔薄腻，脉细弱。

心脾两虚　心悸健忘，纳少便溏，失眠多梦。舌胖而淡，脉濡细。

脾肾阳虚　面浮黄胖，畏寒肢冷，腰膝酸软，遗精阳痿。舌胖大而淡，苔薄白，脉沉细。

肾阴亏虚　头晕目眩，腰膝酸软，低热盗汗，五心烦热。舌红，苔少，脉细数。

【治疗】

1. 基本治疗

治法　健脾益胃，调养气血。取心、脾、肾的背俞穴及足阳明经穴为主。

主穴　脾俞　心俞　肾俞　膈俞　足三里　气海　血海

方义　贫血病本为气血亏虚，脾胃为后天之本，"饮食入胃，中焦受气取汁，变化而赤是为血"，故取脾之背俞穴脾俞、胃之下合穴足三里、善补元气的气海，三者相配，以健脾益胃，气血双补；肾主藏精，精血同源，故取肾俞补益精血；心主血脉，心俞为心之背俞穴，膈俞为血会，血海位于足太阴脾经，三穴合用，能调养一身之气血。

配穴　脾胃虚弱配中脘、胃俞；心脾两虚配三阴交、内关；脾肾阳虚配关元、命门；肾阴亏虚配太溪、复溜。月经过多或崩漏不止配地机、隐白。

操作　毫针常规刺，除肾阴亏虚外均可加灸。背部腧穴应当注意针刺深度，以免伤及内脏。

2. 其他治疗

（1）耳针法　皮质下、脾、胃、心、肾、膈、内分泌、肾上腺，毫针刺法或压丸法。

（2）穴位注射法　血海、膈俞、脾俞、足三里，用当归注射液或黄芪注射液，常规穴位注射。

（3）穴位埋线　取血海、肾俞、脾俞、肝俞，用羊肠线埋藏，2周1次。

【按语】

1. 针灸对贫血有较好的改善作用。临床必须首先明确病因，在针灸治疗的同时积极采取对因治疗。

2. 贫血患者要做到饮食营养均衡，生活起居规律，劳逸适度，不过食肥甘厚腻辛辣之品以防伤及脾胃。

知识链接

古代文献

（1）虚劳吐血，灸胃管（脘）三百壮。(《千金翼方》)

（2）凡饮食不思，心腹膨胀，面色萎黄，世谓之脾胃病者，宜灸中脘。(《针灸资生经》)

附：白细胞减少症

白细胞减少症是指外周血液中白细胞数持续低于 $4×10^9/L$ 的疾病。一般轻度减少者临床上不出现特殊症状，多表现为原发病症状；中度和重度减少者易发生感染和出现疲乏无力、头晕、食欲减退等非特异症状。

白细胞减少症的病因有原发性和继发性两种，后者主要由某些药物、理化因素、某些病原微生物的感染、造血系统疾病及免疫系统疾病等所致。

白细胞减少症属中医"虚劳""虚损"等范畴，其发生常与禀赋不足、脾胃虚弱等因素有关。基本病机是脾肾亏虚，精血不足。本病病位在脾、肾。

【治疗】

1. 基本治疗

治法　健脾益气，温肾固本。取任脉、督脉穴和脾、肾的背俞穴为主。

主穴　气海　大椎　脾俞　肾俞　膏肓　足三里

方义　本病以虚为本，故取气海、大椎补气通阳；脾俞、肾俞穴为脾、肾之背俞穴，可健运脾土、温补肾阳；膏肓、足三里可益气补虚。

配穴　脾胃虚弱配中脘、胃俞；脾肾阳虚配关元、命门。

操作　毫针常规刺，温针灸或穴位悬灸。

2. 其他治疗

（1）灸法　膏肓、神阙、气海、关元、脾俞、肾俞、足三里，1～2日灸1次。

（2）耳针法　脾、胃、肾、内分泌、皮质下，毫针刺法或压丸法。

（3）穴位注射法　足三里、血海，选用当归注射液或参麦注射液、黄芪注射液等常规穴位注射。

【按语】

1. 近年来，针灸治疗白细胞减少症的文献报道较多，针灸对原发性白细胞减少症的疗效优于继发性。针灸的同时应注意治疗原发病。

2. 有研究认为，艾灸的升白细胞作用明显优于针刺，这可能与艾灸调节免疫功能的作用较强有关。

项目八　痹　证

案例导入

姚某，男，39岁。患者自述两膝关节疼痛肿胀，不断加重已近月余，坐卧均痛，屈伸不利，步履艰难，夜不能寐，甚则不敢站立。近2日来，两手腕关节及腰部均有痛感。（品如图.针灸学简编.第2版.北京：人民卫生出版社，1980.）

思考：请明确诊断，分析病因病机，作出中医辨证，并确定针灸治疗方案（包括治法、处方）。

痹证是以肢体肌肉、筋骨、关节酸痛、麻木、重着、屈伸不利，甚或关节肿大、灼热等为主症的一类病证，多发于中老年人，或寒冷、潮湿地区人群。

本病多见于西医学风湿性关节炎、类风湿关节炎、骨性关节炎等疾病。

【病因病机】

痹证多与感受风、寒、湿、热等外邪及素体虚弱、正气不足有关。基本病机是经络不通、气血痹阻。本病病位在经脉，累及肌肉、筋骨、关节，与肝、脾、肾关系密切。

【辨证要点】

主症　关节、肌肉疼痛。

行痹（风痹）　疼痛游走不定，时见恶风发热。舌淡、苔薄白，脉浮。

痛痹（寒痹）　痛剧，痛有定处，遇寒痛增，得热痛减，夜重昼轻，痛处不红，触之不热。

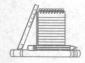

舌质淡，苔白滑，脉弦紧。

着痹（湿痹）　肢体关节重着酸痛，重着不移，下肢尤甚，或有肿胀，肌肤不仁，阴雨天加重或发作。舌淡体胖，苔白腻，脉濡缓。

热痹　起病急骤，局部红肿灼热，痛不可触，得冷稍舒，可累及多个关节，多有发热恶风，多汗，心烦口渴。舌红，苔黄，脉滑数。

虚痹　病程日久，反复不愈，关节疼痛，时轻时重，或见关节肿大，僵硬畸形，面黄无华，心悸自汗，头晕乏力。舌淡，苔薄白，脉濡。

【治疗】

1. 基本治疗

治法　通经活络，行气止痛；取局部腧穴为主，配合循经远端取穴及辨证选穴。

主穴　肩部：阿是穴　肩髃　肩髎　肩贞　臑俞

　　　肘部：阿是穴　曲池　天井　尺泽　少海

　　　腕部：阿是穴　阳池　外关　阳溪　腕骨

　　　脊背：阿是穴　大杼　夹脊　身柱　腰阳关

　　　髀部：阿是穴　环跳　居髎　秩边　髀关

　　　股部：阿是穴　秩边　承扶　风市　阳陵泉

　　　膝部：阿是穴　膝眼　梁丘　血海　阳陵泉

　　　踝部：阿是穴　申脉　照海　昆仑　丘墟

方义　病痛局部取穴及循经选穴可疏通经络气血，使营卫调和而风寒湿热诸邪无所依附，经络通畅，气血条达，痹痛得除。

配穴　行痹配膈俞、血海；痛痹配肾俞、关元；着痹配阴陵泉、足三里；热痹配大椎、曲池；虚痹配足三里、三阴交、脾俞。另外，可根据痹痛部位，循经远端取穴，疼痛剧烈时取相应经脉郄穴。

操作　毫针常规针刺；病在筋骨可深刺，可配合电针；寒、湿痹加灸；热痹大椎、曲池可刺络放血，局部腧穴可加拔罐。

2. 其他治疗

（1）皮肤针法　用皮肤针重叩背脊两侧和关节病痛部位，使出血少许并拔罐。

（2）穴位注射法　采用当归、丹皮酚、威灵仙等注射液，常规穴位注射。

【按语】

1. 针刺治疗痹证有较好的效果，对风湿性关节炎疗效尤佳。类风湿关节炎属于顽痹范畴，故非一时能获效。应注意排除骨结核、肿瘤，以免延误病情。

2. 风湿热的急性期需应用药物控制病情，以免心脏出现严重损伤。

3. 患者平时应注意关节的保暖，避免风寒湿邪的侵袭。

4. 临床需要与痿证鉴别。

5. 病变相关部位的骨关节 X 线、CT、抗溶血性链球菌 "O"、红细胞沉降率、C 反应蛋白等检查有助于本病的诊断。

知识链接

古代文献

（1）故刺痹者，必先切循其下之六经，视其虚实，及大络之血结而不通，及虚而脉

陷空者而调之，熨而通之。其瘀坚，转引而行之。(《灵枢·周痹》)

（2）飞扬治历节风，足趾不得屈伸，头目眩，逆气。(《针灸资生经》)

（3）四肢风痛，曲池、风市、外关、阳陵泉、三阴交、手三里。(《针灸大成》)

（4）臂腕五指疼痛，腕骨、支正……五痹，曲池、外关、合谷、中渚、膏肓、肩井、肩髃……上中下三部痹痛，足三里……风膝肿痛，足三里、阳陵泉、阴陵泉、太冲、昆仑。(《神灸经纶》)

项目九　痿　证

案例导入

张某，男，19 岁。四肢瘫痪 18 小时。1981 年 12 月 31 日锻炼汗出较多，自觉头部发紧，周身疲乏，翌晨觉四肢无力。1982 年 1 月 2 日病情发展，出现四肢瘫痪，自觉憋气。3 日来我院住院治疗。查：四肢呈完全性瘫，肌张力减弱，肌容量正常，深浅感觉无变化，四肢腱反射消失，未引出病理反射，舌暗苔白腻，脉细数。(石学敏. 针灸临证集验. 天津：天津科学技术出版社，1990.)

思考：请明确诊断，分析病因病机，作出中医辨证，并确定针灸治疗方案（包括治法、处方）。

痿证是以肢体软弱无力，筋脉弛缓，甚则肌肉萎缩或瘫痪为主症的一类病证。又称"痿躄"。"痿"指肢体痿弱不用，"躄"为下肢软弱无力。

本病可见于西医学的多种疾病，如急性感染性多发性神经根神经炎、脊髓病变、运动神经元病、进行性肌营养不良及周围神经损伤、重症肌无力等疾病。

【病因病机】

痿证多与外邪侵袭（湿热毒邪）、饮食不节、久病房劳、跌打损伤、药物损伤等因素有关。基本病机是气血阻滞或气血阴精亏耗，筋脉肌肉失养。本病病位在筋脉肌肉，与五脏虚损关系密切。

【辨证要点】

主症　肢体经筋弛缓，软弱无力，甚则肌肉萎缩或瘫痪。

肺热津伤　发热多汗，热退后突然出现肢体软弱无力，皮肤干燥，心烦口渴，呛咳咽燥，便干，尿短黄。舌红，苔黄，脉细数。

湿热浸淫　肢体逐渐痿软无力，下肢为重，麻木不仁，或发热，小便赤涩热痛。舌红，苔黄腻，脉濡数。

瘀阻脉络　四肢痿软，麻木不仁，肌肤甲错，肌肉瘦削，四肢青筋显露，时有拘挛疼痛感。舌质紫暗或有瘀点、瘀斑，脉细涩。

脾胃虚弱　起病缓慢，渐见下肢痿软无力，时好时差，甚则肌肉萎缩，神倦，气短自汗，食少便溏，面色少华。舌淡或有齿痕，苔白腻，脉细缓。

肝肾亏虚　起病缓慢或病久肢体痿软不用，肌肉萎缩，形瘦骨立，腰膝酸软，头晕耳鸣，

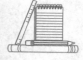

或二便失禁。舌红绛，少苔，脉沉细数。

【治疗】

1. 基本治疗

治法　调和气血，濡养筋肉。取手、足阳明经穴和相应夹脊穴为主。

主穴　上肢：肩髃　手三里　曲池　合谷　颈、胸夹脊

　　　　下肢：髀关　伏兔　足三里　阳陵泉　三阴交　腰夹脊

方义　阳明经多血多气，选上、下肢阳明经穴位，可疏通经络，调理气血，应"治痿独取阳明"之意。夹脊穴为督脉之旁络，又与膀胱经第1侧线的脏腑背俞相通，可调脏腑阴阳，行气血。三阴交健脾益肝肾，濡养筋脉，达强筋健骨目的。筋会阳陵泉，可疏调经筋。

配穴　肺热津伤配鱼际、尺泽；湿热浸淫配阴陵泉、大椎；脾胃虚弱配脾俞、胃俞；肝肾亏损配肾俞、肝俞；瘀阻脉络配膈俞、血海；上肢肌肉萎缩配手阳明经排刺；下肢肌肉萎缩配足阳明经排刺。

操作　毫针常规针刺，夹脊穴向脊柱方向斜刺；可用电针、刺络拔罐法。

2. 其他治疗

（1）电针法　在瘫痪肌肉处选取穴位2～3组，针刺后接电针，疏密波或断续波中度刺激，以患者能耐受且患肢出现规律性收缩为度，每日1次。

（2）灸法　取神阙、中脘、关元、气海、足三里，每次2～3穴，重灸。

（3）穴位注射法　取肩髃、曲池、合谷、足三里、阳陵泉、三阴交，黄芪注射液、维生素B_1注射液、神经节苷脂注射液等注射。

【按语】

1. 针灸治疗多种原因引起的痿证可有不同程度的疗效，但因本证疗程通常较长，需耐心施治；配合药物、推拿及肢体功能锻炼、康复训练等，疗效更佳。

2. 由于痿证涉及的疾病较多，需明确其病因和病位以正确诊断，进行必要的检查。

3. 卧床患者应保持四肢功能位，还应采取适当活动体位等措施，以免发生足下垂或内翻，必要时可用护理支具或夹板托扶；避免发生褥疮。

知识链接

1. 古代文献

（1）悬钟、环跳、华佗，刺蹙足而立行。（《标幽赋》）

（2）痿躄，环跳、中渎、足三里；足不能行，三里、三阴交、复溜、行间。（《针灸逢源》）

2. 名家经验

（1）通经接气法　郑魁山教授对中风后肢体偏瘫、萎软等，病在上肢，取风池、大椎、大杼、肩髃、曲池、外关、合谷、后溪等，病在下肢，取肾俞、关元俞、环跳、风市、阳陵泉、足三里、悬钟、足临泣等。治疗时按顺序由上而下依次针刺，用温针法，施以补泻手法，守气1～3分钟，针后缓慢出针，按压针孔，使热感传导至肢体远端，起到活血通脉、恢复肢体运动功能的作用，称之为通经接气法。

（2）夹脊电针法　此法为孙申田教授治疗痿证（格林－巴利综合征）经验。主穴：运动区、情感区、翳风、胸1～12夹脊穴；配穴：太阳、四白、迎香、地仓、廉泉、肩髃、曲池、手三里、外关、合谷、中渚、伏兔、梁丘、阳陵泉、足三里、阴陵泉、

悬钟、丘墟。操作：运动区、情感区手法要求捻转稍加提插，由徐到疾，捻转速度在200转／分钟以上，连续3～5分钟。翳风穴针刺时，针尖朝向喉咙方向刺入1.5寸深。胸1～12夹脊穴针尖向脊柱方向45°斜刺入腧穴，达1.5寸深。以上各腧穴均以得气为度，不提插捻转。其余腧穴常规针刺，施以补法。诸穴得气后使用电针仪，连续波刺激20分钟，强度以患者耐受为宜。每日1次，每次40分钟，2周为1个疗程。

（3）补气升提法　此法为孙申田教授治疗痿证（重症肌无力）经验。主穴：百会、神庭、膻中、关元、气海；配穴：完骨、攒竹、丝竹空、太阳、四白、外关、足三里、三阴交、太冲、腹二区。操作：百会、神庭手法要求捻转稍加提插，由徐到疾，捻转速度在200转／分钟以上，捻转持续3～5分钟。膻中穴逆任脉循行方向，平刺，行捻转补法，勿提插伤及心脏。关元、气海穴直刺入1.0～1.5寸，施以补法，刺激强度以患者耐受为度。腹二区针刺时，斜刺1.0～1.5寸深，以小幅度提插捻转泻法为主。其余腧穴常规针刺，施以补法，诸穴得气后使用电针仪，连续波刺激20分钟，强度以患者耐受为宜。每日1次，每次40分钟，2周为1个疗程。

附：重症肌无力

重症肌无力是一种神经－肌肉接头处发生传递功能障碍的慢性疾病，临床表现为全身或部分骨骼肌极易疲劳，经休息或用抗胆碱酯酶药物后症状减轻或消失。主症：眼睑下垂，晨轻暮重，肢体软弱无力，形体消瘦。临床症状可以突然发生或起病隐渐，几乎所有的骨骼肌均可受累，而心肌和平滑肌不受损害。大多数患者在20～40岁发病，但本病也有迟至80岁始发病者。

属于中医痿证范畴。基本病机是脾胃气虚，气血运化无源，肌肉失养。本病病位在脾、胃，与肝、肾有关。

【治疗】

1. 基本治疗

治法　补益气血，活血通络。取局部腧穴和手、足阳明经穴和相应背俞穴为主。

主穴　足三里　三阴交　中脘　脾俞　肝俞　肾俞　阳陵泉　悬钟

方义　脾在体合肉，主四肢运动，运化脾气布达全身，是治疗的重点。脾俞为脾经经气转输之处，补之以健脾益气；胃募中脘与胃经合穴足三里，施以针补或艾灸，可使脾阳得伸，运化有权；三阴交健脾益肝肾，濡养筋脉，达强筋健骨目的；取肝俞、肾俞，以调补二脏精气；肝主筋，故取筋会阳陵泉；肾主骨、生髓，故取髓会悬钟。

配穴　眼肌无力，表现为眼睑下垂、斜视、复视者，配阳白、攒竹、瞳子髎、丝竹空；说话声音嘶哑、低微、饮水呛咳者，配廉泉、人迎、扶突；下颌下垂、无力闭合者，配下关、颊车；呼吸困难、咳嗽无力者，配身柱、肺俞、大椎、大包或灸脑户；颈部软弱、头向前倾者，配天柱、大杼、大椎；肢体无力者，配肩髃、曲池、合谷、髀关、伏兔、足三里、三阴交。

操作　进针得气后，施以毫针补泻手法，每日或隔日1次。

2. 其他治疗

（1）耳针法　脾、交感、神门、脑、肝、内分泌、肾，毫针刺或压丸。

（2）皮肤针法　肺、胃、肝、肾等背俞穴和足阳明经线，用皮肤针轻叩。

【按语】

1.重症肌无力是一种较为常见而难治的疾患。目前多认为与自身免疫有关，西医多采用抗胆碱酯酶药物，如新斯的明、安贝氯铵等治疗，对部分病例有效。免疫抑制剂不良反应大，效果也不满意。胸腺切除适应范围有限，接受程度低。

2. 针灸治疗本病，近期疗效较为明显，维持作用时间较长，具有一定的优越性。

3. 中医学认为本病常责之于脾，益气升阳、健脾养血成为治疗本病的大法，同时调理肝肾以图根治。

4. 因本病临床过程缓慢，可有自然缓解期，故应长期观察，根据不同情况，予以巩固治疗。

附：桡神经损伤

桡神经损伤是由桡神经受损引起，相应肌肉群出现运动和感觉障碍，以腕下垂，拇指及各手指下垂，掌指关节不能伸直，前臂旋前畸形、不能旋后，拇指内收畸形为主要临床表现。西医学认为，桡神经损伤主要由于肱骨干骨折、损伤、神经纤维瘤、铅中毒、酒精中毒、炎症、腋窝拐杖压迫或睡眠时姿势不当，压迫桡神经等原因所致。

本病属中医学"痿证"的范畴。基本病机是经脉受阻，病位在筋。

【治疗】

基本治疗

治法　通经活络，濡养筋肉。以局部和手三阳经穴为主。

主穴　颈夹脊　大椎　陶道　天宗　臂臑　曲池　手三里　外关　阳溪　阳池　合谷　鱼际

方义　桡神经由颈5～胸1组成，是发自臂丛后束的粗大神经，取颈夹脊、大椎、陶道激发经气，调和气血，促进神经功能恢复；结合桡神经走向取手三阳经对应部位腧穴，舒经活络，对肢体运动功能的恢复有较好作用。临床依据损伤部位选穴。

配穴　掌指关节不能伸直者配八邪。

操作　毫针常规针刺，夹脊穴向脊柱方向斜刺；可用电针。

【按语】

1. 本病治疗需与其他康复疗法同用，如佩戴腕关节固定夹板，维持腕关节伸直、掌指关节伸直、拇外展位的功能位。

2. 锻炼和被动锻炼是配合针灸治疗、早日康复的重要环节。在不影响外科手术治疗效果的基础上，应尽早从轻运动量开始被动运动。注意：早期练习时，应避免同时做伸腕、伸拇和伸指的联合运动。

3. 注意保暖，可结合温热疗法，因多数患者伴有感觉障碍，采用红外线和温水浴治疗。

4. 通过日常生活活动，对肌肉再训练，如抓握和松弛动作。

5. 配合低频治疗。

项目十　外伤性截瘫

案例导入

张某，男，27岁。患者从三层楼上坠落摔伤，当即神志昏迷，急送医院抢救而苏醒。后因第2～4腰椎压缩性骨折合并脊髓损伤，双下肢截瘫，二便失禁，转入针灸病房治疗。查：双下肢无自主运动，肌力为0级，肌张力低下，感觉消失；膝腱反射，腹壁、肛门及提睾反射均消失。（王启才．针医心悟．北京：中医古籍出版社，2001.）

思考：请明确诊断，分析病因病机，作出中医辨证，并确定针灸治疗方案（包括治法、处方）。

外伤性截瘫是指由外伤而致的脊髓横断性病变。临床多见于胸椎、腰椎压缩性骨折，粉碎性骨折或合并脱位后脊髓受损。主要临床表现为脊髓受累平面以下出现运动、感觉、括约肌功能及皮肤营养障碍。

【病因病机】

外伤性截瘫属于中医学痿证范畴，基本病机是脊髓受损，筋骨失养。本病病位在脊髓，与肾经、督脉关系密切。

【辨证要点】

主症　根据脊髓损伤部位的不同，出现损伤水平面以下的瘫痪。

胸段损伤可引起双下肢痉挛性瘫痪；腰段以下损伤可出现下肢弛缓性瘫痪。同时伴有损伤水平面以下各种感觉缺失以及尿潴留或尿失禁，大便秘结或失禁，患肢皮肤干燥、脱屑，汗腺分泌功能异常等。颈脊髓前方受压严重者，可引起前侧脊髓综合征，有时可出现四肢瘫痪，但下肢和会阴部仍有位置觉和深感觉。脊髓半横切损伤，损伤平面以下同侧肢体运动及深感觉消失，对侧肢体痛觉和温度觉消失。X线、CT检查可明确病变部位，并能排除其他原因引起的截瘫。

经脉瘀阻　损伤肢体肌肉松弛，痿废不用，麻木不仁，二便不通。舌紫暗，脉涩。

肝肾亏虚　损伤肢体肌肉萎缩，拘挛僵硬，麻木不仁，头晕耳鸣，腰膝酸软，二便失禁。舌红少苔，脉象弦细。

【治疗】

1. 基本治疗

治法　疏通督脉，调和气血，取督脉和足三阳经穴为主。

处方　夹脊穴（损伤脊柱上、下1～2个棘突）　环跳　委中　阳陵泉　足三里　悬钟　三阴交

方义　外伤性截瘫多系督脉受损，督脉"并于脊里"，取损伤脊柱上、下1～2个棘突的督脉穴及其夹脊穴可激发受损部位的经气，调和气血，可促进神经机能恢复；环跳、委中、阳陵泉、足三里可调理经气、舒筋活络，对肢体运动功能的恢复有较好的作用；悬钟为髓会，是治疗下肢痿躄的常用穴；三阴交是足三阴经之交会穴，针之可补肝肾、养气血、通经脉、强筋骨。

配穴　经脉瘀阻配合谷、太冲、膈俞强化活血通络之力；肝肾亏虚配肝俞、肾俞补益肝肾；上肢瘫痪配肩髎、曲池、手三里、合谷、外关疏通上肢经络之气；下肢瘫痪配秩边、风市、丰隆、太冲疏通下肢经络之气；大便失禁配长强、大肠俞调理肠道；小便失禁配中极、关元、肾俞、膀胱俞补肾固摄；小便不通配气海、关元、阴陵泉调理膀胱。

操作　督脉穴用28号、2寸毫针，向上斜刺1.5寸左右，如进针有阻力突然消失的感觉或出现触电样感向二阴及下肢放射，当终止进针，以免造成脊髓新的损伤；夹脊穴可刺向椎间孔，使针感向脊柱两侧或相应肢体放射，或相应部位的体腔出现紧束感；关元、中极在排小便后针刺，使针感向外生殖器放射，若尿潴留则应注意针刺深度；其他穴位按常规操作。

2. 其他治疗

（1）皮肤针法　取督脉背腰段、足太阳经和瘫痪肢体的手足三阳经、太阴经，按循行部位以中等力量逐经叩刺，叩刺前必须严格消毒，以防感染。

（2）芒针法　取大椎穴，沿背正中线皮下向下透刺至受伤平面椎体；自受伤平面脊椎两侧的夹脊穴透刺至骶髂关节。如遇阻力不能一次达要求部位时，可酌情分段透刺2～3针。

（3）电针法　在督脉或瘫痪肢体选取2～3对穴位，针刺得气后接电针仪断续波中度刺激，以肌肉轻轻收缩为度。适用于弛缓性瘫痪。

（4）头针法　取顶颞前斜线、顶颞后斜线、顶旁1线。针刺后快速捻转1～2分钟，再通以弱电流刺激15～20分钟。

（5）穴位注射法　取损伤椎体上下两旁的夹脊穴、肾俞、次髎、髀关、血海、足三里、三阴交、腰俞，维生素 B_1、B_{12} 或当归、川芎、丹参、黄芪、红花注射液等穴位注射，大小便失禁者在腰俞及会阴穴注射。

【按语】

1. 本病目前尚无满意的治疗方法，针灸对其中部分病例有一定的疗效。其恢复的程度视损伤的程度、年龄、体质、病程、治疗方法等多方面的因素而定。

2. 主动和被动运动是配合针灸治疗、早日康复不可缺少的环节。

3. 避免受凉，防止肺炎的发生。帮助患者经常更换体位、用力咳嗽，定时坐位做深呼吸运动。

4. 注意避免发生泌尿系感染，同时加强护理，防止褥疮。

项目十一　震颤麻痹

案例导入

李某，男，57岁，四肢震颤明显2年余，震颤初发于左侧上肢，逐渐呈"N"字形进展波及至右侧下肢，面部表情轻度呆板，行走步幅小，伴慌张步态，动作时有停顿，日常活动较慢，汗出量多，舌红，苔黄腻脉数。[龚誉华，迟艳茹，程为平，等. 程为平教授针灸治疗帕金森病的临床经验. 针灸临床杂志，2006，24（9）：54.]

思考：请明确诊断，分析病因病机，作出中医辨证，并确定针灸治疗方案（包括治法、处方）。

震颤麻痹又称帕金森病，是以静止性震颤、肌强直、运动徐缓、姿势步态异常为主要特征的锥体外系疾病。分为原发性和继发性两种。原发性震颤麻痹好发于50～60岁，男多于女，少数人有家族史；继发性震颤麻痹多见于脑炎、多发性脑梗死、颅脑损伤、基底节肿瘤、甲状旁腺机能减退或基底节钙化、慢性肝脑变性、精神类药及降压药等药物不良反应及一氧化碳或二硫化碳等化学物质中毒等。

本病属中医学"颤证"范畴。

【病因病机】

震颤麻痹的发生常与年老体虚、情志过极、饮食不节和劳逸失当等因素有关。基本病机为虚风内动，或痰热动风。本病病位在脑，病变脏腑主要在肝，涉及脾、肾。

【辨证要点】

主症　静止性震颤，肌强直，运动徐缓，姿态、步态异常。

风阳内动　眩晕耳鸣，面赤烦躁，心情紧张时加重，语言不清，尿赤便干。舌质红，苔黄，脉弦。

痰热风动　胸脘痞闷，口苦口黏。舌体胖大，有齿痕，舌红，苔黄腻，脉弦滑数。

气血亏虚　面色无华，表情淡漠，神疲乏力，心悸健忘。舌体胖大，舌淡，苔薄，脉细弱。

髓海不足　腰膝酸软，失眠心烦，头晕耳鸣。舌淡，苔薄白，脉细。

阳气虚衰　畏寒肢冷，心悸懒言，气短自汗，小便清长，大便溏。舌质淡，苔薄白，脉沉迟无力。

【治疗】

1. 基本治疗

治法　柔肝息风，宁神定颤。取督脉、足厥阴经穴为主。

主穴　百会　四神聪　风池　太冲　合谷　阳陵泉

方义　本病病位在脑，百会、四神聪均位于颠顶部，通过督脉入络脑，可醒脑、宁神、定颤；风池属足少阳胆经，位近大脑，可祛风定颤；合谷、太冲为"四关"穴，可息风止痉；阳陵泉为筋会，可柔筋止颤。诸穴合用，共奏柔肝息风，宁神定颤之效。

配穴　风阳内动配肝俞、三阴交；痰热风动配丰隆、阴陵泉；气血亏虚配气海、血海；髓海不足配悬钟、肾俞；阳气虚衰配大椎、关元。

操作　毫针常规刺。气血亏虚、髓海不足、阳气虚衰可加灸。

2. 其他治疗

（1）耳针法　取肝、肾、皮质下、缘中、神门、枕，毫针刺法或压丸法。

（2）头针法　取顶中线、顶旁1线、顶旁2线，头针常规针刺。

（3）穴位注射法　取天柱、大椎、曲池、阳陵泉、足三里、三阴交、风池，当归注射液或丹参注射液、黄芪注射液、10%葡萄糖注射液等常规穴位注射。

【按语】

1. 针灸治疗本病有一定疗效，病程短者疗效较好，但需坚持较长时间治疗。

2. 患者应保持心情愉快，起居有节，饮食清淡，劳逸适度。

知识链接

名家经验

颤三针疗法　是广州中医药大学靳瑞教授在靳三针治疗脑病的临床基础上总结而成，治疗帕金森病有其独特的作用优势，能够提高疗效，改善患者的生活质量。"颤三针"由四神针、四关、风池组成。四神针位于头顶部百会穴前、后、左、右各旁开1.5寸处，为十四经循行交会、汇聚之处，可以调节气血和阴阳，起到全身综合调节作用，并直接对相应的大脑皮层功能进行调节，能改善震颤的症状，减轻四肢肌肉的强直，控制该病的发展。四关为双侧太冲及合谷，选用四关穴能通调气机，疏畅气血，施以相应手法，能激发该穴特殊性能，调整大脑皮层的功能。风池属足少阳胆经穴，位于项后发际边缘凹陷处，平耳垂，为风邪流注之处，是搜风之要穴；本疗法中，风池为息风要穴，平肝息风，健脑安神。

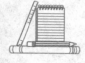

项目十二　癫　病

案例导入

　　屠某，男性，55 岁。2 个月前煤气中毒，经抢救恢复正常，1 周后复发痴呆。意识恍惚，精神不振，喜静多寐，表情呆痴，反应迟钝，行动迟缓，舌质红，苔白腻，脉弦滑。（石学敏 . 针灸治疗学 . 上海：上海科学技术出版社，1998.）

　　思考：请明确诊断，分析病因病机，作出中医辨证，并确定针灸治疗方案（包括治法、处方）。

　　癫病是以精神抑郁、表情淡漠、沉默痴呆、语无伦次、静而少动为主症的病证。

　　本病多见于西医学精神分裂症、抑郁症、强迫症等疾病。

【病因病机】

　　癫病多与情志刺激、所欲不遂、思虑过度等因素有关。基本病机是气郁痰结，阴阳失调，蒙蔽心窍。本病病位在脑，与心、肝、胆、脾关系密切。

【辨证要点】

　　主症　精神抑郁，多疑多虑，或焦急胆怯，自语少动，或悲郁善哭，呆痴叹息。

　　痰气郁结　精神抑郁，神志呆钝，胸闷叹息，忧虑多疑，自语或不语，不思饮食。舌苔薄白而腻，脉弦滑。

　　气虚痰结　精神抑郁，淡漠少语，甚则目瞪若呆，妄闻妄见，面色萎黄，便溏溲清。舌质淡，舌体胖，苔白腻，脉滑或脉弱。

　　心脾两虚　神志恍惚，言语错乱，心悸易惊，善笑欲哭，夜寐不安，食少倦怠。舌质淡，苔白，脉细弱。

　　阴虚火旺　神志恍惚，多言善惊，心烦易躁，不寐，形瘦面红，口干。舌质红，少苔或无苔，脉细数。

【治疗】

1.基本治疗

　　治法　理气化痰，调神开窍。以督脉、手足厥阴、手少阴经穴为主。

　　主穴　百会　印堂　水沟　内关　神门　太冲　丰隆

　　方义　脑为元神之府，督脉入络脑，故百会配印堂可调神解郁；水沟可醒脑开窍；心主血脉而藏神，内关为心包经络穴，可宽胸理气、宁心安神；神门为心之原穴，可安神定志；太冲疏肝理气，丰隆除湿化痰。诸穴合用，共奏理气化痰，调神开窍之功。

　　配穴　痰气郁结配膻中、期门；气虚痰结配丰隆、足三里；心脾两虚配心俞、脾俞；阴虚火旺配太溪、太冲。

　　操作　毫针常规针刺，水沟穴用雀啄手法以眼球湿润或流泪为佳。

2.其他治疗

　　（1）耳针法　取心、皮质下、神门、肾、额、枕，毫针刺、埋针或压丸法。

　　（2）电针法　取百会、水沟、通里、少海、足三里、丰隆，选用连续波。

【按语】

1. 针灸治疗本病有一定疗效，但在治疗前应明确诊断，与癔症、脏躁等相鉴别。

2. 在针灸治疗的同时，应配合心理治疗，必要时配合药物治疗，以提高疗效。

知识链接

1. 古代文献

（1）癫疾，上星主之，先取譩谑，后取天牖、风池。（《针灸甲乙经》）

（2）癫疾，百会、经渠、前谷。（《针灸大成》）

2. 名家经验

张立杰用癫狂梦醒汤配合针刺治疗癫病，用中药汤剂口服配合针刺治疗癫病疗效满意且无毒副作用。癫狂梦醒汤每日 1 剂。针刺取穴：神门、后溪、心俞、期门、膻中、三阴交、肝俞、脾俞、丰隆。常规针刺，每日 1 次。

项目十三　狂　病

案例导入

张某，男，24 岁。患者平素性情暴躁，半年前又因工作不顺利，常无故与人吵闹，甚则怒骂叫吼，毁物打人，伴头晕、耳鸣、便秘、口苦等症。诊为"精神分裂症"，予氯丙嗪等药物后情绪略能安稳。因后来拒绝服药，改针灸治疗。（石学敏.针灸治疗学.上海：上海科学技术出版社，1998.）

思考：请明确诊断，分析病因病机，作出中医辨证，并确定针灸治疗方案（包括治法、处方）。

狂病是以精神亢奋，躁扰喧狂不宁，打人毁物，动而多怒为主症的病证。多见于青少年，多有家族遗传病史。癫病和狂病在病理上有一定联系，癫病属阴，狂病属阳，且两者在一定条件下，可相互转化，故临床常以癫狂并称。

本病多见于西医学的精神分裂症、狂躁症等疾病。

【病因病机】

狂病多与情志刺激、所欲不遂、思虑过度或脑外伤等因素有关。基本病机是痰火上扰，阴阳失衡，神明失主。本病病位在脑，与心、肝、胆、胃关系密切。

【辨证要点】

主症　精神错乱，哭笑无常，妄语高歌，躁扰不宁，不避亲疏，打人毁物。

痰火扰神　彻夜不眠，头痛躁狂，两目怒视，面红目赤，甚则狂乱莫制，骂人毁物，逾垣上屋，高歌狂呼。舌质红绛，苔多黄腻或黄燥，脉弦大滑数。

火盛伤阴　狂躁日久，病势较缓，时而烦躁不安，时而多言善惊，恐惧不安，形瘦面红，心烦不寐，口干唇红。舌质红，少苔或无苔，脉细数。

气血瘀滞　躁扰不安，恼怒多言，甚则登高而歌，或妄闻妄见，面色暗滞，胸胁满闷，头痛心悸。舌质紫暗有瘀斑，脉弦数或细涩。

【治疗】

1. 基本治疗

治法　涤痰泻火，清心开窍。取督脉、手厥阴、少阴经穴为主。

主穴　百会　水沟　劳宫　大陵　内关　神门　丰隆

方义　本病多因痰火上扰神明所致，而督脉为阳脉之海，且与脑联络，故取督脉的百会、水沟，以醒脑开窍、宁神定志；劳宫为心包经荥穴，可清心泻火，宁神定志；大陵为心包经原穴，能开窍醒神，宁心定志；内关为心包经络穴，功可醒神开窍，宁心定志；神门为心之原穴，功可清心宁神；丰隆化痰通络，醒脑宁神。

配穴　痰火扰神配中脘、太冲；火盛伤阴配行间、太溪；气血瘀滞配太冲、膈俞。

操作　毫针常规针刺。急性发作期每次留针可长至2小时，以症状消失或缓解为度，并可配刺血疗法。

2. 其他治疗

（1）耳针法　心、肝、胃、皮质下、枕、神门，毫针强刺激或压丸法。

（2）电针法　百会、水沟、通里、丰隆等穴，连续波。

（3）穴位注射法　心俞、膈俞、间使、足三里、三阴交、丰隆，清开灵注射液、醒脑静注射液或氯丙嗪注射液常规穴位注射。

（4）三棱针法　取大椎、水沟、百会、十宣、十二井等，点刺放血。

【按语】

1. 针灸对本病有一定疗效。但在治疗前应明确诊断，排除器质性精神障碍，且与癔症、脏躁相鉴别。

2. 在治疗过程中，家属应积极配合对患者加强严密监护，防止自杀以及伤人毁物等意外事件发生，可结合心理治疗，以提高疗效。

3. 本病易复发，应在缓解后的间歇期继续治疗，以巩固疗效。

知识链接

1. 古代文献

（1）发狂，少海、间使、神门、合谷、后溪、复溜、丝竹空。（《神应经》）

（2）发狂，登高而歌，弃衣而走，神门、后溪、冲阳。（《神应经》）

（3）发狂不识人，取巨阙……心悸发狂，不识亲属，取内关、少冲、心俞、中脘、十宣。（《针灸大全》）

（4）身热狂走，谵语见鬼，身柱主之……狂疾，液门主之，又侠溪、丘墟、光明主之。（《针灸甲乙经》）

2. 名家经验

（1）陈应龙先生认为狂病属阳，因痰火内动，致神明不守。陈应龙治疗此病，在师传十三鬼穴基础上，尤常取风府深刺，深度可达75毫米。风府穴深刺可直接或间接影响到脑干的网状结构，进而对大脑皮层觉醒功能产生调节作用，以调治狂病。进针时手法"势如擒龙，以针点穴，疾刺而入"，然后小幅度捻转推进，出现得气如触电，上至颠顶，下达尾椎，全身发麻，随后狂躁顿消。刺后可留针半小时或马上出针，动作宜缓，忌提插捻转，出针后嘱患者卧床1小时。

（2）赵永厚用复元康胶囊口服，同时针刺水沟、少商、隐白、风府、大陵、曲池、丰隆八个穴位，每日1次。疗程为30天。复元康胶囊有活血化瘀、行气安神之功，对狂证气滞血瘀型疗效很好；针刺具有清心、泻热、醒脑之功，对于气滞血瘀久者化热之证治疗佳，针药结合疗效相互促进，对治疗精神分裂症疗效满意。

项目十四　痫　病

案例导入

张某，女，11岁。3岁起患抽搐，时常发作。数天或数月发作1次，每次发作抽搐剧烈，口吐白沫，10余分钟才能停止。常服西药控制症状。患儿在间歇期智力如常。（杨长森等.针灸治疗学.上海：上海科学技术出版社，1985.）

思考：请明确诊断，分析病因病机，作出中医辨证，并确定针灸治疗方案（包括治法、处方）。

痫病是以猝然昏仆，强直抽搐，口吐涎沫，两目上视，牙关紧闭，移时自醒，醒后如常人为主要临床表现的发作性疾病。具有突发性、短暂性和反复发作性特点，俗称"羊痫风"，又称"癫痫"。痫病有原发性、继发性之分，原发性痫病多见于青少年或婴幼儿。

本病多见于西医学的原发性、继发性癫痫。

【病因病机】

痫病多与先天因素、情志内伤、脑部外伤、饮食不节、劳累过度等因素有关。基本病机是风、火、痰、瘀导致气血逆乱，蒙蔽清窍，扰乱神明，神失所司。本病病位在脑，与心、肾、肝、脾关系密切。

【辨证要点】

主症　猝然昏倒，强直抽搐，口吐白沫，或有吼叫声，醒后如常。

1. 发作期

痰火扰神　四肢强痉拘挛，口中有声，口吐白沫，烦躁不安，气高息粗，痰鸣辘辘，口臭便干。舌红或暗红，苔黄腻，脉弦滑。

风痰闭窍　发则猝然昏仆，目睛上视，口吐白沫，手足抽搐，喉中痰鸣。舌淡红，苔白腻，脉滑。

瘀阻脑络　既往有脑外伤（或产伤）病史，发则猝然昏仆，瘛疭抽搐，或仅有口角、眼角、肢体抽搐，颜面口唇青紫。舌紫暗或有瘀点，脉弦或涩。

2. 间歇期

血虚风动　猝然仆倒，或面部烘热，或两目瞪视，或局限性抽搐，或四肢抽搐无力，手足蠕动，二便自遗。舌淡，少苔，脉细弱。

心脾两虚　久发不愈，猝然昏仆，或仅头部下垂，四肢无力，面色苍白，口吐白沫，四肢抽搐无力，口噤目闭，二便自遗。舌淡，苔白，脉弱。

肝肾阴虚　频发，发则猝然昏仆，或失神发作，或语謇，四肢无力，面色晦暗，肢搐瘛疭，手足蠕动，心悸健忘失眠，腰膝酸软。舌红绛，少苔或无苔，脉沉细数。

【治疗】

1. 基本治疗

治法　豁痰开窍，息风止痫。取督脉、任脉穴为主。

主穴　水沟　长强　筋缩　鸠尾　丰隆　阳陵泉

方义　水沟可醒脑宁神；长强、鸠尾两穴乃任、督之络穴，配合能交通任督、调整阴阳，为治疗痫病的要穴；阳陵泉为筋会，与筋缩合用，可舒筋解痉止搐；丰隆为和胃降浊、清热化痰要穴。诸穴合用共奏豁痰开窍、息风止痫之效。

配穴　痰火扰神配行间、内庭、合谷；风痰闭窍配本神、太冲；瘀阻脑络配百会、膈俞；血虚风动配血海、三阴交；心脾两虚配心俞、脾俞；肝肾阴虚配肝俞、肾俞、太溪、涌泉；眩晕配百会。

操作　毫针常规针刺，实证只针不灸；虚证以针刺为主，可灸。

2. 其他治疗

（1）耳针法　皮质下、神门、心、枕、脑点，毫针或压丸法。

（2）三棱针法　大椎、关冲、中冲，点刺放血。

（3）穴位注射法　取足三里、大椎等，注入维生素 B_{12} 注射液。

（4）电针法　在痫病间歇期，百会、神门、间使、足三里、三阴交，每次选 1～2 组穴，每日或隔日 1 次。

（5）穴位埋线法　足三里、心俞、肝俞、腰奇，隔 10 天埋线 1 次。

【按语】

1. 针灸治疗癫痫有一定的疗效。治疗前应明确诊断，可行脑电图等检查，并与中风、厥证、癔症等相鉴别。对继发性癫痫，应积极治疗原发病。持续发作伴高热、昏迷者，必须采取综合疗法。

2. 本病间歇期也应坚持治疗以求治本，巩固疗效。

3. 应避免过度劳累，养成良好的生活习惯以防复发。

知识链接

1. 古代文献

（1）痫之为病，目反、四肢不举，灸风府……又灸顶上、鼻人中、下唇承浆，皆随年壮灸之。（《备急千金要方》）

（2）癫痫，攒竹、天井、小海、神门、金门、商丘、行间、通谷、心俞（百壮）、后溪、鬼眼。（《神应经》）

（3）治风痫，目戴上不识人，神庭、丝竹空。（《针灸资生经》）

（4）癫痫，涌泉、心俞、三里、鸠尾、中脘、少商、巨阙……风痫，神庭、百会、前顶、涌泉、丝竹空、神阙（一壮）、鸠尾（三壮）……食痫，鸠尾、中脘、少商……痫症，鸠尾、中脘、肩髃、曲池。（《针灸大成》）

2. 名家经验

（1）王天才用针刺副哑门、腰奇穴治疗癫痫，深刺，留针 20 分钟。每日 1 次，15 天为一疗程；选副哑门、腰奇穴深刺，安全系数高，容易形成有效刺激。神经受到针刺这种强外力刺激后，会产生新的化学过程或增强某种化学反应的程度，因而产生或

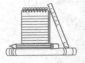

增强人体生物电流，这种生物电流迅速传导，使大脑神经的兴奋和抑制机能得到调节，病变部位的机能得到改善，趋向恢复。

（2）邵小伟用醒脑开窍针刺治疗脑梗死并发癫痫。主穴：内关、人中、三阴交。配穴：四神聪、上星、风池、合谷、曲池、阳陵泉、足三里、丰隆。能调理气血、醒神启闭、恢复神机。

项目十五　郁　病

案例导入

王某，女，45 岁。因过度悲伤、大怒之后，突然失语 1 小时。查：神清，精神差，心肺正常。血压 110 / 70mmHg，四肢肌力正常，腱反射正常，病理反射未引出。（郭恩吉 . 中国针灸内科治疗学 . 赤峰：内蒙古科学技术出版社，2000.）

思考：请明确诊断，分析病因病机，作出中医辨证，并确定针灸治疗方案（包括治法、处方）。

郁病是以心情抑郁、情绪不宁、胸闷、胸胁胀痛，或易怒善哭、咽中如有异物梗阻、失眠等为主症的病证。以女性居多。

本病多见于西医学的抑郁症、焦虑症、癔症、围绝经期综合征、反应性精神病等疾病中。

【病因病机】

郁病的发生多与情志不畅、饮食不节、思虑过度等因素有关，基本病机是气机郁滞，脏腑阴阳气血失调。本病病位在脑，与心、肝、肾、脾、胆关系密切。

【辨证要点】

主症　忧郁不畅，失眠多梦，易怒善哭。

肝气郁结　精神抑郁，善太息，胸胁胀痛，痛无定处，或脘痞，嗳气频作，月经不调。舌淡，苔薄白，脉弦。

气郁化火　急躁易怒，胸闷胁胀，头痛目赤，耳鸣，口干而苦，小便黄赤。舌红，苔黄，脉弦数。

忧郁伤神　神志恍惚不安，心胸烦闷，多梦易醒，悲忧善哭。舌尖红，苔薄白，脉弦细。

心脾两虚　善思多虑，心悸胆怯，失眠健忘，面色萎黄，头晕目眩，神疲倦怠，易汗，食欲不振。舌淡，脉细弱。

阴虚火旺　病程日久，虚烦少寐，烦躁易怒，口干咽燥，或遗精腰酸，月经不调。舌红，苔薄，脉弦细或细数。

【治疗】

1. 基本治疗

治法　疏肝解郁，调畅气机。以手少阴、手足厥阴和督脉穴为主。

主穴　神门　内关　膻中　太冲　百会

方义　心藏神，主神明，神门为心之原穴，可宁心调神；内关为心包经络穴，与气会穴膻中合用，可疏理气机，宽胸解郁；肝之原穴太冲可疏肝理气解郁；脑为元神之府，督脉入络脑，取百会可安神解郁。

配穴　肝气郁结配肝俞、期门；气郁化火配行间、内庭；忧郁伤神配心俞、肝俞；心脾两虚配心俞、脾俞；阴虚火旺配太溪、肾俞。

操作　毫针常规针刺，实证及阴虚火旺型只针不灸；心脾两虚针灸并用。

2. 其他治疗

（1）耳针法　肝、心、神门、枕、交感、内分泌，毫针法、埋针法或压丸法。

（2）穴位注射法　风池、心俞、脾俞、足三里，选用丹参注射液或参麦注射液。常规穴位注射。

（3）电针法　取内关、神门、太冲、三阴交，用疏密波。

（4）穴位埋线法　取肝俞、心俞、期门、脾俞。

【按语】

1. 针灸对郁病有较好的疗效，治疗时应注意配合心理治疗。

2. 应排除器质性疾病。注意与其他可产生精神症状的疾病鉴别。

3. 注意精神调摄，适度体育锻炼，保持乐观情绪。

知识链接

古代文献

（1）咽中如梗，间使、三阴交。（《针灸大成》）

（2）喜哭，百会、水沟……烦闷不卧，太渊、公孙、隐白、肺俞、阴陵泉、三阴交。（《神应经》）

（3）五络俱绝，形无所知，其状若尸，名为尸厥。由忧思惊恐……当灸中脘穴五十壮即愈。此症妇人多有之。（《扁鹊心书》）

项目十六　心　悸

案例导入

李某，男，50岁。因事业失败，抑郁寡欢，久之得心悸之症，时时悸动，惕惕不能安寐，面色潮红，两脉尺部细弱，寸脉动甚。（吴绍德.陆瘦燕针灸论著医案选.北京：人民卫生出版社，2006.）

思考：请明确诊断，分析病因病机，作出中医辨证，并确定针灸治疗方案（包括治法、处方）。

心悸是以自觉心中悸动、惊惕不安，甚则不能自主等为主症的病证，又名"惊悸""怔忡"。

本病多见于西医学的心脏神经官能症、风湿性心脏病、冠状动脉硬化性心脏病、肺源性心脏病、贫血、甲状腺功能亢进等疾病中。

【病因病机】

心悸的发生多与感受外邪、七情所伤、体虚劳倦、药食不当等因素有关，基本病机是气血阴阳亏虚，心失所养，或心神不宁。本病病位在心，与肾、脾、胆关系密切。

【辨证要点】

主症   自觉心中悸动，惊惕不安，甚则不能自主。

心虚胆怯   常因惊恐而发，气短自汗，神倦乏力，少寐多梦。舌淡，苔薄白，脉细弦。

心脾两虚   心悸不安，失眠健忘，面色㿠白，头晕乏力，气短易汗，纳少胸闷。舌淡红，苔薄白，脉弱。

阴虚火旺   心悸不宁，思虑劳心尤甚，心中烦热，少寐多梦，头晕目眩，耳鸣，口干，面颊烘热。舌红，苔薄黄，脉细弦数。

心血瘀阻   心悸怔忡，胸闷心痛阵发，或面唇紫暗。舌紫暗或有瘀斑，脉细涩或结代。

水气凌心   心悸怔忡不已，胸闷气喘，咳吐大量泡沫痰涎，面浮足肿，不能平卧，目眩，尿少。苔白腻或白滑，脉弦细。

心阳虚弱   心悸动则为甚，胸闷气短，畏寒肢冷，头晕，面色苍白。舌淡胖，苔白，脉沉细迟或结代。

【治疗】

1. 基本治疗

治法   宁心定悸。以手少阴、手厥阴经腧穴及相应的俞、募穴为主。

主穴   心俞   厥阴俞   巨阙   膻中   神门   内关

方义   心俞与巨阙、厥阴俞与膻中为心和心包之背俞穴和募穴，属俞募配穴法，四穴合用可调心气以定悸，不论何种心悸皆可用之；神门为心之原穴，可宁心定悸；内关为心包经之络穴，可宁心通络、安神定悸。

配穴   心虚胆怯配胆俞、日月；心脾两虚配脾俞、足三里；阴虚火旺配太溪、三阴交；心血瘀阻配膈俞；水气凌心配水分、阴陵泉；心阳虚弱配关元、至阳。

操作   毫针常规针刺。除阴虚火旺、痰火扰心外，可加灸。

2. 其他治疗

（1）电针法   每次取主、配穴 1～2 对交替使用，用疏密波。

（2）皮肤针法   取心俞、厥阴俞、巨阙、内关、膻中，叩刺。

（3）耳针法   取心、交感、神门、皮质下，毫针刺法或压丸法。

（4）穴位注射法   取心俞、厥阴俞、内关、膻中，选用维生素 B_1、维生素 B_{12}、生脉饮、丹参等注射液穴位注射。

【按语】

1. 心悸可因多种疾病引起，针灸治疗的同时应积极治疗原发病，须进行相关检查，明确诊断。

2. 针灸治疗的同时，应注意饮食，调畅情志，适当参加体育锻炼。

3. 针灸治疗本病有一定疗效，但器质性心脏病出现心衰倾向时，应及时采用综合治疗措施，以免延误病情。

知识链接

古代文献

（1）心中虚惕、神思不安，取内关、百会、神门……心脏诸虚、怔忡、惊悸，取内

关、阴郄、心俞、通里。(《针灸大全》)

（2）神门，主数噫恐悸不足；巨阙，主惊悸少气。(《备急千金要方》)

（3）心内怔忡，心俞、内关、神门。(《针灸大成》)

项目十七 不 寐

案例导入

陈某，男性，27岁。患者因疲劳过度而产生疲乏，烦躁，精神恍惚，彻夜不眠，有时只能假寐片刻，头晕而重，耳若蝉鸣，历时两月未愈。(中国中医研究院.针灸学简编.北京：人民卫生出版社，1978.)

思考：请明确诊断，分析病因病机，作出中医辨证，并确定针灸治疗方案（包括治法、处方）。

不寐是以经常不能获得正常睡眠，或入睡困难，或睡眠不深，或睡眠时间不足，甚至彻夜不眠为特征的病证，又称"失眠""不得眠""不得卧""目不瞑"。

本病多见于西医学的神经官能症、围绝经期综合征、焦虑症、抑郁症等疾病中。

【病因病机】

不寐的发生多与饮食不节、情志失调、劳逸失度、病后体虚等因素有关，基本病机是心神不宁，阴阳失调。本病病位在心，与肾、脾、肝、胆密切相关。

【辨证要点】

主症 轻者入寐困难或寐而易醒，醒后不寐；重者彻夜难眠。

肝郁化火 心烦不能入睡，烦躁易怒，胸闷胁痛，头痛面红，目赤，口苦，便秘尿黄。舌红，苔黄，脉弦数。

痰热内扰 睡眠不安，心烦懊侬，胸闷脘痞，口苦痰多，头晕目眩。舌红，苔黄腻，脉滑或滑数。

阴虚火旺 心烦不寐，或时寐时醒，手足心热，头晕耳鸣，心悸，健忘，颧红潮热，口干少津。舌红，苔少，脉细数。

心脾两虚 多梦易醒，或朦胧不实，心悸，健忘，头晕目眩，神疲乏力，面色不华。舌淡，苔薄，脉细弱。

心虚胆怯 夜寐多梦易惊，心悸胆怯。舌淡，苔薄，脉弦细。

【治疗】

1.基本治疗

治法 交通阴阳，宁心安神。取阴、阳跷脉及手少阴经穴为主。

主穴 照海 申脉 神门 三阴交 四神聪 安眠

方义 跷脉主寤寐而司眼睑开阖，八脉交会穴中申脉与阳跷脉相通，照海与阴跷脉相通，两穴同用可调节阴阳跷脉以交通阴阳，宁心安神；心主神志，取心经原穴神门，可调理心经气以宁心安神；足三阴经交会穴三阴交，能调和与不寐相关之肝、脾、肾三脏等，益气养血安神；四神聪位于颠顶，可安神定志；安眠穴是治疗不寐的经验效穴。

配穴　肝郁化火配太冲、行间；痰热内扰配丰隆、内庭；阴虚火旺配太溪、太冲；心脾两虚配心俞、脾俞；心肾不交配心俞、肾俞；心虚胆怯配心俞、胆俞。

操作　毫针常规针刺，补照海泻申脉。睡前2小时患者处于安静状态下治疗为佳。

2. 其他治疗

（1）耳针法　心、脾、神门、皮质下、交感，毫针刺法或压丸法。

（2）穴位注射法　心俞、肝俞、脾俞、肾俞、足三里、三阴交、神门等，用维生素 B_1 和维生素 B_{12} 混合液穴位注射。

【按语】

1. 针灸治疗本病疗效较好，但在治疗前应明确病因，如有原发病，应积极治疗原发病。

2. 平素应注重情志及生活方面的调摄，避免过度精神紧张，劳逸适度，适当参加体育锻炼。

3. 短期失眠，如无明显症状属生理现象，不需治疗。

知识链接

古代文献

（1）惊不得眠……三阴交主之。（《针灸甲乙经》）

（2）气海、阴交、大巨，主惊不得卧。（《备急千金要方》）

（3）不得卧，太渊、公孙、隐白、肺俞、阴陵泉、三阴交。（《神应经》）

（4）阳气自动而之静，则寐；阴气自静而之动，则寤；不寐者，病在阳不交阴也。（《类证治裁》）

附：嗜睡

嗜睡是一种以昏昏欲睡，睡眠较常人明显增多，甚则白昼工作时睡意无法抗拒为主症的病证，又称"多寐""嗜卧"。嗜睡的发生多与感受湿邪、嗜食肥甘厚味、素体虚弱、劳倦过度等因素有关，基本病机为湿蒙清窍，或髓海失养。本病病位在脑，与脾、肾、心关系密切。

本病相当于西医学的原发性睡眠增多症、发作性睡病等。

【治疗】

基本治疗

治法　健脾化湿、开窍醒神。取手少阴、手厥阴经及督脉穴为主。

主穴　百会　四神聪　神门　内关　足三里　丰隆

方义　百会归督脉，督脉入络脑，与经外奇穴四神聪相配，可醒脑调神；心之原穴神门、心包之络穴内关可调心养神；足三里为胃的下合穴，与化痰湿的要穴丰隆合用，可调理脾胃，化湿醒神。

操作　毫针常规针刺，四神聪向百会斜刺，背部腧穴不宜直刺、深刺。针灸并用，针刺补法或平补平泻。

【按语】

1. 针灸治疗本病有较好的疗效，但应明确诊断，排除抑郁症等其他类别的神经症。

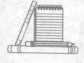

2. 平时宜合理安排作息时间，在针灸治疗的同时，应忌暴饮、恣食肥甘，调畅情志，进行适当的体育锻炼。

项目十八 感 冒

案例导入

患者，女，30岁。发烧2天。一天前开始头痛，打喷嚏，鼻流清涕，身上发冷，当日病情加剧，又出现发热，咳嗽，咳痰，全身酸痛。检查：身热无汗，舌苔薄白，体温38.8℃，脉浮紧，脉搏90次/分钟，心、肺无异常。（郝晋东.中国百年百名中医临床家丛书·郑魁山.北京：中国中医药出版社，2009.）

思考：请明确诊断，分析病因病机，作出中医辨证，并确定针灸治疗方案（包括治法、处方）。

感冒是以鼻塞、流涕、恶寒发热、咳嗽、头身疼痛为主症的病证。四季均可发病，尤以冬、春为甚。又称"伤风""重伤风"，若同时在某一地区内暴发流行，则称为"时行感冒"。

本病多见于西医学的上呼吸道感染、流行性感冒等疾病。

【病因病机】

感冒的发生多与正气不足、外感六淫、时行疫毒等因素有关，以风邪为主因，常与寒、热、暑湿或时行疫毒夹杂为患。基本病机为卫阳被遏，营卫失和，肺失宣肃。本病病位在肺卫。

【辨证要点】

主症 恶寒发热，鼻塞流涕，咳嗽，头痛，周身酸楚不适等。

风寒束表 恶寒、发热、无汗、头痛身疼，鼻塞流清涕，喷嚏。舌苔薄白，脉浮紧或浮缓。

风热犯表 发热，恶风，头胀痛，鼻塞流黄涕，咽痛咽红，咳嗽。舌边尖红，苔白或微黄，脉浮数。

暑湿袭表 见于夏季，头昏胀重，鼻塞流涕，恶寒发热，或热势不扬，无汗或少汗，胸闷泛恶。舌苔黄腻，脉濡数。

临床尚有体虚感冒，以及夹湿、夹滞等兼证。

【治疗】

1. 基本治疗

治法 祛风解表。取手太阴经及督脉穴为主。

主穴 列缺 合谷 大椎 风池 外关

方义 本病病位在肺卫，大肠之原穴合谷配手太阴肺经络穴列缺为原络配穴以祛风解表，宣肺利咽止咳；大椎为诸阳之会，纯阳主表，温灸大椎可通阳散寒，刺络拔罐可清泻热邪；风池为治风要穴，取之可祛邪解表；外关为手少阳三焦经的络穴、八脉交会穴，通于阳维脉，可通利三焦气机，疏风解表。

配穴 风寒束表配肺俞、风门；风热犯表配尺泽、曲池；暑湿袭表配中脘、阴陵泉；素体气虚配足三里、气海。头痛配神庭、太阳；鼻塞流涕配印堂、迎香；咳嗽配肺俞、中府；咽喉肿痛配少商、商阳；全身酸痛配膏肓、身柱。

操作　毫针常规针刺。风寒束表可针灸并用；风热犯表大椎可行刺络拔罐，委中、尺泽、少商可用点刺放血法。

2. 其他治疗

（1）刮痧疗法　用刮痧板蘸植物油从大椎穴开始至脊柱两旁，自上而下刮。

（2）三棱针法　取耳尖、尺泽、大椎、委中、太阳、少商，每次选用 1 ～ 2 穴，点刺出血。适用于风热证。

（3）拔罐法　取大椎、身柱、风门、肺俞拔罐，或背部膀胱经走罐法。

（4）耳针法　取肺、内鼻、气管、咽喉、肾上腺、三焦，毫针刺或压丸法。

【按语】

1. 针灸治疗感冒疗效较好，若患者出现高热持续不退、咳嗽加剧等症时，应采取综合治疗措施。

2. 感冒与流脑、乙脑、流行性腮腺炎等传染性疾病的早期症状相似，必须注意加以鉴别。

3. 注意室内空气流通，坚持锻炼，感冒流行期间可灸大椎、足三里等穴进行预防。

知识链接

古代文献

（1）洒淅恶寒，寒栗鼓颔，鱼际……伤寒汗不出，风池、鱼际、经渠（各泻）二……余热不尽，曲池、三里、合谷。（《针灸大成》）

（2）伤寒汗不出风池，鱼际二间兼经渠。过经不解期门上，余热不尽先曲池。次及三里与合谷，二穴治之余热除。（《针灸聚英》）

项目十九　咳　嗽

案例导入

张某，女，30岁。因寒热咳嗽3天就诊。症见恶寒发热，少汗，头痛体疼，咳嗽颇剧，咳吐白黏痰，夹有黄痰，喉痒气急，咳引胸痛，胸膺塞闷，口干欲饮，舌苔薄腻，脉浮滑。检查：体温 38.8℃，血白细胞 $12×10^9$/L，中性84%，淋巴14%，嗜酸2%。胸透（−）。（何崇.中国百年百名中医临床家丛书·邱茂良.北京：中国中医药出版社，2001.）

思考：请明确诊断，分析病因病机，作出中医辨证，并确定针灸治疗方案（包括治法、处方）。

咳嗽是以咳嗽、咳痰为主症的病证，也是肺系疾患的主要症状之一。"咳"有声无痰，"嗽"有痰无声，临床多声痰并见，故称咳嗽。

本病多见于西医学的上呼吸道感染、急慢性支气管炎、支气管扩张、慢性阻塞性肺疾病、肺炎、肺结核等疾病中。

【病因病机】

咳嗽分为外感咳嗽和内伤咳嗽两大类。外感咳嗽多为六淫外邪侵袭所致；内伤咳嗽为脏腑功能失调累及肺所致。本病基本病机是肺失宣降，病位在肺，与肝、脾、肾等关系密切。

【辨证要点】

主症　咳逆有声，或咳痰。

凡起病急骤，病程较短，伴肺卫表证者多为外感咳嗽；起病缓慢，反复发作，病程较长，伴肺、肝、脾等脏功能失调或虚损证者多为内伤咳嗽。

1. 外感咳嗽

风寒袭肺　咳嗽声重，咳痰稀薄色白，恶寒，或有发热，无汗。舌苔薄白，脉浮紧。

风热犯肺　咳嗽气粗，咳痰黏白或黄，咽痛或咳声嘶哑，或有发热，微恶风寒，口微渴。舌尖红，苔薄白或黄，脉浮数。

燥邪伤肺　干咳少痰，咳痰不爽，鼻咽干燥，口干。舌尖红，苔薄黄少津，脉细数。

2. 内伤咳嗽

痰热壅肺　咳嗽气粗，痰多稠黄，烦热口干。舌质红，苔黄腻，脉滑数。

肝火犯肺　咳呛气逆阵作，咳时胸胁引痛，甚则咯血。舌红，苔薄黄少津，脉弦数。

痰湿蕴肺　咳声重浊，痰多色白，晨起为甚，胸闷脘痞，纳少。舌苔白腻，脉滑。

肺阴亏虚　咳久痰少，咳吐不爽，痰黏或夹血丝，咽干口燥，手足心热。舌红，少苔，脉细数。

肺气亏虚　病久咳声低微，咳而伴喘，咳痰清稀色白，食少，气短胸闷，神倦乏力，自汗畏寒。舌淡嫩，苔白，脉弱。

【治疗】

1. 基本治疗

治法　理肺止咳。取肺的俞、募穴及手太阴经穴为主。

（1）外感咳嗽

主穴　肺俞　列缺　合谷

方义　咳嗽病位主要在肺，肺俞为肺的背俞穴，位邻肺脏，为肺气所注之处，可调理肺脏气机，使其清肃有权，该穴泻之宣肺、补之益肺，无论虚实及外感内伤的咳嗽，均可使用；手太阴经络穴列缺与大肠之原穴合谷为原络相配，表里相应，可疏风祛邪，宣肺止咳。

配穴　风寒袭肺配风门、外关；风热犯肺配大椎、曲池；燥邪伤肺配太溪、太渊。

操作　毫针常规针刺，用泻法，风寒可加灸法，肺俞可配闪罐。

（2）内伤咳嗽

主穴　肺俞　中府　太渊　三阴交

方义　中府为肺的募穴，与肺俞相配为俞募配穴法，可调肺止咳；太渊为本脏真气所注之原穴，可宣肺理气；三阴交为肝、脾、肾三经之交会穴，可疏肝健脾，肃降肺气，化痰止咳。

配穴　痰热壅肺配丰隆、曲池；肝火犯肺配行间、鱼际；痰湿蕴肺配丰隆、阴陵泉；肺阴亏虚配膏肓、太溪；肺气亏虚配膻中、气海。

操作　毫针常规针刺。针刺太渊穴注意避开桡动脉；中府、背部穴应严格掌握针刺角度和方向。

2. 其他治疗

（1）拔罐法　适用于外感咳嗽，取肺俞、风门、膏肓、大椎。

（2）**耳针法**　肺、气管、脾、肝、肾、神门、肾上腺，毫针刺法或压丸法。

（3）**皮肤针法**　项后、背部第1胸椎至第2腰椎两侧足太阳膀胱经、颈前喉结两侧足阳明胃经。

（4）**穴位贴敷法**　大椎、风门、肺俞、定喘、膻中、天突、中府，用白芥子、甘遂、细辛、延胡索、肉桂、丁香、苍术、川芎等量制成膏药或者药粉贴敷，每次敷贴4～6穴，待3小时左右或者起泡取下，10天1次，3次为1疗程。

【按语】

1. 针灸对本病疗效较好，但应明确诊断。若出现咳吐脓痰、高热、胸闷喘促气短等重症时，应运用综合治疗措施。

2. 内伤咳嗽病程较长，急性发作时宜标本兼顾；缓解期应从调整肺、脾、肝等脏功能入手，重在治本。

3. 平时注意体育锻炼，以增强体质，提高抗病能力。

知识链接

古代文献

（1）治嗽灸天突穴、肺俞穴，大泻肺气。（《丹溪心法·咳嗽》）

（2）咳嗽寒痰，列缺堪治。（《通玄指要赋》）

（3）咳嗽，列缺、经渠、尺泽、鱼际、少泽、前谷、三里、解溪、昆仑、肺俞（百壮）、膻中（七壮）。（《针灸大成·痰喘咳嗽门》）

（4）咳嗽面赤热，取支沟……热痰取肺俞、膻中、尺泽、太溪。（《类经图翼》）

（5）肝咳刺足太冲，心咳刺手神门，脾咳刺足太白，肺咳刺手太渊，肾咳刺足太溪。（《备急千金翼方·卷三十七》）

项目二十　哮　喘

案例导入

患者，男，40岁。因咳嗽气喘30年，1957年8月11日初诊。患者9岁时受凉后开始咳嗽，以后每年冬季咳嗽、气喘、痰多，逐年加剧，夜间不能平卧，仅能睡3～4小时。并伴有食欲不振、全身酸软无力、头昏头痛等症，曾多次到医院治疗，不能除根。检查：慢性病容，桶状胸，两肺呼吸音增强，可闻及哮鸣音，咳喘气微，动则气促，痰多，呈白色黏液状，吐痰无力，面色苍白，舌苔薄白，脉滑细，脉搏78次/分钟。（郝晋东.中国百年百名中医临床家丛书·郑魁山.北京：中国中医药出版社，2009.）

思考：请明确诊断，分析病因病机，作出中医辨证，并确定针灸治疗方案（包括治法、处方）。

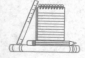

哮喘是一种发作性的痰鸣气喘疾患，以发作时喉中哮鸣有声，呼吸气促困难，甚则张口抬

肩不能平卧为主症的病证。"哮"以呼吸气促，喉间哮鸣为主要特征；"喘"以呼吸困难，甚则张口抬肩，鼻翼扇动为主要特征。临床上哮必兼喘，喘未必兼哮。本病有反复发作的特点，可发于任何年龄和季节，尤以寒冷季节和气候骤变时多发。

哮喘多见于西医学的支气管哮喘、喘息性支气管炎、肺炎、慢性阻塞性肺疾病、心源性哮喘等疾病。

【病因病机】

哮喘以宿痰伏肺为主因，多与外邪侵袭、饮食不当、情绪刺激、体虚劳倦等关系密切，基本病机是痰气搏结，壅塞气道，肺失宣降。本病病位在肺，与心、肾、脾等脏腑关系密切。

【辨证要点】

1. 实证

主症 病程短，或哮喘发作期，哮喘声高气粗，呼吸深长有余，以深呼为快，体质较强，胸闷或胀，气粗声高，可伴寒热表证。

风寒袭表 喉中哮鸣如水鸡声，痰多，色白，稀薄或多泡沫。苔薄白，脉浮紧。

痰热壅肺 喉中痰鸣如吼，声高气粗，痰色黄或白，黏着稠厚，口渴，便秘。舌红，苔黄腻，脉滑数。

2. 虚证

主症 病程长，反复发作或缓解期，哮喘声低气怯，气息短促，深吸为快，体质虚弱，脉弱无力。

肺气虚弱 喉中痰鸣，喘促气短，痰稀，神疲，汗出。舌淡，苔白，脉细弱。

肾气虚弱 气息短促，呼多吸少，动则喘甚，耳鸣，腰膝酸软。舌淡，苔薄白，脉沉细。

【治疗】

1. 基本治疗

（1）实证

治法 祛邪肃肺，化痰平喘，取手太阴经穴及相应俞募穴为主。

主穴 肺俞 中府 列缺 尺泽 定喘

方义 本病病位在肺，取肺俞、中府俞募配穴可调理肺脏气机，止哮平喘；手太阴经络穴列缺宣通肺气、祛邪外出，合穴尺泽肃肺化痰、降逆平喘；定喘为止哮平喘之经验效穴。

配穴 风寒外袭配风门、合谷；痰热壅肺配丰隆、曲池；喘甚者配天突；痰多加中脘、丰隆。

操作 毫针常规刺，泻法。风寒者可酌加艾灸或拔罐。

（2）虚证

治法 补益肺肾，止哮平喘。取相应背俞穴及手太阴经穴为主。

主穴 肺俞 膏肓 肾俞 太渊 太溪 足三里 定喘

方义 肺俞、膏肓相伍，补益肺气；肾俞以纳肾气；太渊为肺之原穴，与肺俞相伍，可加强肃肺止哮平喘之功，与肾之原穴太溪相配可充肺肾之气；足三里调补胃气，以资生化之源，使水谷精微上归于肺而补肺；定喘为止哮平喘之经验效穴。

配穴 肺气虚弱配气海；肾气虚弱配关元。

操作 毫针常规刺，补法。可酌加艾灸或拔罐。

2. 其他治疗

（1）皮肤针法 轻叩鱼际至尺泽穴手太阴肺经循行部、第7颈椎至第2腰椎旁开1.5寸处足太阳膀胱经背部循行线、两侧胸锁乳突肌。

（2）穴位敷贴法　肺俞、膻中、定喘、膈俞、脾俞、肾俞、内关，用白芥子30g，甘遂15g，细辛15g，研为细末，用生姜汁调药粉成糊状，在"三伏"期间贴敷效果更佳。

（3）耳针法　对屏尖、肾上腺、肺、气管、交感、皮质下，毫针刺，发作期每日1～2次，缓解期用弱刺激每周2～3次。

（4）拔罐法　取肺俞、中府、大椎、定喘、膏肓、肾俞、膻中，常规拔罐。

【按语】

1. 针灸治疗哮喘有较好的效果。急性期控制症状，缓解期以扶正气，对严重发作或哮喘持续状态，宜采取综合治疗措施。

2. 加强身体锻炼，增强体质，对于过敏性哮喘患者，应认真查找过敏原，避免接触而诱发。

知识链接

古代文献

（1）肺俞、肾俞，主喘咳少气百病。（《备急千金要方》）

（2）凡有哮喘者，为按肺俞，无不酸痛，皆为缪刺肺俞，令灸而愈。（《针灸资生经》）

（3）喘，灸中府、云门、天府、华盖、肺俞。（《针灸聚英》）

（4）哮吼嗽喘，俞府、天突、膻中、肺俞、三里、中脘。（《针灸大成》）

项目二十一　胃　痛

案例导入

刘某，男，47岁，工人。有胃痛史近6年，胃脘痛受寒、疲劳、饮食不慎、情志不和时易发。当地医院诊断为"胃溃疡"。前天胃痛急性发作，疼痛剧烈，服药物效果不好，遂来我科诊治。检查：剑突下压痛，无反跳痛，患者呻吟，表情痛苦。舌红，苔薄白，脉弦紧。（何崇.中国百年百名中医临床家丛书·邱茂良.北京：中国中医药出版社，2001.）

思考：请明确诊断，分析病因病机，作出中医辨证，并确定针灸治疗方案（包括治法、处方）。

胃痛是指上腹胃脘部发生的疼痛，又称"胃脘痛"。古代文献中的"心痛""心下痛"，多指胃痛。

本病可见于西医学的急、慢性胃炎，胃及十二指肠溃疡，胃痉挛，胃肠神经官能症等疾病。

【病因病机】

胃痛的发生多与寒邪客胃、饮食伤胃、肝气犯胃和脾胃虚弱等因素有关，基本病机是胃气失和、胃络不通或胃失温养。本病病位在胃，与肝、脾关系密切。

【辨证要点】

主症　上腹胃脘部疼痛。疼痛骤发，痛势较剧，痛处拒按，饥时痛减，纳后痛增者为实证；

痛势隐隐，痛处喜按，空腹痛甚，纳后痛减者为虚证。

　　寒邪犯胃　胃脘冷痛暴作，得温痛减，遇寒痛增，呕吐清水痰涎，畏寒喜暖，口不渴。苔白，脉弦紧。

　　肝胃气滞　胃脘痞胀疼痛或攻窜胁背，嗳气频作。苔薄白，脉弦。

　　胃热炽盛　胃痛急迫或痞满胀痛，嘈杂吐酸，心烦，口苦或黏。舌质红，苔黄或腻，脉数。

　　食滞胃肠　胃脘胀痛，嗳腐吞酸或呕吐不消化食物，吐后痛缓。苔厚腻，脉滑或实。

　　瘀阻胃络　胃痛较剧，痛如针刺或刀割，痛有定处，拒按，或大便色黑。舌质紫暗，脉涩。

　　胃阴亏虚　胃痛隐作，灼热不适，嘈杂似饥，食少口干，大便干燥。舌红少津，脉细数。

　　脾胃虚寒　胃痛绵绵，空腹为甚，得食则缓，喜温喜按，泛吐清水，神倦乏力，手足不温，大便多溏。舌质淡，脉沉细。

【治疗】

1. 基本治疗

　　治法　和胃止痛。取胃的募穴、下合穴为主。

　　主穴　中脘　足三里　内关　公孙

　　方义　本病病位在胃，中脘为胃之募穴、八会穴之腑会，与胃的下合穴足三里远近相配，可健运中州，调理胃气，和胃止痛，凡胃脘疼痛，不论寒热虚实，均可应用；内关为手厥阴心包经的络穴，又为八脉交会穴，通于阴维脉，"阴维为病苦心痛"，可畅达三焦气机，理气降逆，和胃止痛；公孙为足太阴脾经的络穴，也为八脉交会穴，通于冲脉，"冲脉为病，逆气里急"，可调理脾胃，平逆止痛，与内关相配能宽胸解郁，行气止痛，善治胃、心、胸部疾病。

　　配穴　肝胃气滞配太冲、期门；寒邪犯胃配梁丘、胃俞；胃热炽盛配内庭、大椎；食滞胃肠配下脘、梁门；瘀阻胃络配血海、膈俞；胃阴亏虚配三阴交、照海；脾胃虚寒配脾俞、关元。

　　操作　毫针常规刺。寒邪犯胃和脾胃虚寒者，可加用灸法。急性胃痛每日治疗1～2次，慢性胃痛每日或隔日治疗1次。

2. 其他疗法

　　（1）穴位注射法　选中脘、足三里、肝俞、胃俞、脾俞等穴。以维生素 B_{11}、维生素 B_{12}、黄芪、丹参或当归等注射液，常规穴位注射。

　　（2）耳针法　胃、脾、神门、交感、十二指肠等穴。毫针法或压丸法。

【按语】

1. 针灸治疗胃痛疗效显著，应与肝胆疾患及胰腺炎等相鉴别。

2. 溃疡病出血、穿孔等重症，应及时采取措施或中西医结合治疗。

3. 平时注意饮食规律，忌食刺激性食物。

4. 保持心情舒畅，避免精神紧张，适当体育锻炼。

知识链接

古代文献

　　（1）胃脘痛，膈俞、脾俞、胃俞、内关、阳辅、商丘，均灸。（《神灸经纶》）

　　（2）胃痛，太渊、鱼际、三里、肾俞、肺俞、胃俞、两乳下（各一寸，各二十一壮）。（《针灸大成》）

　　（3）腹内疼痛，内关、三里、中脘。（《针灸大成》）

附：胃下垂

胃下垂是指人在站立时，胃的下缘（胃大弯）降至盆腔，胃小弯切迹（弧线最低点）低于两髂嵴水平连线以下的一种疾病。多表现为身体消瘦，轻者可无明显症状，重者可有上腹坠胀、疼痛不适，多在食后、久立及劳累后加重，平卧后症状减轻或消失；常伴有胃脘饱胀、厌食、恶心、嗳气、腹泻或便秘等症状；甚者可同时伴有肝、肾、结肠等脏器下垂。主要由于胃膈韧带和胃肝韧带无力或腹壁肌肉松弛所致。本病属中医学"胃痛""胃缓""痞满""腹胀"等范畴，多与禀赋不足、饮食不节、劳累过度、情志不畅等因素有关，基本病机是脾虚气陷。本病病位在胃，与脾关系密切。

【治疗】

1.基本治疗

治法　健脾益气，升阳举陷。取脾、胃的背俞穴，胃的募穴、下合穴为主。

主穴　胃俞　中脘　足三里　脾俞　百会　气海

方义　本病病位在胃，故取胃之背俞穴胃俞、募穴中脘，与胃之下合穴足三里相配，可调补胃腑、补益胃气；脾俞为脾之背俞穴，可健脾益气，补中和胃；百会、气海合用可益气升阳举陷，凡气机下陷、脏器下垂诸症皆可用之。

配穴　痞满、恶心配公孙、内关；嗳气、喜叹息配太冲、期门。

操作　毫针常规刺，主穴用补法，配穴用平补平泻法，百会宜用灸法。上腹部和背部穴针后加灸或拔罐。

2.其他治疗

（1）穴位注射法　取脾俞、胃俞、足三里，选用黄芪注射液或人参注射液，常规穴位注射。

（2）耳针法　取胃、脾、交感、皮质下，毫针刺法或压丸法。

【按语】

1.针灸治疗胃下垂有一定疗效，但病程较长，需长期坚持治疗。

2.平时注意饮食有节，起居有时，饭后不宜剧烈运动。

3.适度体育锻炼，调畅情志，对本病的防治有重要作用。

项目二十二　呕　吐

案例导入

张某，女，45岁。有胃痛、呕吐史5年余。偶因情绪不畅而诱发，发则胃脘剧痛，呕吐频作。曾经钡餐透视，未发现器质性病变，诊断为"胃神经官能症"。屡治周效，要求针灸治疗。刻诊：患者脘胁胀闷，烦躁易怒，气逆作呕，舌苔微腻，脉象弦数。（肖少卿.中国针灸处方学.北京：人民卫生出版社，1998.）

思考：请明确诊断，分析病因病机，作出中医辨证，并确定针灸治疗方案（包括治法、处方）。

呕吐是以饮食物或痰涎等胃内容物从口吐出为主症的病证。古代文献以有物有声为呕，有物无声为吐，无物有声为干呕。因临床上两者常同时出现，故并称为呕吐。

本病多见于西医学的急慢性胃炎、胃扩张、幽门痉挛、胃神经官能症、胆囊炎、胰腺炎等。

【病因病机】

导致呕吐的原因可以是多方面的，实则主要有外邪、食滞、痰饮、气郁等，虚则主要为气虚、阴虚等。基本病机是胃失和降，胃气上逆。本病病位在胃，与肝脾有密切的关系。

【辨证要点】

主症　呕吐。发病急，病程短，呕吐量多，吐出物多酸臭味，或伴寒热者为实证；若发病较缓，病程较长，时作时止，吐出物量不多，酸腐臭味不明显者为虚证。

寒邪犯胃　呕吐食物残渣，量多如喷，可伴有恶寒发热，头身疼痛，胸脘满闷，苔白腻，脉浮缓。

食滞胃肠　呕吐酸腐，吐出为快，脘腹胀满，嗳气厌食，大便秘结或秽臭不爽。苔厚腻或垢，脉滑或沉实。

痰饮内阻　呕吐清水痰涎，脘闷痞满，口干不欲饮，饮水则吐，或头眩心悸。苔白腻，脉滑。

肝气犯胃　嘈杂吞酸，口苦嗳气，胸胁胀满，常因情志不畅而发作或吐甚。苔薄白或微黄，脉弦。

脾胃虚寒　呕吐反复，迁延日久，劳累过度或饮食稍有不慎即发，神疲倦怠，胃脘隐痛，喜暖喜按，畏寒肢冷，面色㿠白。舌质淡或胖，苔薄白，脉弱。

胃阴亏虚　时时干呕，呕吐少量食物黏液，反复发作，胃脘嘈杂，饥不欲食，口燥咽干，大便干结。舌红少津，脉细数。

【治疗】

1. 基本治疗

治法　理气和胃、降逆止呕。以足阳明经穴及相应脏腑募穴为主。

主穴　中脘　足三里　内关　公孙

方义　中脘乃胃之募穴，又为腑会，可理气和胃，通降腑气；足三里为胃经合穴，胃之下合穴，"合治内腑"，可疏理胃肠气机，通降胃气；内关、公孙分别是手厥阴及足太阴之络穴，属八脉交会配穴，可宽胸理气，降逆止呕，是治疗呕吐之效穴。

配穴　寒邪犯胃配上脘、外关；食滞胃肠配下脘、梁门；痰饮停胃配膻中、丰隆；肝气犯胃配期门、太冲；脾胃虚寒配脾俞、章门；胃阴亏虚配三阴交、太溪。

操作　毫针常规针刺，足三里、公孙平补平泻法，内关、中脘用泻法。虚寒者，可加艾灸。呕吐发作时，可在内关穴行强刺激并持续运针1～3分钟。

2. 其他治疗

（1）耳针法　选取胃、幽门、十二指肠、肝、脾、神门、交感等穴，毫针刺法或压丸法。

（2）穴位敷贴法　取神阙、中脘、内关、足三里等穴，切2～3分厚生姜片如硬币大，贴于穴上，用伤湿止痛膏固定。本法也可预防晕车、晕船、晕飞机引起的呕吐，临乘车船、登机前半小时贴药。

【按语】

1.针灸治疗呕吐效果良好，因妊娠或药物反应引起的呕吐，亦可参考上述治疗。

2.呕吐除用针灸止吐外，还应详细采集病史，认真检查，以明确诊断。

3. 平时宜注意饮食调理，忌暴饮暴食，少吃肥甘厚味及生冷、辛辣食物，以免损伤胃气。

4. 呕吐控制后，胃肠 X 线摄片及内窥镜检查可明确病变部位及性质。

5. 实验室检查肝、肾功能，电解质，血气分析，B 超探查肝、胆、胰等有助于鉴别诊断。

知识链接

古代文献

（1）伤寒热盛，烦呕，大椎主之。（《针灸甲乙经》）

（2）呕吐痰涎，眩晕不已，取公孙、丰隆、中魁、膻中。胃脘停痰，口吐清水：取公孙、巨阙、厉兑、中脘。（《针灸大全》）

（3）干呕不止，所食即吐不止停，灸间使三十壮。（《备急千金翼方》）

（4）腹中雷鸣，食不化，逆气而吐，取章门、下脘、足三里，灸中脘。（《神应经》）

（5）翻胃吐食，中脘、脾俞、中魁、三里。（《针灸大成》）

（6）胃俞，主呕吐、筋挛、食不下。（《针灸资生经》）

项目二十三　呃　逆

案例导入

患者周某，男，45 岁。自述由于夫妇关系不睦，发生口角，遂致嗳气，继则呃逆，病已一周。经注射阿托品，服丁香柿蒂汤、沉香顺气丸等未获显效。刻诊胸脘胀闷，呃逆频作，脉象弦而有力。（肖少卿. 中国针灸处方学. 北京：人民卫生出版社，1998.）

思考：请明确诊断，分析病因病机，作出中医辨证，并确定针灸治疗方案（包括治法、处方）。

呃逆是以气逆上冲、喉间呃呃连声、声短而频、难以自制为主症的病证，又称为"哕""哕逆"。

本病多见于西医学的膈肌痉挛、胃肠神经官能症、胃炎、胃扩张、胃癌、肝硬化晚期、脑血管病、尿毒症、胃与食道手术后等。

【病因病机】

呃逆多因感受外邪、饮食不节、情志不遂、体虚病后等所致，基本病机为胃失和降，胃气上逆动膈。本病病位在膈，病变的关键脏腑在胃，还与肝、脾、肺、肾诸脏有关。

【辨证要点】

主症　喉间呃呃连声、声短而频、难以自制。

胃寒积滞　呃声沉缓有力，遇寒则重，得热则减，常因感受寒邪或饮冷而发。苔薄白，脉迟缓。

肝郁气滞　呃声连连，郁闷、心烦，胸胁胀满，常因情志不畅而诱发或加重。苔薄白，脉弦紧。

胃火上逆　口臭烦渴，喜冷饮，尿赤便秘。苔黄燥，脉滑数。

脾胃虚弱　脘腹不适，气不得续，喜暖喜按，身倦食少，四肢不温。舌淡，苔薄，脉细弱。

胃阴不足　呃声低微、短促而不得续，口干咽燥，饥不欲食。舌红、少苔，脉细数。

【治疗】

1. 基本治疗

治法　和胃降逆，利膈止呃。以足阳明、厥阴经及任脉等经穴为主。

主穴　膈俞　内关　公孙　中脘　足三里　膻中　天突

方义　膈俞利膈止呃；内关、公孙为八脉交会穴相配，可宽胸利膈、畅通三焦气机，为降逆要穴；中脘、足三里为胃之募穴和下合穴，可和胃降逆，胃腑寒热虚实等所致胃气上逆动膈者用之均宜；膻中穴位近膈，又为气会穴，能理气降逆，使气调则呃止；天突位于咽喉，利咽止呃。

配穴　胃寒积滞配胃俞、梁门；肝郁气滞配期门、太冲；胃火上逆配内庭、陷谷；脾胃虚弱配脾俞、胃俞；胃阴不足配太溪、胃俞、三阴交；气滞痰阻配丰隆。

操作　毫针常规针刺，膈俞、期门等穴不可深刺，以免伤及内脏；若胃寒积滞、脾胃阳虚者，诸穴可用艾条灸或隔姜灸；中脘、足三里也可用温针灸，胃俞可加拔火罐；膻中、天突应严格掌握进针方向及角度。

2. 其他治疗

（1）穴位按压法　翳风、攒竹、鱼腰、内关，任取一穴（双侧），用拇指或中指重力按压，以患者能耐受为度，连续按压 3～5 分钟，同时令患者深吸气后屏住呼吸，常能立即止呃。

（2）耳针法　取膈、耳中、胃、脾、肝、交感、神门，毫针刺或压丸法。

（3）拔罐法　取膈俞、膈关、中脘，常规拔罐。

【按语】

1. 针灸治疗呃逆有显著疗效，对于反复发作的慢性、顽固性呃逆，应积极查明原因，并配合中西医药物治疗。

2. 年老体弱、慢性久病和重症患者出现呃逆，往往是胃气衰败、病情加重之象，针灸疗效欠佳。

知识链接

古代文献

（1）哕……灸中脘、关元百壮；未止，肾俞百壮。（《针灸资生经》）

（2）呃逆……针天突以降逆，针中脘以和胃。（《针灸正宗》）

项目二十四　腹　痛

案例导入

马某，男，27 岁。患者就诊前一天晚餐暴饮暴食，着凉后出现腹痛暴作，痛势较剧，脘腹胀满，疼痛拒按，嗳腐酸臭，恶心呕吐，大便溏薄，腹中雷鸣，舌淡红，苔白厚腻，脉弦滑。（张云祥. 实用针灸处方解. 北京：中国科学技术出版社，1995.）

思考：请明确诊断，分析病因病机，作出中医辨证，并确定针灸治疗方案（包括治法、处方）。

腹痛是指胃脘以下，耻骨毛际以上部位发生的疼痛。

本病多见于西医学的胃肠痉挛、急慢性胰腺炎、不完全性肠梗阻、结核性腹膜炎、肠易激综合征、消化不良性腹痛等疾病。

【病因病机】

腹痛的病因不外寒、热、虚、实、气滞、血瘀等六个方面，它们之间常常相互联系，相互影响。基本病机是脏腑气机不利，经脉气血阻滞，脏腑经络失养，不通则痛。本病病位在腹部，与肝、胆、脾、肾、膀胱、大小肠有关。

【辨证要点】

主症　发病急，病程短，痛势急剧，痛时拒按者为实证；起病较缓，病程较长，痛势绵绵，喜揉喜按者为虚证。

寒邪内阻　腹痛拘急，遇寒痛甚，得温痛减，口淡不渴，形寒肢冷，小便清长，大便清稀或秘结。舌质淡，苔白腻，脉沉紧。

湿热壅滞　腹痛拒按，烦渴引饮，大便秘结，或溏滞不爽，潮热汗出，小便短黄。舌质红，苔黄燥或黄腻，脉滑数。

饮食积滞　脘腹胀满，疼痛拒按，嗳腐吞酸，厌食呕恶，痛而欲泻，泻后痛减，或大便秘结。舌苔厚腻，脉滑。

肝郁气滞　腹痛胀闷，痛无定处，痛引少腹，或兼有痛窜两胁，时作时止，得嗳气或矢气则舒，遇忧思恼怒则剧。舌质红，苔薄白，脉弦。

瘀血内停　腹痛较剧，痛如针刺，痛处固定，经久不愈。舌质紫暗，脉细涩。

中虚脏寒　腹痛绵绵，时作时止，喜温喜按，形寒肢冷，神疲乏力，气短懒言，胃纳不佳，面色无华，大便溏薄。舌质淡，苔薄白，脉沉细。

【治疗】

1. 基本治疗

治法　通调腑气，缓急止痛。以足阳明及任脉等经穴为主。

主穴　天枢　中脘　关元　足三里

方义　中脘、足三里为胃之募穴和下合穴，可调和胃肠，理气止痛；天枢为大肠募穴，可理气通腑，消积导滞；关元位于下腹部，灸之可温化寒积，缓急止痛。

配穴　寒邪内阻配神阙、气海；湿热壅滞配阴陵泉、内庭；饮食积滞配下脘、梁门；肝郁气滞配期门、太冲；瘀血内停配阿是穴、膈俞；中虚脏寒配脾俞、神阙；脐周疼痛配上巨虚；脐下疼痛配下巨虚；少腹疼痛配曲泉。

操作　毫针常规针刺，关元针刺前需排空膀胱，以免伤及内脏；若寒证、虚证，腹部诸穴可用艾条灸或隔姜灸，足三里也可用温针灸。

2. 其他治疗

（1）耳针法　取胃、脾、小肠、大肠、交感、神门，毫针刺法或压丸法。

（2）拔罐法　实证可取脾俞、胃俞、肾俞、大肠俞等，常规拔罐。

（3）穴位敷贴法　虚寒证用食盐或小茴香加热布包，根据具体部位敷于中脘、神阙、气海、关元等。

【按语】

1. 针灸治疗腹痛疗效显著，要注意正确辨证，查明原因，并积极治疗原发病。
2. 急性腹痛，要严密观察，必要时采取其他治疗措施。

知识链接

古代文献

（1）足三里、气海，治脐下三十六疾，小腹痛欲死者，灸之即生。（《类经图翼》）

（2）腹中雷鸣相逐，食不化，逆气，灸上脘下一寸，名太仓七壮。（《针灸甲乙经》）

（3）腹胀不通，寒中伤饱，食饮不化，中脘主之。（《针灸甲乙经》）

（4）脐下绞痛，流入阴中，发作无时，此冷气也，灸关元百壮。（《千金方》）

项目二十五 泄 泻

案例导入

患者李某，男，35 岁。自述腹痛泄泻二天，尽如黄色水样大便，日行 4～5 次，量多，伴有发热、呕吐、心烦、口渴，舌苔黄腻，脉象濡数。（肖少卿 . 中国针灸处方学 . 北京：人民卫生出版社，1998.）

思考：请明确诊断，分析病因病机，作出中医辨证，并确定针灸治疗方案（包括治法、处方）。

泄泻是以大便次数增多、便质稀薄或完谷不化，或呈水样等为主症的病证，又称"腹泻"。本病以夏秋两季较为多见，分为急性泄泻和慢性泄泻两类。

本病多见于西医学的急、慢性肠炎，消化不良，胃肠功能紊乱，过敏性结肠炎，肠结核等病。

【病因病机】

泄泻多因感受外邪、饮食所伤、情志所伤及脏腑虚弱等所致。基本病机为脾胃受损，湿困脾土，传导失司。本病病位在肠，但关键病变脏腑在脾、胃，与肝、肾关系密切。

【辨证要点】

主症 发病较急，便次与数量增多，小便减少者多为急性泄泻；发病势缓，病程较长，每日便泄次数较少，多由急性泄泻转变而成者为慢性泄泻。

寒湿困脾 大便清稀或如水样，水谷相杂，肠鸣腹痛，口不渴，身寒喜温。舌淡，苔白滑，脉迟。

肠道湿热 腹痛即泻，泻下急迫，粪色黄褐臭秽，肛门灼热，口渴烦热，小便黄赤。舌红，苔黄腻，脉濡数。

食滞胃肠 腹满胀痛，大便臭如败卵，泻后痛减，纳呆，嗳腐吞酸。舌苔厚腻或垢，脉滑。

肝气郁滞 泄泻肠鸣，腹痛攻窜，矢气频作，胸胁胀闷，嗳气食少，每因情志不畅而发，泻后痛缓。舌质红，苔薄白，脉弦。

　　脾气亏虚　大便时溏时泻，迁延反复，夹有不消化食物，稍进油腻则便次增多，面色萎黄，神疲倦怠，舌质淡，苔薄白，脉细弱。

　　肾阳亏虚　晨起泄泻，夹有不消化食物，脐腹冷痛，喜暖，形寒肢冷。舌淡胖，苔白，脉沉细。

【治疗】

1. 基本治疗

　　治法　健脾利湿，调肠止泻。大肠的募穴、背俞穴、下合穴为主。

　　主穴　天枢　上巨虚　大肠俞　三阴交　阴陵泉

　　方义　本病病位在肠，故取大肠的募穴天枢、背俞穴大肠俞，属俞募配穴法，与大肠之下合穴上巨虚合用，可调理肠腑而止泻，三阴交、阴陵泉健脾利湿，三阴交兼调理肝肾，各种泄泻皆可用之。

　　配穴　寒湿困脾配神阙、中极；肠道湿热配内庭、下巨虚；食滞胃肠配梁门、建里；肝气郁滞配太冲、期门。脾气亏虚配公孙、太白；肾阳亏虚配肾俞、关元。

　　操作　毫针常规针刺，寒湿、虚证可灸。

2. 其他治疗

　　（1）**耳针法**　大肠、小肠、腹、胃、脾、神门，毫针刺法或压丸法。

　　（2）**穴位敷贴法**　五倍子适量，研末，用食醋或姜汁调成糊状敷脐，以伤湿止痛膏固定，适用于久泻。

　　（3）**拔罐法**　天枢、关元、足三里、上巨虚等穴施拔罐法，适用于慢性虚寒性泄泻。

【按语】

　　1. 针灸治疗泄泻有显著疗效，但对严重失水或由恶性病变所引起的腹泻，则应采用综合治疗。

　　2. 平素饮食应清淡，忌食生冷、辛辣、油腻之品，注意饮食卫生。

知识链接

古代文献

　　（1）飧泄，补三阴之上，补阴陵泉，皆久留之，热行乃止。（《灵枢》）

　　（2）洞泄不止，取肾俞、中脘。（《针灸逢源》）

　　（3）虚寒久泄，灸关元、中极、天枢、三阴交、中脘、梁门、气海。老人虚人泄泻，灸神阙、关元、脾俞、大肠俞。（《神灸经纶》）

项目二十六　痢　疾

案例导入

　　赵某，男，28岁。恶寒发热1天，继而出现腹痛，下痢赤白，里急后重，大便日行20余次，肛门坠胀不爽。伴有脘闷、食少恶心、恶寒发热、汗少、肢体酸痛。查：体温39.4℃；大便常规：脓球（＋），红细胞（＋＋＋），有吞噬细胞；大便培养：2次均见宋氏痢疾杆菌。苔薄白，脉浮数。（肖少卿．中国针灸处方学．北京：人民卫生出版社，1998.）

思考：请明确诊断，分析病因病机，作出中医辨证，并确定针灸治疗方案（包括治法、处方）。

痢疾是以腹痛、里急后重、下痢赤白脓血为主症的病证，又称为"肠澼""滞下""下利"，古代文献将传染性强而病情危重者称为"时疫痢"和"疫毒痢"。

本病多见于西医学的急慢性细菌性痢疾、阿米巴痢疾、溃疡性结肠炎、过敏性结肠炎等。

【病因病机】

痢疾多由外感湿热或时邪疫毒，内伤饮食等所致。基本病机是邪滞于肠腑，肠道传化失司。本病病位在肠，与脾、胃关系密切。

【辨证要点】

主症　腹痛、里急后重、下痢赤白脓血。

湿热蕴结　腹痛，里急后重，大便赤白脓血，每日数次到数十次，肛门灼热，可伴发热。舌红，苔黄腻，脉滑数。

寒湿困脾　腹痛，大便赤白黏冻，伴有头身困重，脘痞纳少，口黏不渴。舌苔白腻，脉濡缓。

脾阳亏虚　病久迁延不已，大便呈白黏冻状，排便不畅，腹部冷痛时作，畏寒肢冷。舌淡，苔白滑，脉弱。

热毒炽盛　发病骤急，腹痛剧烈，大便呈鲜紫脓血，气味腐臭，或恶心呕吐，噤口不食，或腹泻前即见高热，腹满胀痛，烦躁不安，面色苍白，四肢发冷，甚至昏迷。舌质红绛，苔黄燥，脉滑数。

正虚邪恋　腹泻时发时止，发时大便赤白黏冻或果酱样，腹痛后重；不发时疲劳乏力，食少，腹胀或隐痛。舌质淡，苔薄白，脉细。

【治疗】

1. 基本治疗

治法　疏肠导滞，调和气血。取大肠的原穴、募穴、下合穴为主。

主穴　合谷　天枢　上巨虚　关元　三阴交

方义　合谷为手阳明大肠经原穴，天枢、上巨虚分别为大肠的募穴和下合穴，三穴合用可通调大肠腑气，调理肠络气血；关元为小肠之募穴，可疏调肠腑之气机，理气化滞；三阴交为肝脾肾三经交会穴，可健脾化湿。诸穴合用，共奏调理肠胃气血，气调则湿化滞行，血调则血行痢除之效，即所谓"血行则脓血自愈，气调则后重自除"。

配穴　湿热蕴结配曲池、内庭；寒湿困脾配中脘、气海；热毒炽盛配大椎、太冲、水沟、十宣；脾阳亏虚配中脘、脾俞；正虚邪恋配脾俞、肾俞、足三里；久痢脱肛加灸长强、百会。

操作　针灸并用，关元用平补平泻，其余主穴用泻法。配穴按补虚泻实法操作，久痢脱肛可配合艾灸，十宣、大椎可用三棱针点刺出血。

2. 其他治疗

（1）耳针法　大肠、直肠下段、小肠、胃、腹、脾、肾，毫针刺法或压丸法。

（2）穴位注射法　选穴参照基本治疗，黄连素注射液、5% 葡萄糖注射液、维生素 B_1 注射液等常规穴位注射。

【按语】

1. 针灸治疗痢疾有较好效果，以急性菌痢效佳。

2. 急性菌痢发病期间应注意饮食，必要时禁食，实行床边隔离，以防止传染。

3. 中毒性菌痢病情急重，需采取综合治疗措施。

知识链接

古代文献

（1）其或久痢后，体虚气弱……又甚者，灸天枢、气海。（《丹溪心法》）

（2）中气虚寒、腹痛泻痢，天枢、神阙。（《针灸逢源》）

（3）赤白痢疾，脐中七壮至百壮，三阴交七壮。（《针灸集成》）

（4）初患赤白痢疾者，法当灸其天枢，兼之中脘。（《灸法秘传》）

（5）赤白痢，如赤，内庭、天枢、隐白、气海、照海、内关，如白，里急后重，大痛者，外关、隐白、天枢、申脉。（《针灸大成》）

（6）赤白痢，长强、命门。里急后重，下脘、天枢、照海。久痢，中脘、脾俞、天枢、三焦俞、大肠俞、足三里、三阴交。均灸。（《神灸经纶》）

项目二十七　便　秘

案例导入

张某，男，43岁，农民，便结不下，腹痛胀满，潮热汗出，口臭而渴，心烦不安，小溲黄赤，舌苔黄燥，脉滑稍数。[张文进.针灸治疗便秘验案.中医杂志，1984（12）：48.]

思考：请明确诊断，分析病因病机，作出中医辨证，并确定针灸治疗方案（包括治法、处方）。

便秘是以大便干结难解，排便间隔时间延长为主症的病证。

本病相当于西医学的功能性便秘、肠易激综合征、药物性便秘、内分泌及代谢性疾病所致的便秘。

【病因病机】

便秘多与饮食不节、情志失调、年老体虚等因素有关。基本病机是大肠传导功能失司。本病病位在肠，但与脾、胃、肺、肝、肾等有关。

【辨证要点】

主症　大便干结难解，排便间隔时间延长。

肠道实热　大便干结，腹部胀满，按之作痛，口干或口臭。舌苔黄燥，脉滑实。

肠道气滞　大便不畅，欲解不得，甚则少腹作胀，嗳气频作。苔白，脉细弦。

脾虚气弱　大便干结如栗，临厕无力努挣，挣则汗出气短，面色㿠白，神疲气怯。舌淡，苔薄白，脉弱。

脾肾阳虚　大便秘结，面色萎黄无华，时作眩晕，心悸，甚则少腹冷痛，小便清长，畏寒肢冷。舌质淡，苔白润，脉沉迟。

　　阴虚肠燥　大便干结，状如羊屎，口干少津，神疲纳差。舌红，苔少，脉细小数。

【治疗】

1. 基本治疗

治法　通调腑气，润肠通便。以大肠的背俞穴、募穴、下合穴为主。

主穴　大肠俞　天枢　上巨虚　支沟　照海

方义　大肠俞与天枢同用属俞募配穴，上巨虚为大肠下合穴，"合治内腑"，三穴共用，能通调大肠腑气；支沟调理三焦气机以通腑气，照海滋阴，取之可增液行舟，两穴均为治疗便秘之经验效穴。

配穴　肠道实热配合谷、内庭；肠道气滞配太冲、中脘；脾虚气弱配脾俞、气海；脾肾阳虚配肾俞、神阙。阴虚肠燥配三阴交、太溪。

操作　主穴用毫针泻法；配穴按补虚泻实法操作；肾俞、神阙、关元用灸法。

2. 其他治疗

（1）**耳针法**　大肠、直肠、交感、皮质下、脾、肾，毫针刺法或压丸法。

（2）**穴位注射法**　选穴参照基本治疗穴位，维生素 B_1、B_{12} 注射液或生理盐水做穴位注射。

【按语】

1. 针灸治疗本病有较好疗效，如经治疗多次无效者须查明原因。

2. 应多食新鲜蔬菜水果，养成定时排便习惯。

3. 应适当进行体育锻炼，促进胃肠蠕动。

知识链接

1. 古代文献

（1）大便艰难，用力脱肛，取内关、照海、百会、支沟。（《针灸大全》）

（2）大便秘结不通，章门、太白、照海，有热结、有冷结，宜先补后泻。（《针灸大成》）

（3）腹中不便，取三里，盛则泻之，虚则补之。（《针灸甲乙经》）

（4）承山、太溪之大便难。（《针灸资生经》）

2. 名家医案

　　李某，男，17岁，学生。1996年10月5日初诊。大便干结不爽3年余，开始服麻仁丸尚可起效，近年来便秘日见加重，服麻仁丸也无济于事。2月前曾求诊于某中医师，给予汤药内服，服后溏泻10余天。停药后1周，又见大便不通，且程度较前加重，大便6～7天1次，粪便干结难出，靠开塞露维持通便，痛苦异常。西医怀疑结肠占位性病变，建议进行乙状结肠镜检，患者心存恐惧，遂前来试治于针灸。诊见面色萎黄，大便干结难下，6～7天1次，状如羊粪，纳可，小便如常，舌淡，脉沉迟，皮肤欠温。诊断：冷秘。辨证：肾阳不足。治法：补益肾气，温振元阳，逐寒通腑。针灸处方：大肠俞、肾俞、支沟、照海、关元。刺法：补大肠俞、肾俞，直刺1～2寸；补支沟、照海，直刺0.5寸。留针20分钟。灸关元5～7壮，每日1次。10月8日2诊，经针灸3次，自觉大便较前省力，质稍变软，仍3～4天1次，效不更方，继如前法治疗。针灸至11天，患者大便通畅，量多，成形，1日2～3次，无腹痛等不适。如此持续3天后，日行1次。遂停灸仅用针刺，每周2次，并嘱禁食冰冷，多活动，多吃蔬菜。

后经针刺 8 次，疗效稳定，停诊。随访 6 个月未见复发。（韦企平 . 中国百年百名中医
临床家丛书·杨甲三 . 北京：中国中医药出版社，2002.）

项目二十八　肠易激综合征

案例导入

　　李某，男，38 岁，农民。2001 年 8 月 7 日初诊，患者症见腹胀腹泻，一天 4～6 次，
稀便混有黏液、不消化食物。实验室检查：白细胞 7.2×10^9/L，大便镜检无异常改变。
患者平素多愁善感，闷闷不乐，近两年感腹部胀痛、肠鸣泄泻，遇情志不畅时，症状
加重。腹泻日久，遂到省城几家医院均诊断为"BS"，但治疗效果不佳，故求助于针灸
治疗。（何严，高宏 . 针灸配合按摩治疗肠易激综合征 36 例 . 陕西中医，2004：25.）

　　思考：请明确诊断，分析病因病机，作出中医辨证，并确定针灸治疗方案（包括治
法、处方）。

　　肠易激综合征是以腹痛或腹部不适、伴排便习惯改变为主症而无器质性病变的一种常见功
能性肠病。临床症状表现为持续性存在或间歇发作的排便习惯改变（腹泻或便秘）、粪便性状异
常（稀便或黏液便等）、腹痛及腹胀等，其中以腹泻最为多见。患者以中青年居多，老年人初次
发病者少见，男女比例约 1：2。

　　肠易激综合征属于中医学"泄泻""便秘""腹胀"等范畴。

【病因病机】

　　本病的发生常与情志失调、饮食不节等密切相关。基本病机为肝脾不调，肠道通调失常。
本病病位在肠，与肝、脾关系密切，病久及肾。

【辨证要点】

主症　反复或交替出现腹泻、便秘伴腹胀及大便性状异常。

　　脾虚湿滞　腹痛隐隐，大便时溏时泻，劳累或受凉后发作或加重，神疲纳呆，四肢倦怠。
舌淡胖有齿痕，苔白腻，脉虚弱。

　　肝郁脾虚　腹痛则泻，泻后痛减，发作多与情绪相关，平素急躁易怒，善叹息，或两胁胀
痛。舌淡胖有齿痕，脉弦细。

　　脾肾阳虚　晨起腹痛即泻，腹部冷痛，得温痛减，腰膝酸软，纳差。舌淡，苔白滑，脉沉细。

　　脾胃湿热　腹痛泄泻，泻下急迫或黏腻不爽，肛门灼热，烦渴欲饮，口干口苦。舌红，苔
黄腻，脉滑数。

　　肝郁气滞　大便干结，腹痛腹胀，每遇情志不舒时加重，善太息，嗳气频作。舌淡红，苔
薄白或黄，脉弦。

　　肠道燥热　大便秘结难下，少腹胀痛，口干口臭。舌红，苔黄燥少津，脉数。

【治疗】

1. 基本治疗

治法　调和肝脾，理气通腑。取大肠的下合穴、背俞穴、募穴为主。

主穴 天枢 大肠俞 上巨虚 足三里

方义 本病病位在肠，天枢为大肠募穴，可调中和胃，理气健脾，有通调肠腑、分清泌浊之功；大肠俞为大肠之气输注于背部的穴位，与天枢相配属俞募配穴，加大肠的下合穴上巨虚，以通调肠腑；足三里为胃的下合穴，大小肠皆属于胃，可和胃理气，以助调理肠腑功能。

配穴 脾虚湿滞配脾俞、阴陵泉；肝郁脾虚配太冲、公孙；脾肾阳虚配肾俞、关元；脾胃湿热配内庭、曲池；肝郁气滞配肝俞、行间；肠道燥热配支沟、曲池。腹胀明显配中脘、内关；腹泻明显配关元、神阙、公孙；便秘明显配支沟、照海；情绪症状明显配神庭、神门。

操作 毫针常规刺。实证用泻法，虚证用补法，可配合用灸法。神阙用隔盐灸。

2. 其他治疗

（1）指压法 腹部脐周阿是穴、相应背俞穴或其他阳性反应点，可行指压法。

（2）耳针法 交感、肝、脾、胃、大肠、皮质下，毫针刺法或压丸法。

（3）穴位埋线法 中脘、天枢、关元、足三里、上巨虚、大肠俞、肝俞、脾俞、胃俞，使用可吸收缝合线行穴位埋线，以常规针刺深度为宜，15 天 1 次，3 次为 1 疗程。

（4）热敏灸法 对患者进行热敏点探查，一般可在腹部天枢穴、头部额旁 2 线等部位发现热敏点，对热敏点施灸，以出现深透感传为度。

【按语】

1. 针灸对肠易激综合征可明显缓解症状。病情较重者需配合中药或西药治疗。

2. 对初诊的患者应有针对性地选择辅助检查，排除器质性病变。

3. 平时要注意生活与饮食规律，忌食刺激性食物，调畅情志，适当运动锻炼。

知识链接

古代文献

（1）胃病者，腹䐜胀，胃脘当心而痛，上支两胁，膈咽不通，食饮不下，取之三里也。（《灵枢·邪气脏腑病形》）

（2）脾胃虚弱，湿痿，汗泄，妨食，三里、气街出血，不愈，于上廉出血。（《脾胃论》）

（3）腹内疼痛，内关、三里、中脘。（《针灸大成》）

项目二十九 胁 痛

案例导入

叶某，女，28 岁。左胸胁疼痛已 3 天，呼吸作痛，咳则更甚，转侧亦作痛，俯仰不利，左侧第 9、10 肋骨处有压痛。舌红苔薄，脉弦。（严振国、黄金昶.针灸治验录.上海：上海中医药大学出版社，1994.）

思考：请明确诊断，分析病因病机，作出中医辨证，并确定针灸治疗方案（包括治法、处方）。

胁痛是以自觉一侧或两侧胁肋疼痛为主症的病证。

本证多见于西医学的肝、胆囊、胸膜等急、慢性疾患和肋间神经痛等。

【病因病机】

胁痛的病因多与情志不遂、跌仆损伤、饮食不节、外感湿热、久病体虚等有关。肝脉布胁肋，足少阳经循胁里，过季胁，胁肋为肝胆经络所过之处。基本病机为肝胆脉络不通或脉络失养。其病位在胁肋，病变脏腑主要在肝、胆，与脾、胃、肾有关。

【辨证要点】

主症　胁肋部疼痛。

肝气郁结　胁肋胀痛，痛无定处，疼痛每因情志变化而增减，胸闷，喜叹息，得嗳气或矢气则舒，纳呆食少，脘腹胀满。苔薄白，脉弦。

瘀血阻络　胁肋刺痛，固定不移，入夜尤甚。舌质紫暗，脉沉涩。

肝胆湿热　胁肋胀痛灼痛，触痛明显，拒按，口苦口黏，胸闷纳呆，恶心呕吐，小便黄赤，或有黄疸。舌苔黄腻，脉弦滑而数。

肝阴不足　胁肋隐痛，绵绵不休，遇劳加重，口干咽燥，头晕目眩，两目干涩。舌红、少苔，脉弦细或细数。

【治疗】

1.基本治疗

治法　疏肝利胆，通络止痛。取足厥阴肝经、足少阳胆经穴为主。

处方　期门　支沟　阳陵泉　丘墟

方义　肝胆经之脉布于胁肋，期门为肝之募穴，位居胁肋部，取之既可疏泄肝胆气机，又可直接疏通胁肋部经络而止痛；阳陵泉为胆的下合穴，支沟为三焦经经穴，二穴均为治胁痛之验穴，一上一下和解少阳，疏泄肝胆；丘墟为胆之原穴，与阳陵泉相配，可疏肝利胆，活络止痛。

配穴　肝气郁结配太冲、内关；瘀血阻络配膈俞、三阴交；肝胆湿热配行间、阴陵泉；肝阴不足配足三里、三阴交。

操作　实证针用泻法，虚证针用补法。

2.其他治疗

（1）耳针法　肝、胆、神门、胸，毫针刺法或压丸法。

（2）穴位注射法　适用于肋间神经痛。用 10% 葡萄糖注射液 10mL，或加维生素 B_{12} 注射液注入相应节段的夹脊穴。或取病侧阿是穴、阳陵泉，用维生素 B_1 注射液 100mg，维生素 B_{12} 注射液 0.1mg 混合均匀常规注射。

（3）皮肤针法　适用于劳伤胁痛。轻叩胁肋部痛点及相应的背俞穴，并可配合拔火罐。

【按语】

1.针灸对本病有较好的疗效，以迅速止痛见长。

2.患者应保持心情舒畅，忌食油腻辛辣之品，饮食宜清淡。

3.若为传染性肝炎，应隔离。

知识链接

古代文献

（1）胸胁中痛，取大包。胸胁痛无常处，取环跳、至阴。胸胁胀且痛，取太白。胸

胁痛，取天井、支沟、间使、大陵、三里、太白、丘墟、阳辅。（《神应经》）

（2）胸连胁痛，取期门、章门、丘墟、行间、涌泉。（《针灸摘英集》）

项目三十　黄　疸

案例导入

吴某，男，23岁。患者素有乙肝"大三阳"病史5年，最近1月自觉食欲不振，神疲乏力，厌食油腻，头重身困，胸脘痞闷，时有发热，小便色黄，大便溏稀，皮肤瘙痒发黄。查：皮肤巩膜黄染，色鲜明，浅表淋巴结未扣及肿大，心肺正常。腹平软，肝于右肋缘下3cm处能及，质软轻触痛，墨菲征（-），脾未触及，无移动性浊音，肠鸣音正常。肝功能 TBIL：160μmol/L，DBIL：156μmol/L，ALT：700U/L，AST：215U/L，A/G：1.4，尿分析：UBG：60μmol/L，BIL：76μmol/L。腹部B超提示：肝大，脾不大，胆囊正常。舌淡红，苔腻微黄，脉濡细数。（王雪苔，刘冠军.中国当代针灸名家医案.吉林：吉林科学技术出版社，1991.）

思考：请明确诊断，分析病因病机，作出中医辨证，并确定针灸治疗方案（包括治法、处方）。

黄疸是因胆汁外溢所致，以目黄、身黄、小便黄为主症的病证。其中，目睛黄染是本病的主要特点。

西医学中，黄疸多见于肝细胞性黄疸、阻塞性黄疸、溶血性黄疸，可见于急慢性肝炎、肝硬化、胆囊炎、胆结石、钩端螺旋体病、蚕豆病、某些消化系统肿瘤等疾病。

【病因病机】

黄疸的发生常与感受外邪、饮食不节、脾胃虚弱等因素有关。黄疸分为阳黄和阴黄两大类，其中阳黄以湿热为主，阴黄以寒湿为主。基本病机是湿浊阻滞，胆汁不循常道而上泛于目。本病病位在胆，与肝、脾、胃关系密切。

【辨证要点】

主症　目黄、身黄、小便黄，尤以眼睛巩膜发黄最为明显。

肝胆湿热　身目俱黄，黄色鲜明，发热口渴，心中懊憹，口干而苦，恶心欲吐，腹满胁痛，大便秘结或呈灰白色，小便短黄。舌红，苔黄腻，脉弦数。

湿困脾胃　身目俱黄，黄色晦滞，头重身困，胸脘痞满，恶心纳少，腹胀，大便溏垢。苔腻微黄，脉弦滑或濡缓。

热毒炽盛　发病急骤，黄疸迅速加深，色黄如金，高热烦渴，神昏谵语，或见衄血、便血、肌肤瘀斑。舌质红绛，苔黄而燥，脉弦滑数。

寒凝阳衰　病程较长，身目俱黄，黄色晦暗。纳少脘闷，或腹胀便溏，神疲畏寒，口淡不渴。舌淡，苔白腻，脉濡缓或沉迟。

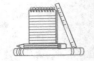

【治疗】

1. 基本治疗

治法　清热化湿，利胆退黄。取胆的背俞穴、下合穴为主。

主穴　胆俞　阳陵泉　阴陵泉　至阳

方义　黄疸是由湿邪熏蒸、胆汁外溢而成，故取胆的背俞穴胆俞及其下合穴阳陵泉以疏调胆腑，胆腑功能正常则胆汁自循常道；阴陵泉健脾利湿，令湿邪从小便而出；至阳为治疗黄疸的经验穴，可宣通阳气以化湿退黄。

配穴　肝胆湿热配内庭、太冲；湿困脾胃配脾俞、三阴交。热毒炽盛配大椎、膈俞；寒凝阳衰配关元、肾俞；恶心呕吐配内关、中脘；便秘配天枢、支沟；黄疸甚配腕骨。

操作　毫针常规刺。湿困脾胃、寒凝阳衰者可加灸。

2. 其他治疗

（1）耳针法　肝、胆、脾、胃，毫针刺或压丸法。

（2）穴位注射法　胆俞、阳陵泉、阴陵泉、至阳。板蓝根注射液或田基黄注射液，维生素 B_1、维生素 B_{12} 注射液，常规穴位注射。

【按语】

1. 针灸治疗急性肝炎导致的黄疸效果较好，但应严格隔离，以防传染。对其他原因引起的黄疸，可采用综合治疗措施。

2. 饮食宜清淡新鲜，不宜过食肥甘厚腻甘甜，忌饮酒和辛辣刺激食物。

知识链接

古代文献

（1）黄疸善欠，胁下满欲吐，脾俞主之……黄疸，热中善渴，太冲主之。（《针灸甲乙经》）

（2）黄疸，四肢俱肿，汗出染衣，公孙……至阳一穴，百劳一穴，腕骨二穴，中脘一穴，三里二穴。（《针灸大成》）

（3）黄疸发虚浮，取腕骨、百劳、三里、涌泉、中脘、膏肓、丹田、阴陵泉。（《针灸大成》）

（4）酒疸，目黄面发赤斑，胆俞。（《神灸经纶》）

项目三十一　水　肿

案例导入

刘某，女，65 岁。初诊日期：2011 年 7 月 5 日。主诉：颜面虚浮，小腿肿胀，伴头部胀痛一月余。患者有高血压病史，1 月半前发现颜面虚浮，小腿肿胀，头胀痛不舒，于社区医院就诊无明显好转，遂求助于中医治疗。查体及实验室检查：尿常规：白细胞（+）。舌淡红，苔薄黄，脉缓。（石学敏. 石学敏临证实验录. 北京：人民卫生出版社，2012.）

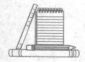

思考：请明确诊断，分析病因病机，作出中医辨证，并确定针灸治疗方案（包括治法、处方）。

水肿是指人体内水潴留，泛溢肌肤，以头面、眼睑、四肢、腹背甚至全身浮肿为主症的病证。严重者可伴有胸水与腹水。又名"水气"，根据临床表现可分为阳水和阴水两类。

本病相当于西医学的急慢性肾小球肾炎、肝硬化、内分泌失调、慢性充血性心力衰竭及营养障碍等疾病所出现的水肿。

【病因病机】

本病的发生多与风邪外袭、水湿浸淫、饮食不节、劳倦内伤、禀赋不足等因素有关。基本病机为肺失通调、脾失传输、肾失开阖、三焦气化不利、膀胱气化无权。本病病位在肺、脾、肾三脏，与三焦、膀胱密切相关。

【辨证要点】

主症　头面、眼睑、四肢、腹背或全身浮肿。

根据临床表现分为阳水和阴水两类。阳水发病头面先肿，渐及全身，腰部以上肿甚，按之凹陷恢复较快，皮肤光亮，小便短少；阴水发病足跗先肿，渐及周身，腰部以下肿甚，按之凹陷恢复较缓，皮肤晦暗，小便短少。

风水相搏　开始眼睑浮肿，继则四肢全身浮肿，皮肤光泽，按之凹陷易复。发热，咽痛，咳嗽等症。舌苔薄白，脉浮或数。

水湿浸渍　多由下肢先肿，逐渐肢体浮肿，下肢为甚，按之没指，不易随复。胸闷腹胀，身重困倦，纳少泛恶，尿短少。舌苔白腻，脉濡缓。

湿热内蕴　浮肿较剧，肌肤绷急，腹大胀满。胸闷烦热，气粗口干，大便干结，小便短黄。舌红，苔黄腻，脉细滑数。

脾虚湿困　面浮足肿，反复消长，劳累后或午后加重。脘胀纳少，面色㿠白，神倦乏力，尿少色清，大便或溏。舌苔白滑，脉细弱。

阳虚水泛　全身高度浮肿，腹大胸满，卧则喘促。畏寒神倦，面色萎黄或苍白，纳少，尿短少。舌淡胖，边有齿印，苔白，脉沉细或结代。

【治疗】

1. 基本治疗

治法　通调三焦，利水消肿。取三焦的背俞穴、下合穴为主。

主穴　三焦俞　委阳　水分　水道　气海　阴陵泉

方义　三焦俞配三焦的下合穴委阳，可通调三焦气机、利水消肿；水分、水道为利尿行水效穴，气海行气化气，气行则水行，水行则肿消；阴陵泉乃脾经合穴，健脾化湿利水。

配穴　风水相搏配肺俞、外关；水湿浸渍配中脘、足三里；湿热内蕴配足三里、内庭；脾虚湿困配三阴交、丰隆；阳虚水泛配肾俞、关元；面部肿甚者配水沟；咽痛者配少商；便溏者配天枢、上巨虚。

操作　风水相搏者，针用泻法；脾虚湿困者，针用平补平泻法加灸；阳虚水泛者，针用补法加灸。

2. 其他治疗

（1）耳针法　肺、脾、肾、皮质下、膀胱、腹，毫针刺或压丸法。

（2）三棱针法　腰俞、肾俞、委中、阴陵泉。三棱针点刺出血数滴。

（3）皮肤针法　循经叩刺为主，在背部膀胱经第1、2侧线上轻叩，自上而下，以皮肤稍有红晕为度。

【按语】

1. 针灸治疗本病有一定效果，在改善症状、减少复发等方面有较好的疗效。

2. 本病初期应无盐饮食。

3. 忌酒，忌食辛辣、醋、蟹、虾、生冷等食品。

4. 注意起居有时，慎防感冒，不宜过度疲劳，节制房事。

5. 水肿病后期，出现胸满腹大、喘咳、心慌、神昏等症状时，可针人中、十宣、内关、神门、血海、太冲等穴急救，并立即采取综合治疗措施。

知识链接

古代文献

（1）四肢面目浮肿，大热不退，取照海、人中、合谷、足三里、临泣、曲池、三阴交。（《针灸大全》）

（2）水肿，胃仓、合谷、石门、水沟、三里、复溜、曲泉、四满。（《针灸聚英》）

（3）水肿，灸脾俞、水分、肝俞。（《景岳全书》）

项目三十二　癃　闭

案例导入

邹某，男，51岁。因尿道刺痛、排尿点滴不出30天，加重2天就诊。患者因直肠癌入院以后做根治性切除，行腹膜外直肠吻合。术后用导尿管导尿时间长达1个月之久。自述上导尿管以后，排尿疼痛日见加重，尿道有剧烈刺痛，排尿极度困难，尤以近1～2天病情加重，现排尿不出，伴有剧痛。请针灸科会诊。会诊时，患者仍旧尿道刺痛，排尿点滴不畅，甚至完全排尿不出。查表情痛苦，面色无华，小腹胀满，脉沉细无力，舌苔白腻中厚。（王雪苔，刘冠军.中国当代针灸名家医案.吉林：吉林科学技术出版社，1991.）

思考：请明确诊断，分析病因病机，作出中医辨证，并确定针灸治疗方案（包括治法、处方）。

癃闭是以小便量少，点滴而出，甚则小便闭塞不通为主症的病证。癃，指小便不畅，点滴而出，病势较缓；闭，指小便欲解不得，胀急难通，病势较急。因二者病位同在膀胱，病机上可相互转化，故合称为"癃闭"。多见于老年男性、产后妇女及手术后患者。

本病相当于西医学的膀胱、尿道的器质性及功能性病变所引起的排尿困难和尿潴留。

【病因病机】

本病的发生多与感受外邪、久病体虚、湿热蕴结有关。基本病机为膀胱气化功能失调。本病病位在膀胱，与三焦、肺、脾、肾关系密切。

【辨证要点】

主症 排尿困难，若发病急，小便闭塞不通，努则无效，小腹胀急而痛为实证；发病缓，小便滴沥不爽，排出无力，甚则点滴不通，精神疲惫为虚证。

湿热下注 小便量少难出，点滴而下，甚或涓滴不畅，小腹胀满，口干不欲饮。舌红，苔黄腻，脉数。

肝郁气滞 小便突然不通，或通而不畅，胁痛，小腹胀急，口苦。多因精神紧张或惊恐而发。舌苔薄白，脉弦细。

瘀浊阻塞 小便滴沥不畅，或尿如细线，甚或阻塞不通，小腹胀满疼痛。舌质紫暗或有瘀斑，脉涩。

肾气亏虚 小腹坠胀，小便欲解不得出，或滴沥不爽，排尿无力。腰膝酸软，精神萎靡，食欲不振，面色㿠白。舌淡，苔薄白，脉沉细弱。

【治疗】

1. 基本治疗

治法 疏调膀胱，通利小便。取膀胱的背俞穴、募穴为主。

主穴 中极 膀胱俞 三阴交 阴陵泉

方义 中极、膀胱俞，为俞募配穴法，可疏调膀胱气化功能而促其化气利尿；足三阴经均循行于少腹或阴器，故取足三阴之交会穴三阴交，配足太阴脾经合穴阴陵泉，以健脾利水，除湿而通利下焦，可助膀胱气化。诸穴合用以奏疏调膀胱、通利小便之功。

配穴 湿热下注配合谷、外关；肝郁气滞配太冲、支沟；瘀浊阻塞配膈俞、次髎；肾气亏虚配关元、肾俞。

操作 实证针用泻法；虚证针用补法并加灸。

2. 其他治疗

（1）**耳针法** 膀胱、肾、尿道、三焦、枕，毫针刺或压丸法。

（2）**电针法** 双侧维道穴，沿皮刺，针尖向曲骨方向透刺2～3寸，通电15～30分钟，强度以患者能耐受为度。

（3）**皮肤针法** 小腹部任脉、脾经、肾经及胃经，循经叩刺为主。

【按语】

1. 针灸治疗本病，对神经性、功能性者效果较好，器质性者针对病因治疗。

2. 本病不包括肾脏实质性病变的无尿症。

3. 尿潴留膀胱过度充盈时，下腹部穴位针刺时宜浅刺、斜刺，忌深刺、直刺。

4. 若兼见哮喘、神昏等兼症时应严密观察，必要时采取综合治疗措施。

知识链接

古代文献

（1）小便不利不通，三焦俞、小肠俞、阴交、中极；兼腹痛，中封、太冲、至阴。（《类经图翼》）

（2）癃闭，气海、大陵。（《针灸大成》）

（3）小便不通，阴陵泉、气海、三阴交……复刺后穴，阴谷、大陵。（《针灸大成》）

（4）小便闭癃，闭不通也，癃即淋漓也，小肠俞、阴交、阴陵泉。（《针灸逢源》）

附：良性前列腺增生

良性前列腺增生，即前列腺肥大，是以尿频、尿急、排尿困难，甚则出现尿潴留为主要临床表现的疾病，常见于老年男性。

良性前列腺增生属于中医学"癃闭"的范畴。其发生多与年老体弱、饮食肥甘厚腻、房劳太过等因素有关，因膀胱湿热、肾气不足、阴虚火旺所致。本病的病机为肾虚血瘀，本虚标实。本病病位在下焦，与肾、膀胱、脾、肺关系密切。

【治疗】

1. 基本治疗

治法　益肾固本，软坚散结。取任脉、足太阳经、手足太阴经穴为主。

主穴　气海　中极　水道　秩边　三阴交　列缺

方义　气海以培补元气，中极为膀胱之募穴，能清热利湿、通调膀胱气机，使水湿得以运化；秩边、水道，通调水道；三阴交为肝脾肾三经的交会穴，可调整肝脾肾三脏的功能；列缺为肺经络穴，又通任脉，具有宣上导下的作用。

配穴　湿热下注配阴陵泉、委阳；肾气不足配关元、肾俞；阴虚火旺配太溪、照海。

操作　毫针常规刺。秩边穴芒针深刺以针感放散至会阴部为佳。肾气不足可加灸。

2. 其他治疗

（1）耳针法　肺、脾、肾、尿道、膀胱、外生殖器、脑，毫针刺法或压丸法。

（2）电针法　①阳陵泉、阴陵泉、水道、曲泉。②三阴交、膀胱俞、委阳、三焦俞。任选一组，交替使用。

（3）皮肤针法　取腰骶部、下腹部、中极、关元、小腿内侧、阳性反应点，中度或重度叩刺。

（4）灸法　取关元或次髎，采用温和灸。

【按语】

针灸治疗早期良性前列腺增生效果较好。若出现膀胱过度充盈、血尿、急性尿路感染、肾积水等，应采取综合治疗措施。

项目三十三　淋　证

案例导入

王某，男，43 岁，工人。左腹部隐痛，时有左腰疼痛已 4 年。4 年前起左腹部不适，小便次数增多，某医院按肠炎治疗无效。2 月前突然左腹部绞痛，向左腰部放射，伴恶心，1～2 小时缓解，并连续发作 2 次。1 月前在某医院检查左输尿管中段有黄豆大小的结石，患者又到北京某医院检查为左肾积水，建议手术治疗。因有顾虑，又到某院检查治疗，服排石汤近 30 剂无效。求治于针灸。查面色㿠白，语声低微，左肾区压痛明显。舌质淡，边有齿痕，苔黄腻有剥落，脉沉细弱。（王雪苔，刘冠军. 中国当代针灸名家医案. 吉林：吉林科学技术出版社，1991.）

思考：请明确诊断，分析病因病机，作出中医辨证，并确定针灸治疗方案（包括治法、处方）。

淋证是以小便频数短涩，滴沥刺痛，溲之不尽，小腹拘急或痛引腰腹为主症的病证。临床上根据病机和证候的不同，一般分为热淋、石淋、血淋、气淋、膏淋和劳淋六种类型。

本病相当于西医学的急慢性尿路感染、结石、结核，急慢性前列腺炎，急慢性肾盂肾炎及乳糜尿等疾病。

【病因病机】

淋证主要与饮食不节、年老体衰、情志不畅、房室不节等因素有关。基本病机为湿热蕴结膀胱，膀胱气化不利。本病病位在膀胱和肾，且与肝、脾密切相关。

【辨证要点】

主症　尿频、尿急、尿痛，常伴有排尿不畅、小腹拘急或痛引腰腹等症状。

热淋　小便频急不爽，溺色黄浑浊，灼热刺痛，小腹拘急胀痛，或有恶寒发热，口苦呕恶，便秘。舌红苔黄腻，脉濡数。

石淋　小便艰涩，时有中断，或尿中夹有砂石冲出，尿道窘迫疼痛，甚则腰腹剧痛难忍，尿中带血，并见恶心呕吐、冷汗淋漓等症。舌红苔薄黄，脉弦数。

血淋　小便热涩刺痛，尿色深红或夹有血丝、血块，小腹满急疼痛，心烦口渴，便结，舌红苔黄，脉滑数，为实证；尿色淡红，尿痛涩滞不明显，腰酸膝软，神疲乏力，舌淡红少苔，脉细数，为虚证。

气淋　小便涩滞，淋沥不畅，少腹满痛，苔薄白，脉沉弦，为实证；少腹坠胀，小便余沥不尽，面色㿠白，腰酸神疲，舌淡脉虚细无力，为虚证。

膏淋　小便混浊色白如米泔水，上有浮油，置之沉淀，或有絮状凝块物，或混有血液，尿道热涩疼痛，排尿不畅，舌红苔黄腻，脉濡数，为实证；病程日久，反复发作，淋出如脂，涩痛反见减轻，但见形体日渐消瘦，腰酸膝软，头晕无力，舌淡苔腻，脉细弱无力，为虚证。

劳淋　小便赤涩淋沥不已，时作时止，遇劳则发，尿意频频，腰膝酸软，神疲乏力。舌淡，脉虚弱。

【治疗】

1. 基本治疗

治法　利尿通淋。取膀胱俞、募穴与足三阴经穴为主。

主穴　膀胱俞　中极　阴陵泉　太冲　太溪　委阳

方义　膀胱俞、中极，为俞募配穴法，可疏利膀胱气机，配脾经合穴阴陵泉，以利湿通利小便，使气化复常，小便通利，通则不痛；因足厥阴经上循阴器，抵少腹，故取肝之原穴太冲，以泻火而定痛；肾之原穴太溪，可益肾水以清其源，配三焦下合穴委阳，共奏清热利湿、通调气机、通淋止痛之功。

配穴　热淋配合谷、外关；石淋配秩边透水道、然谷；血淋实证配血海、膈俞；血淋虚证配足三里、气海；气淋实证配肝俞、间使；气淋虚证配关元、足三里；膏淋实证配期门、蠡沟；膏淋虚证配肾俞、关元；劳淋配脾俞、肾俞、足三里。

操作　针用泻法，或补泻兼施；气淋、膏淋、劳淋酌情加用灸法。

2. 其他治疗

（1）耳针法　膀胱、肾、交感、肾上腺、皮质下、枕，毫针刺法或压丸法。

（2）电针法　取肾俞、三阴交。用高频脉冲电流，中等强度刺激，通电 5 ～ 10 分钟。

（3）皮肤针法　曲骨、三阴交、关元、归来、水道、腹股沟、第 2 腰椎至第 4 骶椎夹脊，用皮肤针循经叩刺。

【按语】

1. 针灸治疗本病可迅速缓解急性期疼痛，并可推石下移。

2. 针刺对尿路中、下段结石效果较好。而尿路上段和肾盂、肾盏部位的结石，肾功能受损或结石体积较大者，则应采取综合疗法。

3. 石淋患者应嘱多饮水，多活动，多做跑跳运动，叩击肾区等以促进排石。

4. 患膏淋、气淋而气血虚衰者，可给予补气养血之药调服。

5. 忌食一切辛辣肥腻煎炸之品。

知识链接

古代文献

（1）热淋，取关元、气冲。（《东垣十书》）

（2）石淋，灸关元或气门或大敦各三十壮。（《针灸资生经》）

（3）淋证，复溜、丹田。赤淋，取次髎。小便淋血不止，阴气痛，取照海、阴谷、涌泉、三阴交。（《针灸大全》）

（4）气淋，取交信、涌泉、石门、阳陵泉。（《神应经》）

（5）五淋，间使、气海、关元、石门、阴陵泉。（《针灸逢源》）

项目三十四　尿失禁

案例导入

刘某，男，66 岁，初诊日期：2007 年 6 月 8 日。主诉：小便不能自控 1 年。患者诉近 1 年余，小便不禁，尿液清长，不能自控，伴腰膝酸软。实验室检查：尿常规正常，泌尿系 B 超显示前列腺肥大。舌质淡，苔薄，脉沉细无力。（石学敏 . 石学敏临证实验录 . 北京：人民卫生出版社，2012.）

思考：请明确诊断，分析病因病机，作出中医辨证，并确定针灸治疗方案（包括治法、处方）。

尿失禁是指在清醒状态下小便不能控制而自行流出的一种疾病，可分为充溢性尿失禁、无阻力性尿失禁、反射性尿失禁、急迫性尿失禁和压力性尿失禁五类。

尿失禁属于中医学"小便不禁"的范畴。

【病因病机】

尿失禁的发生常与禀赋不足、年老肾亏、暴受惊恐、跌打损伤、病后体虚等因素有关。基本病机是下元不固，膀胱失约。本病病位在膀胱，与肾、脾、肺关系密切。

【辨证要点】

主症　在清醒状态下小便不能控制而自行流出。

肾气不固　小便不禁，尿液清长，神疲怯寒，腰膝酸软，两足无力。舌淡，苔薄，脉沉细无力。

肺脾气虚　尿意频频，时有尿自遗，甚则在咳嗽、谈笑时出现小便自遗，小腹时有坠胀，面白气短，乏力纳呆。舌淡红，脉虚无力。

湿热下注　小便频数，排尿灼热，时有尿自遗，溲赤而臭。舌偏红，苔黄腻，脉细滑数。

下焦瘀滞　小便不禁，小腹胀满隐痛，或可触及肿块。舌暗或有紫斑，苔薄，脉涩。

【治疗】

1. 基本治疗

治法　益肾固脬。取膀胱的背俞穴、募穴为主。

主穴　中极　膀胱俞　肾俞　三阴交

方义　中极、膀胱俞为俞募配穴法，可调理膀胱气机，增强膀胱对尿液的约束能力；肾俞为肾的背俞穴，可补益肾气，增强肾的闭藏功能；三阴交为足三阴经的交会穴，可调理脾、肝、肾的气机。诸穴相配，可奏益肾固脬之功。

配穴　肾气不固配关元、命门；肺脾气虚配肺俞、脾俞；湿热下注配秩边透水道、阴陵泉；下焦瘀滞配次髎、蠡沟。

操作　毫针常规刺。刺中极时针尖朝向会阴部；肺俞、脾俞不可直刺、深刺。肾气不固、肺脾气虚可加灸。

2. 其他治疗

（1）耳针法　取膀胱、尿道、肾、肺、脾。毫针刺法、埋针法或压丸法。

（2）头针法　取顶中线。头针常规针刺。

（3）穴位贴敷法　取神阙。用煅龙牡各30g，五味子、五倍子各15g，肉桂、冰片各6g，共研细末备用。每用3～6g，用醋调成膏状贴敷。适用于虚证。

（4）电针法　取气海、关元、中极、足三里、三阴交。腹部三穴针刺时要求针感放散至前阴部。电针用疏密波或断续波刺激。

【按语】

1. 针灸治疗本病有较好效果，但应注意对原发病的治疗。

2. 加强锻炼，增强体质，经常做收腹、提肛练习。

知识链接

古代文献

（1）尺脉实，小腹痛，小便失禁……针关元补之。(《脉经》)

（2）小便失禁，灸大敦七壮，又灸行间七壮。(《备急千金要方》)

（3）小便不禁，承浆、阴陵、委中、太冲、膀胱俞、大敦。(《神应经》)

（4）小腹冷痛，小便频数，照海……气海一穴，关元一穴，三阴交二穴，肾俞二穴。(《针灸大成》)

（5）小便不禁，承浆、阴陵、委中、太冲、膀胱俞、大敦。(《针灸大成》)

项目三十五　遗　精

案例导入

姚某，男，32岁。主诉：遗精6年余。患者婚前曾频犯手淫，后出现梦遗现象，于4年前逐渐加重，遗精频发，昼夜皆有，甚至见色或意动均可滑泄；婚后病情越发加重，常头晕失眠，体倦神萎，影响工作与生活。经中西医治疗效果不显。近半年来频泄不止，住某院治疗5个月不效，其间屡动轻生念头，后经人介绍，乃求余针灸治疗。诊见患者神疲肢冷，面色㿠白无华，形体瘦削，脊弯膝曲，身体佝偻若老者，舌淡苔白，脉沉细无力。（刘智斌，郭遂成，高新彦.古今名医针灸医案赏析.北京：人民军医出版社，2008.）

思考：请明确诊断，分析病因病机，作出中医辨证，并确定针灸治疗方案（包括治法、处方）。

遗精即指不因性生活而精液频繁遗泄的病证，又称"失精"。有梦遗精称"梦遗"，无梦遗精，甚至清醒时精液流出称"滑精"。未婚或已婚但无正常性生活的成年健康男子每月遗精1～2次属正常现象。

本病多见于西医学的男子性功能障碍、前列腺炎、睾丸炎等疾病中。

【病因病机】

遗精的发生常与纵欲过度、劳倦太过、饮食不节、湿热内扰等因素有关。基本病机为肾失封藏，精关不固。本病病位在肾，与心、脾、肝关系密切。

【辨证要点】

主症　频繁遗精，或梦遗，或滑精，每周2次以上。

阴虚火旺　夜寐不实，多梦遗精，阳兴易举。心中烦热，头晕耳鸣，面红升火，口干苦。舌质红，苔黄，脉细数。

湿热下注　有梦遗精频作，尿后有精液外流，小便短黄而混，或热涩不爽，口苦烦渴。舌红，苔黄腻，脉滑数。

心脾两虚　遗精遇思虑或劳累过度而作。头晕失眠，心悸健忘，面黄神倦，食少便溏。舌质淡，苔白，脉细弱。

肾虚不固　遗精频作，甚则滑精，腰酸膝软，头晕目眩，耳鸣，健忘，心烦失眠。肾阴虚者，兼见颧红，盗汗，舌红，苔少，脉弦数；肾阳虚者，可见阳痿早泄，精冷，畏寒肢冷，面浮㿠白，舌淡，苔白滑，尖边齿印，脉沉细。

【治疗】

1. 基本治疗

治法　调肾固精。以任脉、足太阳膀胱经穴为主。

主穴　关元　志室　肾俞　次髎　三阴交

方义　关元为足三阴经与任脉之交会穴，可调补肝、脾、肾，补摄下焦之元气，配志室固摄精关；肾俞补肾以固摄精宫；次髎调肾固精，直达病所；三阴交调肝、脾、肾三脏之气而固精止遗。

　　配穴　阴虚火旺配太溪、太冲；湿热下注配中极、阴陵泉；心脾两虚配心俞、脾俞；肾虚不固配气海、复溜。

　　操作　常规操作，虚证可灸。

2. 其他治疗

　　（1）耳针法　选精宫、内生殖器、内分泌、心、肾、睾丸、皮质下、神门，毫针法或压丸法。

　　（2）穴位注射法　选中极、关元，用维生素 B_1 注射液或当归注射液，要求针感向前阴部传导。

　　（3）皮肤针法　脊柱两侧夹脊，重点刺激后颈部及腰骶部，配合刺激头部、颌下、下腹部、腹股沟、阴茎根部及下肢内侧三阴交一带。阴茎根部用重刺激。

【按语】

1. 针灸治疗本病有较好的疗效。由某些器质性疾病引起的遗精、滑精，应同时治疗原发病。

2. 在治疗时，做好心理疏导，坚持体育锻炼。

知识链接

古代文献

　　（1）遗精白浊，心俞、肾俞、关元、三阴交……复刺后穴，命门、白环俞。（《针灸大成》）

　　（2）遗精，然谷溢精，通里清心，肾俞固精。（《采艾编翼》）

　　（3）夜梦交感，三阴交灸五壮，男女同治。（《神灸经纶》）

　　（4）遗精，膏肓俞、肾俞、中极、三阴交、曲泉、中封。（《针灸逢源》）

项目三十六　阳　痿

案例导入

　　黄某，男，31岁。主诉：阳痿1年。病史：患者婚后房事不节，纵欲过度，则经常腰酸乏力，四肢发凉，致阳痿，不能同房。自服大量补肾药物未见显效，使患者紧张不安，疑虑重重，每因同房时，阴茎不能勃起而失败，特来我门诊求治，接受针灸治疗。

　　查体：精神尚好，面色萎黄，时有心悸，失眠，腰酸乏力，舌质淡，苔薄白，脉沉细。心、肺正常，肝、脾未触及，前列腺检查正常。（刘智斌，郭遂成，高新彦.古今名医针灸医案赏析.北京：人民军医出版社，2008.）

　　思考：请明确诊断，分析病因病机，作出中医辨证，并确定针灸治疗方案（包括治法、处方）。

　　阳痿是指男子未至性功能衰退年龄，在性生活时出现阴茎不能勃起或勃起不坚，影响正常

性生活的病证，又称"阴痿"。

本病多见于西医学的神经衰弱、内分泌功能紊乱、生殖器官神经性损害、海绵体炎、睾丸疾病及其他以阳痿为主症的慢性疾病。

【病因病机】

本病的发生多因纵欲过度，久犯手淫，或思虑太过，或惊恐伤肾，肾气受损，命门火衰，宗筋不振，弛缓而阳事不举；亦有因湿热下注，浸淫宗筋，致宗筋弛缓而发阳痿。基本病机为宗筋失养，迟缓不振。本病病位在宗筋，与肾、肝、心、脾的功能失调密切相关，经脉上主要与心、肝、脾、肾经密切相关。

【辨证要点】

主症　性生活时阴茎不能勃起或勃起不坚，或虽能性交，但不能泄精而自行疲软。

命门火衰　阳痿不举，面色㿠白，头晕目眩，精神萎靡，腰膝酸软，畏寒肢冷，耳鸣。舌淡，苔白，脉沉细。

心脾两虚　阳痿，精神不振，失眠健忘，胆怯多疑，心悸自汗，纳少，面色无华。舌淡，苔薄白，脉细弱。

湿热下注　阴茎痿软，勃而不坚，阴囊潮湿气臊，下肢酸重，尿黄，解时不畅，余沥不尽。舌红，苔黄腻，脉沉滑数。

【治疗】

1. 基本治疗

治法　补益肾气，荣养宗筋。取任脉及肾的背俞穴、原穴为主。

主穴　关元　肾俞　太溪　三阴交

方义　关元是任脉与足三阴经的交会穴，能壮人身之元气；肾藏精而主生殖，开窍于二阴，配肾俞、太溪可以培元固本，益肾助阳，用灸法可增强温补的作用；三阴交可以填补肾精，调补肝脾肾。诸穴合用，可达补益肾气、强筋起痿之目的。

配穴　命门火衰配八髎；心脾两虚配心俞、脾俞；湿热下注配阴谷、行间。

操作　命门火衰、心脾亏虚者针用补法，可加灸；湿热下注者针用泻法。

2. 其他治疗

（1）耳针法　内生殖器、外生殖器、交感、睾丸、心、肾、神门，毫针刺法、埋针法或压丸法。

（2）电针法　关元、三阴交和八髎、然谷两组穴，低频脉冲治疗。

【按语】

1. 针灸治疗对原发性阳痿效果较好，继发性阳痿应治疗原发病。

2. 本病多属功能性，须配合心理疗法，解除患者精神压力，有利于病情恢复。

3. 治疗期间应暂停房事。

知识链接

古代文献

（1）阴痿丸骞，阴谷、阴交、然谷、中封、太冲。(《针灸大成》)

（2）阳不起，命门、肾俞、气海、然谷。(《类经图翼》)

（3）阳痿，命门、肾俞、气海、然谷、阴谷。(《神灸经纶》)

（4）阳痿，肾俞、气海。(《针灸逢源》)

项目三十七　早　泄

案例导入

　　蔡某，男，48岁。主诉：阴茎举而不坚伴早泄五载。病史：婚后两年阴茎即举而不坚，有时不能勃起，伴早泄，腰酸，周身乏力，易怒烦躁，情绪不稳定。经大量补肾壮阳药无显效，致使夫妻不和来诊。查体：心肺（−），肝脾未触及，前列腺检查（−），精神不振，面色偏暗，舌红苔薄黄，有瘀斑，脉沉细。（刘智斌，郭遂成，高新彦．古今名医针灸医案赏析．北京：人民军医出版社，2008.）

　　思考：请明确诊断，分析病因病机，作出中医辨证，并确定针灸治疗方案（包括治法、处方）。

　　早泄是指阴茎插入阴道时间很短或甚至刚触及阴道口便发生射精，不能进行正常性交的病证。

　　本病多见于西医学的男子性功能障碍。

【病因病机】

　　本病多因手淫过度或色欲过度、房事不节，或情志内伤，或房事时突受惊恐，致封藏失职，固摄无权而成。基本病机为肾失封藏，精关不固。本病病位在肾、肝，与心、脾关系密切。

【辨证要点】

　　主症　性交时间短即行排精，甚至性交前即泄精，无法进行正常性生活。

　　肾气不固　性欲减退，早泄滑精，泄后疲乏，腰膝酸软，小便清长，夜尿多。舌淡苔薄，脉沉弱。

　　阴虚火旺　阳事易举，早泄遗精，腰膝酸软，五心烦热，潮热盗汗。舌红少苔，脉细数。

　　肝郁气滞　精神抑郁，一交即泄，焦躁不安，头晕目眩，口苦咽干。舌红苔薄白，脉弦。

　　惊恐伤肾　胆怯心悸，性欲淡漠，一交即泄。舌淡红，苔薄白，脉稍数。

　　心脾两虚　肢体倦怠，面色少华，心悸气短，失眠多梦。舌淡，少苔，脉细无力。

【治疗】

1. 基本治疗

　　治法　调补肝肾，固精止泄。取任脉、足少阴肾经穴为主。

　　主穴　关元　太溪　肾俞　命门　三阴交

　　方义　关元为足三阴与任脉之交会穴，可增补肾气以固摄精液，配三阴交调养肝脾肾，以固精关；太溪滋补肾中之阴精以填精固本；肾俞、命门补肾气壮肾阳，以固摄精关。

　　配穴　肾气不固配志室；阴虚火旺配照海、行间；肝郁气滞配内关、太冲；惊恐伤肾配百会、神门；心脾两虚配心俞、脾俞补益心脾。

　　操作　肾气不固、阴虚火旺、惊恐伤肾者针用补法；肝郁气滞者，针用补泻兼施，可加灸。

2. 其他治疗

　　（1）耳针法　内、外生殖器，内分泌，肾，心，毫针刺法、埋针法或压丸法。

　　（2）皮肤针法　重点叩刺颈项及腰骶部夹脊穴，配合刺激下腹部、腹股沟和阴茎根部。

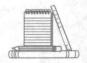

【按语】

1. 针灸治疗本病有一定疗效。针刺小腹部腧穴，需向下斜刺，使针感达阴部为佳。

2. 治疗期间停止性生活，以不同床为好。

3. 减轻思想负担，树立起自信心。

项目三十八　不育症

案例导入

马某，男，35 岁，教师。因婚后 8 年未育就诊。患者结婚 8 年，其妻未孕。女方做过多方检查，均属正常。患者去医院精液化验检查，确诊为无精子症。服用大量中、西药物，均无效果，故来求治。症见腰膝酸软，心悸少寐，头晕目眩，面色㿠白，健忘，食欲不振。查神志清楚，面色无华，语言流利，腹部平坦、柔软。舌质淡嫩，脉象沉细。（王雪苔．中国当代针灸名家医案．吉林：吉林科学技术出版社，1991.）

思考：请明确诊断，分析病因病机，作出中医辨证，并确定针灸治疗方案（包括治法、处方）。

男性不育亦称"无子""无嗣"，是指育龄夫妇同居 2 年以上，性生活正常又未采用任何避孕措施，由于男方原因使女方不能受孕者。

本病多见于西医学的精子减少症、无精子症、死精子症、精液不化症、不射精症、逆行射精症等。

【病因病机】

本病的发生多与先天禀赋不足、劳伤久病、恣情纵欲等因素相关。基本病机为肾精亏虚，或肝郁血瘀、湿热下注。本病病位在精宫，与冲脉、任脉、督脉及肝、脾、肾相关，尤其与肾脏关系密切。

【辨证要点】

主症　男子婚后 2 年，未避孕，不能使女方怀孕。

肝郁气滞　性欲低下，睾丸坠胀，阳痿不举或举而不坚，或性交时不射精，精神抑郁，两胁胀痛，嗳气，不思饮食。舌暗苔薄，脉弦细。

湿热下注　阳痿或勃起不坚，精子数少或死精过多，头晕身重，尿黄，口苦咽干。舌红苔黄腻，脉滑数。

肾气虚弱　性欲减退，无力射精，精少，阳痿早泄，精神疲惫，腰膝酸软，头晕耳鸣，舌红少苔，脉细弱，为肾阳虚弱；遗精滑精，精少稀薄，或精液黏稠不化，头晕耳鸣，五心烦热，舌红少苔，脉沉细数，为肾阴不足。

气血虚弱　性欲减退，阳痿，精子数少，神疲乏力，面色苍白，头晕目眩。舌淡苔白，脉沉细无力。

【治疗】

1.基本治疗

治法　通利精宫，补肾填精。取任脉、足太阳膀胱经穴为主。

主穴　关元　三阴交　肾俞　命门　次髎　足三里

方义　关元大补元气，三阴交健脾益气，又可滋补肝肾；肾俞、次髎属足太阳膀胱经穴，位于腰骶部，可调补下元，益肾填精，配命门加强益肾壮阳之功；足三里为足阳明胃经之合穴，能补后天脾胃之气，使精血生化之源旺盛。诸穴相配，先后天得补，肝脾肾得调，共奏益精填髓之功。

配穴　肝郁气滞配太冲、内关；湿热下注配中极、阴陵泉；肾阳虚弱配太溪、志室；肾阴不足配太溪、照海；气血虚弱配脾俞、胃俞。

操作　实证针用泻法，不灸；虚证针用补法，可灸。

2. 其他治疗

（1）耳针法　内、外生殖器，皮质下，内分泌，毫针刺法、埋针法或压丸法。

（2）皮内针法　关元、三阴交，用图钉型揿针垂直刺入，胶布固定。

【按语】

1. 针灸治疗本病有一定效果。

2. 治疗期间，夫妻不宜同房。

3. 诸症改善后可择日同房，以利受孕。

4. 戒烟、酒及避免有害因素影响。

知识链接

古代文献

（1）肾俞穴，主治下元诸虚，精冷无子。（《刺灸心法要诀》）

（2）丈夫失精，中极主之。（《针灸甲乙经》）

项目三十九　消　渴

案例导入

　　徐某，男，50岁，干部。入院日期：1982年4月14日。住院号：11793。主诉：多饮，多尿，明显消瘦2周。病史：2周前发现口渴，饮多，尿多，纳食正常，无恶心，厌食，大便每日1次，时感疲倦，少寐多梦，明显消瘦，体重下降，到某院就医，查尿糖（++++），空腹血糖242mg／dL，予口服格列本脲（优降糖）、消渴丸，症状减轻，查尿糖仍（++++），今由门诊收住院。查体：神清合作，面色萎黄，形体消瘦，躯干部皮肤可见散在红痣，神经系统查体未见阳性体征，心、肺、脾不大。舌红，苔薄黄，脉沉细。空腹血糖200mg／dL，尿糖（++++）。（刘智斌，郭遂成，高新彦.古今名医针灸医案赏析.北京：人民军医出版社，2008.）

　　思考：请明确诊断，分析病因病机，作出中医辨证，并确定针灸治疗方案（包括治法、处方）。

消渴是以多饮、多食、多尿、形体消瘦，或尿混浊、尿有甜味为主症的病证。

本病多见于西医学的糖尿病等。

【病因病机】

消渴的发生多与禀赋不足、饮食不节、情志失调、劳欲过度等因素有关。基本病机是阴虚燥热。本病病位主要在肺、胃、肾，又以肾为关键。临床上根据患者的症状，可分为上、中、下三消。口渴引饮为上消，属肺燥；善食易饥为中消，属胃热；饮一溲一为下消，属肾虚。亦可肺燥、胃热、肾虚同时存在。

【辨证要点】

主症　多饮，多食，多尿，形体消瘦，或尿混浊、尿有甜味。

上消证（燥热伤肺）　烦渴多饮，口干咽燥，多食易饥，小便量多，大便干结。舌红，苔薄黄，脉数。

中消证（胃燥津伤）　消谷善饥，大便秘结，口干欲饮，形体消瘦。舌红苔黄，脉滑实有力。

下消证（肾阴亏虚）　尿频量多，混如脂膏，或尿甜，头晕目眩，耳鸣，视物模糊，口干唇燥，失眠心烦。舌红无苔，脉细弦数。

【治疗】

1. 基本治疗

治法　清热润燥，养阴生津。取相应背俞穴为主。

主穴　胃脘下俞　肺俞　胃俞　脾俞　肾俞　三阴交　太溪

方义　本病因肺燥、胃热、肾虚等所致，故取肺俞以清热润肺、生津止渴；取胃俞、脾俞、三阴交清胃泻火，和中养阴；取肾俞、太溪以益肾滋阴、增液润燥。胃脘下俞又名胰俞，为治疗消渴的经验效穴。

配穴　上消证配太渊、少府；中消证配内庭、地机；下消证配复溜、太冲。视物模糊配太冲、光明；肌肤瘙痒配膈俞、血海；上肢疼痛配肩髃、曲池；上肢麻木配少海、手三里；下肢疼痛或麻木配风市、阳陵泉、八风；口舌干燥配廉泉、承浆。

操作　肺俞、胃俞、脾俞、胃脘下俞不可深刺，余穴毫针常规针刺。

2. 其他治疗

（1）耳针法　取胰（胆）、肾、肺、脾、内分泌、三焦、神门、耳迷根，毫针法或压丸法。

（2）穴位注射法　肺俞、胃俞、脾俞、肾俞、胃脘下俞、三阴交、足三里、太溪、关元，当归或黄芪注射液，每次2～4穴。

【按语】

1. 消渴病患者的皮肤极易并发感染，用穴宜精专，针刺时注意严格消毒。

2. 针灸治疗消渴对早、中期患者及轻型患者效果较好，需坚持较长时间治疗。若病程长而病重，应积极配合药物治疗。

3. 西医学中的尿崩症，因具有多尿、烦渴的临床特点，与消渴病有某些相似之处，可参考治疗。

知识链接

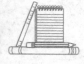

古代文献

（1）消渴嗜饮，承浆主之。（《针灸甲乙经》）

（2）消渴，承浆、太溪、支正、阳池、照海、肾俞、小肠俞、手足小指尖。（《神灸

经纶》）

（3）消渴，咽喉干，灸胃管下俞三穴各百壮，穴在背第八椎下横三寸间寸，灸之。（《备急千金要方》）

（4）消渴，水沟、承浆、金津、玉液、曲池、劳宫、太冲、行间、商丘、然谷、隐白（百日以上者，切不可灸）。（《针灸大成》）

项目四十 瘿 病

案例导入

某女，29 岁，幼儿教师。自诉：性情急躁，多食善饥而消瘦，身困乏力已 2 年，近半年来症状加剧，结喉两旁腺体肿大日甚，胁肋时有胀痛，月经不调，且有血块，婚后 3 年不孕，曾服西药未效（具体不详）。就诊时患者心情焦虑，形体消瘦，结喉两旁明显肿大，质软，舌质紫暗，有瘀斑，脉弦涩。实验室检查：FT_3、FT_4 明显高于正常，TSH 偏低。［孙国胜，张京峰. 孙六合教授针药并用治疗甲亢的经验. 中医药学刊，2005（11）：22.］

思考：请明确诊断，分析病因病机，作出中医辨证，并确定针灸治疗方案（包括治法、处方）。

瘿病是以颈前喉结两侧漫肿或结块，皮色如常，不痛不溃，随吞咽而上下移动，渐渐增大，缠绵难消为主症的病证。又称"瘿气"，俗称"大脖子病"。多见于高原地带及山区，男女老幼均可罹患，以中青年女性多见。中医学将本病分为气瘿、肉瘿、血瘿、筋瘿和石瘿等，以下介绍气瘿。

本病多见于西医学的单纯性甲状腺肿、甲状腺炎、甲状腺腺瘤和甲状腺功能亢进等。

【病因病机】

气瘿多因居住地区水质过偏，伤及脾胃，湿聚痰凝，气机阻滞，痰湿相结，或情志不畅，气滞痰凝，结于颈部而成，或因肝肾精血不足，痰气互结，或外邪侵入经络阻滞而发。基本病机是气、痰、瘀互结，经络阻塞。本病病位在颈前喉结两侧，与肝、心、脾、胃、肾相关，尤与肝关系密切。

【辨证要点】

主症 颈部漫肿结块，皮色如常，边缘不清，质软，不痛不溃。

气滞痰凝 肿块随喜消怒长，苔薄腻，脉弦滑。见于气瘿初期。

阴虚火旺 急躁易怒，五心烦热，心悸多汗，头晕，目胀眼突，手舌震颤。舌质红、少苔，脉弦细数。

【治疗】

1. 基本治疗

治法 理气活血，化痰散结。取任脉、手足阳明经及局部穴为主。

主穴 瘿肿局部 天突 膻中 合谷 足三里 三阴交 丰隆

方义　瘿肿结于喉部，故取天突、瘿肿局部以疏通局部经气、降气化痰消瘿；膻中、合谷行气活血、化痰散结消肿；足三里、三阴交、丰隆运脾化痰消瘿。

配穴　气滞痰凝加太冲、内关；阴虚火旺加太溪、复溜、阴郄。

操作　天突穴先直刺 0.2～0.3 寸，然后将针柄竖起，针尖向下，沿胸骨后缘刺入 1～1.5 寸；瘿肿局部根据肿块大小施围刺法，用 4 根 1 寸毫针分别以 45° 角刺入囊肿周围，再用 1 根针从囊肿顶部刺入，直达囊肿基底部，小幅度捻转提插，注意勿伤及颈总动脉及喉返神经；扶突直刺入 0.5～0.8 寸；其他腧穴常规刺法。

2. 其他治疗

（1）皮肤针法　取瘿肿局部、第 5～11 胸椎夹脊、脊柱两侧膀胱经和翳风、肩井、曲池、合谷、足三里等穴。反复轻叩，以皮肤潮红为度。隔日 1 次。

（2）耳针法　神门、内分泌、皮质下、交感、对屏尖、颈。毫针浅刺或压丸法。

（3）电针法　取瘿肿局部阿是穴 4 处，针刺得气后，同侧接正、负极，疏密波中度刺激。

【按语】

1. 针灸对单纯性甲状腺肿有较好的疗效，腺肿局部针刺时宜取仰卧位，应避免误伤颈部血管和神经。

2. 本病与饮食缺碘或机体消耗碘过多而摄入量不足有关，因此针灸治疗的同时补充碘可增强疗效。

3. 情志抑郁是发病的重要因素，精神调养是避免复发和缩短疗程的重要环节。

4. 甲状腺明显肿大而出现压迫症状时可考虑手术治疗。甲状腺功能亢进者出现高热、呕吐、谵语等症状时应考虑甲亢危象，须采取综合抢救措施。

扫一扫，查阅
复习思考题答案

复习思考题

1. 中风中经络的治法、主穴、方义。

2. 心悸的治法、主穴、方义。

3. 胃痛的治法、主穴、方义。

4. 淋证的治法、主穴、方义。

5. 消渴的治法、主穴、方义。

模块八　妇科病证

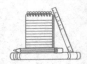

扫一扫，查阅
本模块PPT等
数字资源

【学习目标】

1. 掌握各病的基本治疗。

2. 熟悉各病的辨证要点。

3. 了解各病的其他治法、按语。

项目一　痛　经

案例导入

吕某，女，42岁。患者16岁月经初潮，23岁结婚，婚后未生育。月经四十余日一行，量多色黑，始则质稀，继则夹有血块。每逢经期小腹剧烈疼痛，似有刀割，伴额出冷汗，四肢不温，泛恶上逆，舌质淡，六脉沉细而弦。（袁立霞.名中医妇科病良方验案.北京：化学工业出版社，2017.）

思考：请明确诊断，分析病因病机，作出中医辨证，并确定针灸治疗方案（包括治法、处方）。

痛经是指妇女经期或行经前后出现的周期性小腹疼痛，又称"经行腹痛"。

西医学将其分为原发性痛经和继发性痛经两种。原发性痛经是指生殖器官无明显异常者，又称为功能性痛经，多见于青年女性。继发性痛经多继发于生殖器官的器质性病变，如子宫内膜异位症、子宫腺肌病、慢性盆腔炎、子宫肌瘤、宫颈口粘连狭窄等。

【病因病机】

本病常与素体虚弱、外感六淫、情志不畅、饮食生冷等因素有关。基本病机是不通则痛或不荣则痛。实者为冲任瘀阻，气血运行不畅，胞宫经血流通受阻；虚者为冲任虚损，胞宫、经脉失却濡养。本病病位在胞宫，与冲、任二脉及肝、肾关系密切。

【辨证要点】

主症　经期或行经前后，呈周期性小腹或腰骶疼痛。

气血瘀滞　小腹胀痛拒按，或乳胁胀痛，经行量少不畅，色紫暗有块，块下痛减。舌紫暗或有瘀点，脉沉弦或涩。

寒湿凝滞　小腹冷痛，得热则舒，经量少，色紫暗有块，伴形寒肢冷，小便清长。舌淡苔白，脉细或沉紧。

肝郁湿热　经行量多质稠，色鲜或紫，有小血块，伴乳胁胀痛，大便干结，小便短赤，平素带下黄稠。舌红，苔黄腻，脉弦数。

气血亏虚　小腹隐痛喜按，经行量少色淡质稀，伴神疲乏力，头晕眼花，心悸气短。舌淡，苔薄，脉细弦。

肝肾亏损　小腹绵绵作痛，经行量少，色红无块，伴腰膝酸软，头晕耳鸣。舌淡红，苔薄，脉细弦。

【治疗】

1. 基本治疗

治法　调理冲任，通经止痛。取任脉、足太阴脾经穴为主。

主穴　中极　三阴交　地机　次髎　十七椎

方义　中极属任脉，通于胞宫，与足三阴经交会，针之行气活血、化瘀止痛，灸之温经散寒、调补冲任；三阴交为足三阴经的交会穴，调理肝、脾、肾；地机为足太阴脾经郄穴，足太阴经循于少腹部，阴经郄穴治疗血证，可调血通经止痛；次髎、十七椎是治疗痛经的经验效穴，单用即效。

配穴　气血瘀滞配太冲、血海；寒湿凝滞配水道、归来；肝郁湿热配太冲、阴陵泉；气血亏虚配足三里、脾俞；肝肾亏损配肝俞、肾俞。

操作　毫针常规针刺，于月经来潮前 3～5 天开始治疗。发作期每日 1～2 次，间歇期隔日 1 次。连续治疗 2～4 个月经周期。

2. 其他治疗

（1）耳针法　取子宫，配肾、腰区、腹区、交感、神门、内分泌、皮质下，毫针刺或压丸法，经前 7～10 天开始。

（2）穴位注射法　取足三里、中极、关元、子宫、肾俞，用当归、丹参、红花、阿尼利定、654-2 等注射液。

（3）穴位埋线法　取三阴交上下各 0.5 寸或三阴交、关元、中极、气海，两周 1 次。

【按语】

1. 针灸治疗原发性痛经疗效显著。对继发性痛经，针灸治疗减轻症状后，再对因治疗。

2. 针刺治疗一般宜从月经来潮前 3～5 天开始，直到月经期结束，连续治疗 2～4 个月经周期。

3. 经期要防寒，忌食生冷，保持精神愉悦，膳食合理，适度锻炼。经期绝对禁止性生活，禁止阴道用药及坐浴。

4. 妇科检查、B 超检查、腹腔镜检查有助于本病的诊断，排除器质性疾病所致腹痛。

知识链接

古代文献

（1）妇人血气痛，合谷补，三阴交泻。（《扁鹊神应针灸玉龙经》）

（2）女子胞中痛，月水不以时休之，天枢主之。（《针灸甲乙经》）

（3）小腹胀满，痛引阴中，月水至则腰脊痛，胞中瘕，子门有寒、引髌髀，水道主之。（《针灸甲乙经》）

（4）女人经水正行，头晕小腹痛，照海……阴交一穴，内庭二穴，合谷二穴。（《针灸大全》）

（5）女子经水正行，头晕、少腹痛，照海、阳交、内庭、合谷。（《针灸大全》）

（6）经水正行，头晕、小腹痛，合谷、阳交、内庭……室女月水不调、脐腹疼痛，肾俞、关元、三阴交。（《针灸逢源》）

项目二　经前期紧张综合征

案例导入

刘某，女，30岁，已婚。经行前期头痛、头昏6年。以前额疼痛为甚，每次持续7～10天，伴面色无华，乏力神疲，脉细。（邵湘宁．中医针灸学教学病案精选．湖南：湖南科学技术出版社，2000．）

思考：请明确诊断，分析病因病机，作出中医辨证，并确定针灸治疗方案（包括治法、处方）。

经前期紧张综合征是妇女在经期前出现一系列精神和躯体症状，月经来潮而消失的疾病。临床症状表现各异，可出现头痛、身痛、眩晕、乳房胀痛、泄泻、情绪紧张等症状，病情轻重有别，轻者可以忍受，重者影响工作与生活。

本病属中医的"经行头痛""经行眩晕""经行乳房胀痛""经行情志异常""经行泄泻"等范畴。

【病因病机】

经前期紧张综合征与素体脾胃虚弱、肝肾失养、肥胖体质、情志不舒有关。基本病机是阴阳失调，脏腑功能紊乱。本病病位在冲任，与肝、脾、肾关系密切。

【辨证要点】

主症　月经来潮前1～5天，周期性出现躯体症状和心理症状，月经来潮后症状随即消失。躯体症状常见乳房胀痛、头痛、小腹胀痛等；心理症状常见抑郁、烦躁、紧张、嗜睡、失眠、焦虑等。

气血不足　心悸气短，少寐多梦，神疲体倦，月经量少，色淡，质稀。舌淡，苔薄，脉细弱。

肝肾阴虚　两乳作胀，腰膝酸软，两目干涩，咽干口燥，五心烦热。舌红少津，脉细数。

痰浊上扰　头晕头重，胸闷呕恶，纳呆腹胀，甚则神志不清，平素带下量多，色白质黏，月经量少，色淡。舌胖淡，苔厚腻，脉濡滑。

气滞血瘀　乳房胀痛连及两胁，疼痛拒按，经色紫暗或有块。舌暗或有瘀点，脉沉弦有力或涩。

【治疗】

1. 基本治疗

治法　调气安神，调理冲任。取足三阴经穴为主。

主穴　神门　百会　膻中　太冲　三阴交

方义　神门为心之原穴，可镇静宁神；百会位于头顶，为督脉入脑之处，可安神宁志；膻中属任脉穴，八会穴之气会，调理气机的作用显著；太冲为肝之原穴，有疏肝解郁、清肝养血

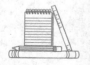

的作用；三阴交是脾、肝、肾三经交会穴，可健脾摄血、补肝益肾，为治疗妇科疾病的要穴。

配穴　气血不足配足三里、脾俞；肝肾阴虚配太溪、肝俞；痰浊上扰配脾俞、丰隆；气滞血瘀配合谷、膈俞。

操作　毫针常规针刺；脾俞、肝俞、膈俞不宜直刺、深刺。月经来潮前 5～7 天开始治疗。

2. 其他治疗

（1）皮肤针法　取任脉、足三阴经的下腹部和下肢循行线，皮肤针叩刺。

（2）耳针法　取肝、肾、子宫、内分泌、皮质下，毫针刺或压丸法。

【按语】

1. 针灸治疗本病有较好的疗效，可以从整体上调节神经内分泌的平衡。一般于经前 5～7 天开始治疗。

2. 注意生活起居调适，保持心情舒畅。

项目三　月经不调

案例导入

王某，女，35 岁，2010 年 3 月 28 日初诊。患者近一年来月经无规律，经来先后不定，经量或多或少，色暗红，偶有血块，经行小腹隐痛不适，伴腰痛不适。本次月经时间为 2010 年 3 月 10 日，周期 40 日，量少，3 日净。于 2010 年 3 月 25 日阴道又开始流血，量较多，伴有胸闷腹胀，纳谷不香，时叹息，嗳气，神疲乏力。舌红，苔薄白或薄黄，脉弦细。（袁立霞. 名中医妇科病良方验案. 北京：化学工业出版社，2017.）

思考：请明确诊断，分析病因病机，作出中医辨证，并确定针灸治疗方案（包括治法、处方）。

月经不调是以月经周期异常为主症的月经病，主要包括月经先期、月经后期和月经先后无定期三种情况。月经不调常伴有经量、经质、经色的异常，为妇科常见病之一。

本病常见于西医学的排卵型功能失调性子宫出血、生殖系统炎症或肿瘤等病。

【病因病机】

月经不调多与房劳多产、饮食伤脾、感受寒邪、情志不畅等因素有关。基本病机是冲任失调。本病病位在胞宫，与冲、任二脉及肾、肝、脾关系密切。

【辨证要点】

主症　以月经周期异常为临床主要症状。

1. 月经先期　月经先期而至，甚至一月两行。

实热　月经量多，色深红，质黏稠。舌红，苔黄，脉数。

虚热　月经量少或多，色红质稠。舌红，苔少，脉细数。

气虚　月经量多，色淡质稀，神疲肢倦。舌淡苔白，脉细。

2. 月经后期　月经期推迟，甚或四五十日一至。

血寒　月经量少，色暗有块，小腹冷痛。苔白，脉沉紧。

血虚　月经量少，色淡质稀，头晕心悸，面白。舌淡，脉细弱。

肾虚　月经量少，色淡质稀，头痛，头晕耳鸣，腰膝酸软。舌淡，苔白，脉沉细。

气滞　月经量少，色暗有块，胸胁小腹胀痛。舌红，脉弦。

3. 月经先后无定期　经期提前或延后 1～2 周，连续 3 个周期以上。

肝郁　经期或前或后，量或多或少，色紫红，有血块，经行不畅，或胸胁、乳房及少腹胀痛，喜太息。舌苔薄白或薄黄，脉弦。

肾虚　经期或前或后，量少，色淡质稀，头晕耳鸣，腰膝酸软。舌质淡，苔薄，脉沉细。

【治疗】

1. 基本治疗

治法　调理冲任，理血调经。取任脉及足太阴经穴为主。

主穴　关元　三阴交　血海

方义　关元属任脉穴，又是足三阴经的交会穴，任、冲同源，"冲脉起于关元"，故关元是调理冲任的要穴；三阴交为足三阴经的交会穴，为妇科理血调经的要穴；血海为脾经穴，可以调经血。诸穴配合，使冲任调和，经血能按时而下。

配穴　月经先期：实热配行间；虚热配太溪；气虚配足三里、气海。月经后期：血寒配命门；血虚配足三里；肾虚配肾俞、太溪。月经先后无定期：肝郁气滞配太冲。

操作　毫针常规针刺。血热只针不灸。于月经来潮前 5～7 天开始治疗，直到月经来潮，连续治疗 3 个月经周期。

2. 其他治疗

（1）耳针法　取肝、脾、肾、子宫、内分泌、卵巢、神门、缘中，压丸法。

（2）穴位注射法　取关元、三阴交、气海、血海、肝俞、脾俞、肾俞，每次选 2～3 穴，当归或丹参注射液，隔日 1 次。

（3）皮肤针法　取背腰骶部夹脊穴或背俞穴，任脉和肾、脾、胃经少腹部，足三阴经下肢部，隔日 1 次。

【按语】

1. 针灸对本病有较好的疗效，器质性病变引起者应采取综合治疗措施。

2. 把握治疗时机有助于提高疗效。一般多在月经来潮前 5～7 天开始治疗，行经期间停针。

3. 保持良好心态和良好生活习惯；避免坐卧湿地和饮食生冷；当月经量多时注意适当卧床休息。

4. 妇科检查、卵巢功能测定、超声波检查有助于本病的病因诊断。

知识链接

古代文献

1. 女子胞中痛、月水不以时休止，天枢主之。（《针灸甲乙经》）

2. 月事不利……行间主之。（《针灸甲乙经》）

3. 月经不调，气海、中极、带脉（一壮）、肾俞、三阴交。（《针灸大成》）

4. 血海……带脉，治月脉不调……（《针灸资生经》）

项目四　闭　经

案例导入

宋某，女，45岁，于2007年11月12日因"停经3个月"就诊。患者3个月前因情志不畅出现停经，偏头痛（左侧），乳房胀，口干口苦，善太息，急躁易怒，不欲饮食，夜寐梦多，近3个月体重增加5千克。舌质红，苔薄白，脉沉细。（袁立霞.名中医妇科病良方验案.北京：化学工业出版社，2017.）

思考：请明确诊断，分析病因病机，作出中医辨证，并确定针灸治疗方案（包括治法、处方）。

闭经是指女子年逾18周岁月经未至，或正常月经周期建立后，又停经3个月经周期以上的月经病。西医学将前者称为"原发性闭经"，后者称为"继发性闭经"。妇女在妊娠期、哺乳期和绝经期以后的停经，均属正常生理现象，不属闭经范畴。

本病相当于西医学中因卵巢、内分泌障碍等原因引起的闭经。

【病因病机】

闭经的发生常与禀赋不足、七情所伤、感受寒邪、房事不节、产育或失血过多等因素有关。基本病机是血海空虚或脉道不通。本病病位主要在胞宫，与肝、肾、脾、胃有关。

【辨证要点】

主症　女子年逾18周岁月经未至，或正常月经周期建立后，又停经3个月以上。

肾气不足　素体虚弱，头晕耳鸣，腰膝酸软，腹无胀痛，小便频数，或第二性征不足。舌淡红，脉沉细。

气血亏虚　面色不荣，头晕目眩，心悸气短，神疲乏力。舌淡边有齿痕，苔薄，脉细无力。

痰湿阻滞　形体肥胖，神疲嗜睡，头晕目眩，胸闷泛恶多痰，带下量多。苔白腻，脉濡或滑。

阴虚内热　五心烦热，颧红升火，潮热盗汗，口干舌燥。舌红或有裂纹，脉细数。

血寒凝滞　小腹冷痛，得热痛减，四肢欠温，大便不实。苔白，脉沉紧。

血瘀气滞　胸胁胀满，小腹胀痛，精神抑郁。舌紫暗，边有瘀点，苔薄，脉沉涩或沉弦。

【治疗】

1. 基本治疗

治法　活血补血，调畅冲任。取任脉、足太阴经穴为主。

主穴　中极　关元　天枢　归来　合谷　三阴交

方义　中极、关元为任脉穴，补益肝肾、调理冲任；天枢、归来为足阳明胃经穴，阳明经多气多血，且冲脉隶属阳明经，可充足气血，调补冲脉，二穴近胞宫，针可活血化瘀，灸可温经通络；三阴交为足三阴经交会穴，可以调理肝、脾、肾；合谷配三阴交行气活血，调畅冲任。

配穴　肾气不足配肾俞、太溪；气血亏虚配气海、血海；痰湿阻滞配丰隆、中脘；阴虚内热配太溪、太冲；血寒凝滞配命门、腰阳关；血瘀气滞配气海、血海、太冲。

操作　毫针常规针刺。

2. 其他治疗

（1）穴位埋线法　取天枢、带脉、子宫、脾俞、肾俞、足三里、关元、中极、中脘，1个月治疗1次，3个月为1疗程。

（2）穴位注射法　取肝俞、脾俞、肾俞、气海、关元、归来、膈俞、三阴交，每次选2～3穴，用黄芪、当归、红花、维生素B_{12}等注射液，每穴注入1～2mL隔日1次。

（3）隔姜灸法　取中极、关元、归来，每穴灸5～7壮。

【按语】

1. 针灸对功能失调所致的闭经疗效较好，对继发性闭经应明确病因，采取相应的治疗方法。

2. 针灸治疗闭经疗程较长，应嘱患者积极配合，树立信心，坚持治疗。

3. 勿将早期妊娠误诊为继发性闭经。

4. 妇科检查及甲状腺、肾上腺、卵巢激素等指标的测定有助于本病的诊断。

知识链接

古代文献

1. 经闭，腰俞、照海，均灸。（《神灸经纶》）

2. 女子血不通，会阴主之……月水不通，阴交主之。（《针灸甲乙经》）

3. 月水断绝，中极、肾俞、合谷、三阴交。（《针灸大成》）

4. 月经不通，合谷、阴交、血海、气冲。（《针灸集成》）

项目五　崩　漏

案例导入

曾某，女，48岁，已婚。患者崩漏反复发作已二年余，西医妇科诊断为功能性子宫出血。曾先后住院4次，刮宫3次，近月来，阴道出血淋漓不止，经中西医治疗无效。诊见面色苍白，精神倦怠，下血时多时少，血色淡红，或有血块，虚烦不得眠，舌淡，脉细数有力。（袁立霞.名中医妇科病良方验案.北京.化学工业出版社，2017.）

思考：请明确诊断，分析病因病机，作出中医辨证，并确定针灸治疗方案（包括治法、处方）。

崩漏是指妇女不在行经期阴道突然大量出血或淋漓不断的病证，量多如注者为崩，量少淋漓不尽者为漏，两者常交替出现，故统称为"崩漏"。

本病多见于青春期、产后或围绝经期，相当于西医学中的功能失调性子宫出血、生殖器炎症、肿瘤和其他原因引起的不规则阴道出血。

【病因病机】

崩漏多与素体阳盛或脾肾亏虚、劳倦思虑、饮食不节、房劳多产、七情内伤等因素有关。

基本病机是冲任不固，血失统摄。本病病位在胞宫，与冲、任二脉及脾、肾关系密切。

【辨证要点】

主症 妇女不在经期阴道突然大量出血或淋漓不断。

血热内扰 经色深红或紫红，质黏稠，夹有少量血块，伴面赤头晕，烦躁易怒，口干喜饮，便秘尿赤。舌红，苔黄，脉弦数或滑数。

气不摄血 经血色淡质稀，伴神疲懒言，面色萎黄，动则气促，头晕心悸，纳呆便溏。舌淡胖或边有齿痕，舌苔薄润，脉芤或细无力。

肾阳亏虚 经色淡质稀，伴精神不振，面色晦暗，肢冷畏寒，腰膝酸软，小便清长。舌淡，苔薄润，脉沉细无力。

肾阴亏虚 头晕耳鸣，五心烦热，夜寐不安。舌红或有裂纹，苔少或无苔，脉细数。

瘀滞胞宫 经色暗或黑，夹有瘀块，小腹疼痛，块下痛减。舌紫暗或边有瘀斑，脉沉涩或弦紧。

【治疗】

1. 基本治疗

治法 调理冲任，固崩止漏。取任脉、足太阴脾经穴为主。

主穴 关元 三阴交 血海 隐白

方义 关元是任脉与足三阴经的交会穴，能调冲任二脉之气，制约妄行之经血；三阴交是足三阴经的交会穴，能调足三阴之经气，补气血、调月经；血海为足太阴脾经穴，可调经止血；隐白为足太阴脾经井穴，为临床治疗崩漏的经验穴。

配穴 血热内扰配太溪、行间；气不摄血配气海、足三里；肾阳亏虚配肾俞、命门；肾阴亏虚配肾俞、太溪；瘀滞胞宫配太冲、地机。

操作 毫针常规针刺。关元、气海排尿后针尖向下斜刺，使针感传至耻骨联合周围；寒者加灸，隐白小艾炷灸。

2. 其他治疗

（1）耳针法 取子宫、肾、肝、脾、内分泌，毫针刺或压丸法。

（2）穴位注射法 取血海、气海、足三里、三阴交、膈俞，黄芪注射液注射。

（3）头针法 取额旁3线。

【按语】

1. 针灸对本病应采用"急则治其标，缓则治其本"的原则，灵活运用塞流、澄源、复旧三法。

2. 对出血量多、病势急者，应采取综合治疗措施。

3. 患者注意增加营养，不参加重体力劳动和剧烈运动。

4. 妇科检查、B超检查、宫腔镜检查、诊断性刮宫等有助于本病的诊断。须与胎漏、异位妊娠、产后出血、赤带以及癥瘕、外伤引起的阴道出血相鉴别。

知识链接

古代文献

1. 妇人漏下，若血闭不通、逆胀，血海主之……女子漏血，太冲主之……妇人漏血、腹胀满不得息，阴谷主之。（《针灸甲乙经》）

2. 女人漏下不止，太冲、三阴交；血崩，气海、大敦、阴谷、太冲、然谷、三阴交、中极。（《针灸大成》）

项目六 绝经前后诸症

案例导入

李某，女，48岁，1987年5月20日就诊。患者月经紊乱2年，经量减少，色红，经期延长。近年来情绪明显异常，烦躁易怒，胸胁胀痛，面部烘热，心悸健忘，头痛汗出，腰酸肢软，无原因的焦虑失眠。舌质红，舌苔薄黄，脉弦细小数。内科妇科检查会诊无异常发现。（袁立霞.名中医妇科病良方验案.北京：化学工业出版社，2017.）

思考：请明确诊断，分析病因病机，作出中医辨证，并确定针灸治疗方案（包括治法、处方）。

绝经前后诸症是指妇女在绝经前后，出现月经紊乱、烘热汗出、潮热面红、情志异常、头痛、眩晕、心悸、失眠健忘、腰背酸痛、皮肤感觉异常等一系列症状的病证。常见于45～55岁妇女。

本病多见于西医学的围绝经期综合征、双侧卵巢切除或放射治疗后双侧卵巢功能衰竭等。

【病因病机】

本病的发生多与禀赋不足、情志所伤、劳逸失度、经孕产乳所伤、天癸将竭等因素有关。基本病机是肾气虚，阴阳平衡失调。本病病位主要在胞宫，与肾有密切关系，并可累及心、肝、脾。

【辨证要点】

主症 绝经前后出现月经紊乱、烘热汗出、潮热面红、情绪不定、心悸、失眠健忘等。

肝肾阴虚 五心烦热，口干便艰，腰膝酸软，头晕耳鸣，舌红少苔，脉细数。兼肝旺者多见烦躁易怒；心火旺者可见心悸失眠。

肾阳亏虚 神萎肢冷，面色晦暗，头晕目眩，腰酸尿频，舌淡，苔薄，脉沉细无力。兼脾阳虚者可见纳少便溏，面浮肢肿；兼心脾两虚者，可见心悸善忘，少寐多梦。

【治疗】

1. 基本治疗

治法 补肾益精，调和冲任。取任脉、足少阴经穴为主。

主穴 肾俞 太溪 关元 三阴交 内关 神门

方义 肾俞为肾之背俞穴，太溪为肾经原穴，二穴合用可补肾气、养肾阴壮肾阳；关元属任脉，可补益肾气、调和冲任；三阴交属脾经，通于任脉，为足三阴经之交会穴，能疏肝、健脾、益肾、调补冲任；内关、神门能宁心安神。

配穴 肝肾阴虚配照海；肾阳亏虚配命门。

操作 毫针常规针刺，肾阳虚可加灸。

2. 其他治疗

（1）**穴位注射法** 取肾俞、肝俞、心俞、三阴交、太溪，当归注射液隔日1次，10次为1疗程。

（2）**皮肤针法** 取颈项部、头顶部、腰骶部、小腿内侧、内关。重点叩刺百会、大椎、肾俞、腰部、骶部、三阴交、内关。

（3）穴位埋线法　取大椎、关元、气海、中脘、肾俞、曲池、足三里，7天1次，连续4次为1周期，治疗3个周期。

【按语】

1.机体不能适应，或症状轻微者，一般不需特殊治疗。少数症状严重影响生活和工作者需要治疗，其病程短者1～2年，长者数年至10余年。

2.患者应正确认识围绝经期，避免忧郁、悲伤、焦虑、急躁情绪。

3.嘱患者定期检查（体格检查、妇科检查、防癌检查、内分泌检查），以排除器质性病变。

知识链接

古代文献

（1）经闭久，忽大崩，复大绝，后又大行不调者，刺丰隆（六分，止血）、石门（五分，断经）。（《丹溪心法》）

（2）月经断绝，中极、三阴交、肾俞、合谷。（《医学纲目》）

项目七　带下病

案例导入

武某，女，42岁，自诉白带量多，色黄有臭味，经常不断已2年之久，口苦咽干，小腹痛，小便黄，舌红，苔黄，脉数。（袁立霞.名中医妇科病良方验案.北京：化学工业出版社，2017.）

思考：请明确诊断，分析病因病机，作出中医辨证，并确定针灸治疗方案（包括治法、处方）。

带下病是以阴道分泌物明显增多，并见色、质、气味异常改变为主症的妇科病证，又称"带证""下白物"等。

本病常见于西医学中的阴道炎、宫颈炎、盆腔炎、内分泌功能失调、宫颈或宫体肿瘤等疾病。

【病因病机】

带下病常与素体肾虚、感受湿毒、饮食劳倦等因素有关。基本病机是冲任失调，带脉失约，水湿浊液下注。本病病位在胞宫，与带脉、任脉及脾、肾关系密切。

【辨证要点】

主症　阴道分泌物增多或色、质、气味异常。

脾虚湿困　分泌物色白或淡黄，量多如涕如唾，无臭，绵绵不断，伴面萎神疲，纳少便溏。舌淡胖，苔白腻，脉濡弱。

肾阴亏虚　分泌物色黄或兼赤，质黏无臭，伴阴户灼热，五心烦热，腰酸耳鸣，头晕心悸。舌红，苔少，脉细数。

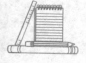

肾阳亏虚 分泌物量多，清稀如水，或透明如鸡子清，绵绵不绝，伴腰酸腹冷，小便频数清长，夜间尤甚。舌淡，苔薄白，脉沉迟。

湿热下注 分泌物量多，色黄或兼绿，质黏稠，或如豆渣，或似泡沫，气秽或臭，伴阴户灼热瘙痒，小便短赤，或有腹部掣痛。舌红，苔黄腻，脉濡数。

【治疗】

1. 基本治疗

治法 利湿化浊，固摄止带。取任脉、足太阴经穴为主。

主穴 带脉 关元 三阴交 白环俞 气海

方义 带脉穴属足少阳胆经，为足少阳、带脉二经交会穴，可协调冲任，固约带脉；关元、三阴交调理肝、脾、肾；白环俞属足太阳经，可调下焦之气，利下焦湿邪，有利湿止带的作用；关元、气海通调任脉，补益肾气。

配穴 脾虚湿困配脾俞、阴陵泉；肾阴亏虚配肾俞、太溪；肾阳亏虚配肾俞、命门；湿热下注配委中、阴陵泉。

操作 毫针常规针刺。

2. 其他治疗

（1）耳针法 取肝、脾、肾、子宫、卵巢、内分泌，毫针刺或压丸法。

（2）隔姜灸法 取带脉，3～5壮，每天1次。

（3）穴位注射法 取三阴交，用黄连素注射液。

【按语】

1. 针灸治疗带下病有较好效果。病情较重者，可配合药物内服或外洗，以增强疗效。应排除肿瘤等器质性病变。

2. 养成良好的卫生习惯，注意经期卫生及孕产期调护，经常保持会阴部清洁卫生。

知识链接

古代文献

1. 女子赤淫时白、气癃、月事少，中髎主之。（《针灸甲乙经》）

2. 赤白带下，带脉、关元、气海、三阴交、白环俞、间使（三十壮）。（《针灸大成》）

3. 赤白带下，曲骨（七壮）、太冲、关元、复溜、阴交、天枢。（《针灸集成》）

4. 带脉治带下赤白……阴交治带下……曲骨治带下赤白。（《针灸资生经》）

5. 淋带赤白，命门、神阙、中极各灸七壮。（《类经图翼》）

项目八 不孕症

案例导入

韩某，女，28岁。自诉：结婚6年未孕，月经干净后，曾做刮宫病理检查未见异常，曾服雌二醇无效。一般妇科检查均正常。碘油造影显示双侧输卵管近端不通。（刘冠军.现代针灸医案选.北京：人民卫生出版社，1985.)

思考：请明确诊断，分析病因病机，作出中医辨证，并确定针灸治疗方案（包括治法、处方）。

不孕症是指育龄妇女婚后未避孕，配偶生殖功能正常，有正常性生活，同居1年以上而未受孕者；或曾孕育，1年以上不受孕者。前者称原发性不孕症，古称"全不产"，后者称继发性不孕症，古称"断绪"。

本病多见于西医学的排卵功能障碍、输卵管阻塞、子宫肌瘤、子宫内膜炎及内分泌失调等疾病中。

【病因病机】

不孕症的发生常与先天禀赋不足、情志不畅、素体肥胖、恣食厚味、房劳多产、经期产后调护不当有关。基本病机是肾气亏虚，冲任气血失调，胞宫不能摄精成孕。其病位在胞宫，与任、冲二脉及肾、肝、脾关系密切。

【辨证要点】

主症　育龄女性，未避孕，配偶生殖功能正常，同居1年以上未受孕。

肾阳亏虚　经行量少色淡，头晕耳鸣，腰酸形寒，小腹冷感，带下清稀，性欲淡漠，有时便溏。舌淡胖，苔白，脉沉细尺弱。

肾阴亏虚　经行先期，量少色红，五心烦热，咽干口渴，头晕心悸，腰酸腿软。舌红少苔，脉细数。

肝气郁滞　月经不调，量或多或少，色紫红有血块，情志失畅，经前胸闷急躁，乳房作胀，行经少腹疼痛。苔薄黄，脉弦。

痰湿内阻　月经后期，量少色淡，形体肥胖，胸闷口腻，带多黏腻。苔白腻，脉弦滑。

瘀滞胞宫　经行后期量少，色紫有块，小腹疼痛，临经尤甚。舌边或有紫斑，苔薄黄，脉弦或涩。

【治疗】

1. 基本治疗

治法　调理冲任，补肾助孕。取任脉及肾的背俞穴、原穴为主。

主穴　关元　肾俞　太溪　三阴交

方义　关元为任脉穴，位居小腹，为元气之根，可壮元阴元阳，灸之温暖胞宫；肾之背俞穴肾俞、原穴太溪补益肾气，治其本。三阴交为足三阴经的交会穴，疏补三阴，调和冲任。数穴合用，补益先天之本，调理后天之气，故能促成胎孕。

配穴　肾阳亏虚配命门、阴交；肾阴亏虚配太溪、气穴；肝气郁滞配肝俞、太冲；痰湿内阻配丰隆、足三里；瘀滞胞宫配血海、地机。

操作　毫针常规操作，肾阳亏虚、痰湿内阻、瘀滞胞宫可加灸法。

2. 其他治疗

（1）耳针法　取内分泌、肾、内生殖器、皮质下、肝、脾，每次选2～3穴，毫针刺法或压丸法。

（2）穴位埋线法　取双侧三阴交，按穴位埋线常规操作，植入羊肠线，每月一次。

（3）穴位注射法　选穴参照基本治疗。每次选用2穴，选当归注射液或人绒毛膜促性腺激素等，每穴注入药液1～2mL。治疗从月经周期第12天开始，每天一次，连续5天。

（4）隔药灸法　取神阙穴。选用熟附子、肉桂、白芷、川椒、乳香、没药、五灵脂、大青盐、冰片等温肾助阳、行气化瘀类中药，共研细末，用黄酒调和制成药饼，填于神阙穴，以大艾炷灸之，每次 8～10 壮，每周 1～2 次。

【按语】

1. 针灸治疗不孕症效果较好，但治疗前必须先明确诊断，以排除男方及生理因素造成的不孕。必要时做有关辅助检查，以便针对原因选择不同治疗方法。

2. 对不孕症患者应该重点了解月经、分娩、流产、产褥、性生活史及避孕史，有无过度肥胖、内分泌疾病等病史。

3. 注意情志调适，过度肥胖者，应配合减肥。

知识链接

古代文献

（1）女子绝子，蛴血在内不下，关元主之。(《针灸甲乙经》)

（2）妇人不孕、月不调匀、赤白带下、气转连背引痛不可忍，灸带脉二穴……断产绝孕、经冷，灸关元百壮。(《针灸聚英》)

（3）女人子宫久冷、不受胎孕，中极、三阴交、子宫。(《针灸大成》)

项目九　胎位不正

案例导入

唐某，女，28 岁。主诉：妊娠 31 周，妇科检查为臀位。患者素体虚弱，去年曾流产 1 次。(邵湘宁 . 中医针灸学教学病案精选 . 湖南：湖南科学技术出版社，2000.)

思考：请明确诊断，分析病因病机，作出中医辨证，并确定针灸治疗方案（包括治法、处方）。

胎位不正是指妊娠 28 周后，胎儿在子宫内的位置异常。常见于腹壁松弛的孕妇或经产妇，是导致难产的主要因素之一。

西医学称为"胎位异常"，常见斜位、横位、臀位、足位等。

【病因病机】

胎位不正与先天禀赋不足、情志失调、形体肥胖、负重劳作等因素有关。基本病机是气血虚弱，气机不畅，胎体不能转位。其病位在胞宫，与肝、脾、肾及冲任二脉关系密切。

【辨证要点】

主症　妊娠 28 周后经产科检查发现胎位不正。

【治疗】

基本治疗

治法　调整胎位。取足太阳膀胱经井穴。

主穴　至阴

方义　至阴为足太阳膀胱经井穴，五行属金，足太阳经气由此交入足少阴肾经，能助肾水、调肾气，且按全息理论，至阴穴所在位置对应骶部正中线，为矫正胎位之经验效穴。

操作　嘱孕妇排空小便，解松腰带，坐于靠背椅上或半仰卧于床上。至阴穴以艾条温和灸或雀啄灸，每次 15 ～ 20 分钟，每日 1 ～ 2 次，至胎位转正为止。也可用针刺法，但手法要轻。

【按语】

1.针灸矫正胎位不正疗效确切，关键是掌握治疗时机。针灸疗法最佳时机是妊娠 28 ～ 32 周，若针灸治疗数次无效，应查明原因。

2.针灸治疗后，指导患者做胸膝卧位 10 ～ 15 分钟，能提高疗效。平时应合理运动，不宜过度营养。

3.因子宫畸形、骨盆狭窄、盆腔肿瘤等因素导致的胎位不正，或有习惯性早产，宫颈机能不全等病史，不适合针灸治疗。应第一时间转妇产科处理，以免发生意外。

知识链接

古代文献

一横逆难产，危在当刻，急于本妇右脚小指尖灸三壮，炷如小麦，下火立产如神。（《类经图翼》）

项目十　妊娠恶阻

案例导入

孙某，女，26 岁。怀孕 2 个半月，近 1 周来频繁干呕，坐车头晕，饭吃不下，痛苦不堪。舌淡苔薄，脉关滑软。以往贫血，血压低，大便正常。（山东中医药高等专科学校附院王德敬主任医案）

思考：请明确诊断，分析病因病机，作出中医辨证，并确定针灸治疗方案（包括治法、处方）。

妊娠恶阻是妊娠早期发生的以恶心、呕吐、厌食甚至闻食即呕、食入即吐为主症的病证。历代文献中又称之为"子病""病儿""病食""阻病"等。

西医学中，相当于妊娠剧吐。其发生多与人绒毛膜促性腺激素刺激，雌激素水平升高，孕妇精神过度紧张、焦急、忧虑等因素有关。

【病因病机】

妊娠恶阻的发生常与素体脾胃亏虚、抑郁恚怒、形盛体肥等因素有关。其基本病机是冲气上逆，胃失和降。本病病位在胃，与冲脉及肝、脾、肾关系密切。

【辨证要点】

主症　妇女妊娠后反复出现恶心、呕吐、头晕、厌食甚至闻食即呕、食入即吐。

脾胃虚弱　呕吐痰涎或清水，头晕体倦，脘痞腹胀。舌淡，苔薄白，脉滑无力。

肝胃不和　呕吐酸水或苦水，恶闻油腥，胸满胁痛，心烦口苦，嗳气叹息，头胀而晕。舌淡红，苔微黄，脉滑。

痰湿阻滞　呕吐痰涎或黏液，口淡而腻，脘腹胀满，不思饮食，胸腹满闷。舌淡，苔白腻，脉滑。

【治疗】

1. 基本治疗

治法　和胃平冲，降逆止呕。取胃的募穴、下合穴为主。

主穴　中脘　足三里　内关　公孙

方义　中脘是胃之募、腑之会穴，可通调腑气，和胃降逆；足三里乃胃的下合穴，与中脘合用，可健脾强胃，降逆止呕；内关为心包经的络穴，可沟通三焦，宣上导下；公孙为脾经之络穴，联络于胃，通于冲脉，与内关相配为八脉交会配穴法，可健脾和胃，平降冲逆。

配穴　脾胃虚弱配脾俞、胃俞；肝胃不和配期门、太冲；痰湿阻滞配丰隆、地机。

操作　针刺手法要轻柔，用平补平泻法。腹部腧穴宜浅刺，慎用提插法。脾胃虚弱及痰湿阻滞证可用温针灸法。

2. 其他治疗

（1）耳针法　取胃、神门、肝、内分泌、皮质下，每次选2～3穴，毫针刺法或压丸法。

（2）穴位贴敷法　取胃俞、中脘、内关、足三里，用生姜片先涂擦腧穴至局部皮肤潮红，再将生姜片用胶布固定于各穴。

（3）皮肤针法　取中脘、足三里、内关、公孙。叩刺至局部皮肤潮红。

【按语】

1. 针灸治疗妊娠恶阻疗效明显，但针治时应注意取穴不宜多，进针不宜深，手法不宜重，以免损及胎气。

2. 若在妊娠早期，仅有择食（喜食酸辣），伴轻度恶心、呕吐、食欲不佳、头晕、体倦等，则为早孕反应，不属病态。

3. 饮食宜清淡，易消化，宜少食多餐。

4. 剧烈呕吐的重症患者，应采取综合治疗措施。

项目十一　恶露不尽

案例导入

辛某，女，33岁，2017年6月2日初诊。

患者主诉产后恶露不尽40天。患者于5月3日剖宫产一女后，恶露一直不断，至40天时突然出血量增加，颜色鲜红，渐至暗红，现仍有恶露，伴下腹隐痛。平时汗出如滴，以自汗为主，纳呆；近日出现胃脘部胀痛，食后痛甚，空腹疼痛减轻。夜寐尚可，时伴有腰膝痛，二便调，四肢关节疼痛，伴右侧偏头痛，望其面色萎黄，精神欠充，舌体胖、舌质暗红、苔薄白微滑，诊其脉细、尺稍弱。（山东中医药高等专科学校附院王德敬主任医案）

思考：请明确诊断，分析病因病机，作出中医辨证，并确定针灸治疗方案（包括治法、处方）。

恶露不尽是指产后 3 周以上，仍有阴道出血淋漓不断者，又称"恶露不止""恶露不绝"。

西医学中，恶露不尽多见于子宫复旧不良，子宫轻度感染，胎盘、胎膜、蜕膜残留等。

【病因病机】

恶露不尽的发生常与素体亏虚，产后过食辛辣温燥之品、劳倦太过、情志郁结等因素有关。基本病机是冲任不固，血行体外。本病病位在胞宫，与冲、任二脉及脾关系密切。

【辨证要点】

主症　产后阴道出血持续 3 周以上仍淋漓不断。

脾虚气陷　产后恶露过期不止，量多或淋漓不断，色淡红，质稀薄，无臭味。小腹空坠，神倦懒言，面色淡白。舌淡，脉缓弱。

血热内扰　产后恶露过期不止，量较多，色深红，质黏稠，有臭秽气，面色潮红，口燥咽干。舌质红，脉虚细而数。

气血瘀滞　产后恶露淋漓涩滞不爽，量少，色紫暗有块，小腹疼痛拒按。舌紫暗或边有紫点，脉弦涩或沉而有力。

【治疗】

1. 基本治疗

治法　调和气血，固摄冲任。取任脉、足太阴经穴为主。

主穴　关元　气海　血海　三阴交

方义　关元、气海属任脉，穴居脐下丹田部位，临近胞宫，通于足三阴经，能补益元气，固摄冲任，调理胞宫，令血归经；血海、三阴交同属足太阴脾经，为理血调经之要穴，既可补血生血，又可活瘀通络，且能养阴凉血清虚热。

配穴　脾虚气陷配脾俞、足三里；血热内扰配中极、行间；气血瘀滞配膈俞、地机。小腹空坠配百会；腹痛拒按配归来。

操作　因胞宫尚未复原，关元、气海二穴不宜深刺，应刺入 1 寸左右。余穴常规针刺。气虚、血瘀者，可加灸法。

2. 其他治疗

（1）电针法　取关元、气海、血海、三阴交，疏密波，强度以患者耐受为度，每次 20～30 分钟。

（2）耳针法　取内生殖器、皮质下、交感、内分泌、脾、肾、肝。每次选取 3～5 穴，毫针刺法，或埋针法、压丸法。

【按语】

1. 针灸治疗产后恶露不尽疗效较好。

2. 产后应注意卧床休息，避免精神刺激；饮食宜清淡而富含营养，忌食生冷、辛辣之品；不宜过劳，忌房事。

3. 配合产后康复。

知识链接

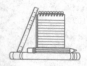

古代文献

（1）气海、石门，治崩中漏下。中都治崩中。关元治恶露不止。中极、石门，疗恶露不止。（《针灸资生经》）

（2）因恶露不止，气海、关元。（《神应经》）

（3）产后恶露不止，及诸淋注，灸气海……产后恶露不止，绕脐冷痛，灸阴交百壮。（《针灸聚英》）

（4）因产恶露不止，中极、阴交百壮，石门七壮至百壮。（《针灸集成》）

项目十二 缺 乳

案例导入

柳某，女，28岁。主诉：乳汁缺乏已2个多月。患者素体虚弱，产后乳汁甚少，伴气短、心悸、身困乏力、盗汗、自汗等症状，右脉沉细无力，左脉沉弱。（邵湘宁.中医针灸学教学病案精选.湖南：湖南科学技术出版社，2000.）

思考：请明确诊断，分析病因病机，作出中医辨证，并确定针灸治疗方案（包括治法、处方）。

缺乳是指产妇在哺乳期乳汁甚少或全无，亦称产后乳汁不行、乳汁不足等。哺乳中期月经复潮后乳汁相应减少，属正常生理现象。

本病相当于西医学的产后缺乳、泌乳过少等疾病。

【病因病机】

缺乳的发生常与素体亏虚、形体肥胖、分娩失血过多及产后情志不调、操劳过度、缺乏营养等因素有关。基本病机是气血生化不足，乳汁无以化生，或气机不畅，乳络不通。其病位在乳房，与脾、肝、肾关系密切。

【辨证要点】

主症 产后乳汁量少或全无。

气血亏虚 乳汁清稀，乳房软而无胀感，面色少华，神疲食少，头晕心悸。舌淡，少苔，脉虚细。

肝郁气滞 乳汁稠，乳房胀硬而痛。情志抑郁不乐，胸胁胀痛，食欲减退，或有微热。舌质暗红或尖边红，苔薄黄，脉弦细或弦数。

【治疗】

1. 基本治疗

治法 调理气血，疏通乳络。取足阳明经穴为主。

主穴 膻中 肩井 乳根 少泽 足三里

方义 膻中位于两乳之间，为气之会穴，补之能益气养血生乳，泻之能理气开郁通乳；肩井擅于调理气机而疏通乳络；乳根属多气多血之足阳明经，位于乳下，既能补益气血、化生乳汁，又能行气活血、通畅乳络；少泽为手太阳经井穴，五行属金，能疏泄肝木之郁，善通乳络，为生乳、通乳之经验效穴；足三里属足阳明胃经合穴，五行属土，为"土中之土"穴，可益气生血。

配穴 气血亏虚配气海、血海、脾俞、胃俞、三阴交补益气血、化生乳汁；肝郁气滞配期门、内关、太冲疏肝理气，通络下乳。

操作　膻中穴向两侧乳房平刺 1～1.5 寸，乳根向乳房基底部平刺 1 寸左右，使乳房出现微胀感，还可加灸或者拔罐；少泽浅刺 2～3 分。

2. 其他治疗

（1）电针法　上述穴位，以疏密波弱刺激，使患者稍有针感即可。每日 1 次。

（2）耳针法　取肝、脾、肾、内分泌、皮质下，毫针刺法，或用压丸法。

【按语】

1. 针灸治疗乳少有较好的疗效。

2. 治疗时应首先注重乳母的自身营养和情志，并及时纠正不正确的哺乳方法。

3. 对乳汁排出不畅或有乳房胀满，应及早挤乳，促其排出，否则易发生乳痈。

4. 本病应排除因乳头凹陷和乳头皲裂造成的乳汁壅积不通，哺乳困难。因产妇不按时哺乳，或不适当休息而致乳汁不足，经纠正其不良习惯，乳汁自然充足者，也不能作病态论。

知识链接

古代文献

妇人无乳，少泽、合谷、膻中。（《针灸大成》）

项目十三　阴　痒

案例导入

姜某，女，45 岁，2016 年 3 月 11 日就诊。外阴皮肤瘙痒，疼痛难忍，坐卧不安 1 月余，带下量多，色黄，其气腥臭，心烦少寐，口苦。舌苔黄腻，脉弦数。白带涂片检查霉菌（＋）。（山东中医药高等专科学校附院王德敬主任医案）

思考：请明确诊断，分析病因病机，作出中医辨证，并确定针灸治疗方案（包括治法、处方）。

阴痒是以妇女外阴部或阴道内瘙痒，甚至痒痛难忍，坐卧不宁为主症的病证，又称"阴门瘙痒"。本病可发生于任何年龄，以围绝经期妇女较多见。

本病常见于西医学的外阴瘙痒症、外阴炎、阴道炎、外阴白斑和外阴营养不良、老年性阴道炎等疾病。

【病因病机】

阴痒的发生常与感染虫疾、忧思恼怒、房劳过度、久病体虚等因素有关。基本病机为肝经湿热下注，或阴虚化燥生风，或湿热生虫蚀阴。本病病位在阴部，任脉过前阴，肝经环阴器，故本病的病经主要在任脉与肝经。

【辨证要点】

主症　外阴或阴道内瘙痒。

肝经湿热　阴部瘙痒刺痛，带下量多质稠气臭，或白或黄，呈豆渣样，或呈泡沫、米泔水样，心烦少寐，坐卧不宁，口苦而腻。舌红，苔黄腻，脉弦数。

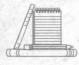

肝肾阴虚　阴部干涩，灼热感，带下量少色黄，头晕目眩，五心烦热，夜眠欠佳，头晕目眩，时有烘热汗出，腰酸，耳鸣。舌质红，少苔，脉细数。

【治疗】

1. 基本治疗

治法　杀虫止痒，清肝养阴。以足厥阴经及任脉穴为主。

主穴　蠡沟　太冲　中极　三阴交

方义　前阴乃宗筋之所聚，足厥阴肝经环阴器，足厥阴络脉结于阴器，蠡沟为足厥阴肝经的络穴，能疏利肝胆湿热、杀虫止痒，为治疗阴痒经验穴；太冲为肝之原穴，既可清利湿热，又可补肝肾之阴；中极为任脉与足三阴经的交会穴，又是膀胱募穴，可清下焦湿热、调带止痒；三阴交调理脾、肝、肾，补益肝肾，可清下焦湿热，除外阴瘙痒。

配穴　肝经湿热配行间、曲骨；肝肾阴虚配肝俞、太溪。

操作　肝经湿热者，针用泻法，不灸；肝肾阴虚者，平补平泻，只针不灸。蠡沟宜针尖向上斜刺，使针感向大腿内侧放射；中极宜针尖向下斜刺，使针感向前阴方向放散；余穴常规针刺。

2. 其他治疗

（1）耳针法　取神门、子宫、外生殖器、脾、肝、肾、膀胱穴。每次选 2～5 穴，毫针刺法，或埋针法、压丸法。

（2）穴位注射法　取蠡沟、血海、足三里、三阴交。每次选 2～3 穴，每穴常规注射维生素 B_{12}。

【按语】

1. 针灸对本病有一定疗效。但阴道炎要查明原因，配合外用药物，必要时配偶亦应同时治疗。

2. 应注意外阴部的卫生，治疗期间应禁房事，忌食辛辣刺激食物。

3. 痒痛难忍或病程缠绵者可考虑局部用药，但忌用刺激性大、有腐蚀性的药物。

4. 对糖尿病、甲状腺功能紊乱等原因导致的阴痒，除按本病对症治疗外，还应针对病因进行治疗。

知识链接

古代文献

（1）女子苍汁，不禁赤沥，阴中痒痛，少腹控䏚，不可俯仰，下髎主之……女子阴痒及痛、经闭不通，中极主之。（《针灸甲乙经》）

（2）阴门忽然红肿疼，会阴、中极、三阴交。（《针灸大成》）

复习思考题

1. 痛经的治法、主穴、方义、操作是什么？

2. 带下病的治法、主穴、方义是什么？

3. 胎位不正的治法、主穴、方义、操作是什么？

4. 缺乳的治法、主穴、方义、操作是什么？

扫一扫，查阅
复习思考题答案

模块九　儿科病证

【学习目标】

1. 掌握各病的基本治疗。

2. 熟悉各病的辨证要点。

3. 了解各病的其他治法、按语。

项目一　小儿惊风

案例导入

　　刘某，男，5岁。发热、头痛、咽痛1天。予抗生素、退热药物等，症状未见好转。今晨患儿突然高热，烦躁不安，神志不清，四肢抽搐，两目上视，牙关紧闭。查：面赤，体温39℃，心率120次/分，脉浮数。［赵国文．针刺在急症中的临床应用．中国针灸，1997，15（8）：497.］

　　思考：请明确诊断，分析病因病机，作出中医辨证，并确定针灸治疗方案（包括治法、处方）。

　　小儿惊风又称小儿惊厥，以四肢抽搐、口噤不开、角弓反张，甚者伴神志障碍为特征，可发生于多种疾病的过程中。好发于1～5岁小儿，年龄越小，发病率越高。根据其临床表现分为急惊风与慢惊风两类：急惊风起病迅速，病情急暴，多为实证；慢惊风多由久病而来，也可由急惊风转变而来，多为虚证。

　　本病多见于西医学的小儿惊厥，可见于多种疾病如高热、乙型脑炎、流行性脑膜炎（或脑炎、脑膜炎的后遗症）、原发性癫痫等。

【病因病机】

　　急惊风多与外感时邪、痰热内蕴和暴受惊恐有关。基本病机是热盛动风。热、痰、风、惊四证是急惊风的主要表现。本病病位在心、肝、脑。

　　慢惊风多由先天禀赋不足、久病正虚所致，或由急惊风转化而成。基本病机是阴虚风动。本病病位在脾、肾、肝三脏。

【辨证要点】

主症　肢体抽搐，或有神志障碍。

1.急惊风　突然发生抽风，神志不清。

外感惊风　发病急骤，高热头痛，咳嗽咽红，面红唇赤，气急鼻扇，烦躁不安；继而神志昏迷，脊背强直，四肢抽搐或颤动，两目上视，牙关紧闭。苔薄黄，脉浮数。

痰热惊风　发热，痰多色黄，咳吐不利，呼吸急促，纳呆呕吐，腹胀腹痛，便秘，目瞪发呆，或神昏痉厥。苔腻，脉滑。

惊恐惊风　夜寐不安，躁动抽搐或昏睡不醒，频频惊叫，醒后啼哭，惊惕频作，面色乍青乍赤。苔薄，脉细数。

2. 慢惊风　起病缓慢，抽动无力，时发时止。

脾虚肝旺　面色萎黄，形神疲惫，嗜睡露睛，四肢不温，阵阵抽搐，大便清稀水样或带绿色。舌淡，苔白，脉沉弱。

阴虚动风　面色潮红，身热消瘦，手足心热，肢体拘挛或强直，时或抽搐，虚烦疲惫，大便干结。舌绛少津，苔光剥，脉细数。

脾肾阳虚　面色㿠白或灰滞，精神委顿，沉睡昏迷，口鼻气凉，额汗不温，四肢厥冷，手足蠕动震颤，大便澄澈清冷。舌淡，苔白，脉沉细。

【治疗】

1. 基本治疗

（1）急惊风

治法　清热开窍，镇惊息风。以督脉及手阳明、手足厥阴经穴为主。

主穴　水沟　印堂　合谷　太冲　中冲

方义　水沟、印堂为督脉穴，能开窍醒脑镇惊；合谷、太冲相配谓之四关穴，能息风止痉；中冲点刺可泻热清心。

配穴　外感惊风配外关、风池；痰热惊风配中脘、丰隆；惊恐惊风配四神聪、神门。

操作　水沟毫针刺，雀啄泻法，中冲点刺出血。

（2）慢惊风

治法　补益脾肾，镇惊息风。以督脉及背俞穴、足厥阴经穴为主。

主穴　百会　印堂　脾俞　肾俞　合谷　太冲

方义　百会、印堂为督脉穴，有醒神定惊之功；脾俞、肾俞益气培元；合谷、太冲平肝息风。

配穴　脾虚肝旺配三阴交、行间；脾肾阳虚配关元、命门；阴虚风动配风池、三阴交。

操作　脾肾阳虚背俞穴、命门可加灸法。

2. 其他治疗

（1）耳针法　取心、神门、肾上腺、皮质下，毫针刺，实证用强刺激，虚证用弱刺激，直至复苏。

（2）刺络放血法　取十宣、十二井穴、大椎，三棱针点刺出血，适用于实证。

（3）指针法　取水沟、内关、太冲，用拇指重力掐按，使患者出现疼痛反应并苏醒。

【按语】

1. 针灸治疗小儿惊风可镇惊止痉以救急，止痉之后，需查明病因，采用综合治疗措施。

2. 惊风伴痰涎过多者，应注意保持呼吸道通畅；保持室内安静，避免惊扰患儿。

知识链接

古代文献

（1）小儿惊痫，本神及前顶、囟会、天柱主之；如反视，临泣主之。（《针灸甲

乙经》）

（2）小儿急惊风，灸前顶一穴三壮，若不愈，须灸两眉头及鼻下人中一穴，炷如小麦大……小儿身强、角弓反张，灸鼻上入发际三分三壮。次灸大椎下节间三壮，如小麦大。（《黄帝明堂灸经》）

（3）小儿惊风少商穴，人中、涌泉泻莫深。（《杂病穴法歌》）

（4）太冲能医惊痫风。（《马丹阳天星十二穴治杂病歌》）

项目二　疳　证

案例导入

殷某，女，4岁。家长代诉，患儿近半年食欲明显减退，挑食厌食，体重不增。面黄肌瘦，毛发干枯，腹大如鼓，舌淡，脉弱。（江西中医药大学附属医院熊俊副主任医师医案）

思考：请明确诊断，分析病因病机，作出中医辨证，并确定针灸治疗方案（包括治法、处方）。

疳证是由多种疾患引起的一种慢性疾病，临床以面黄肌瘦、毛发稀疏枯黄、精神萎靡或烦躁、饮食异常为特征。"疳"字有两种含义：一为"疳者甘也"，谓其病由于多食肥甘所致；二为"疳者干也"，是泛指全身消瘦、肌肤干瘪，气血津液不足的临床征象。

本病多见于西医学的小儿营养不良及部分寄生虫病。

【病因病机】

疳证的发生多因喂养不当、病后失调、禀赋不足、感染虫疾等所致。基本病机为脾胃受损，气血津液亏耗。本病病位主要在脾、胃，可涉及心、肝、肺、肾。

【辨证要点】

主症　精神疲惫，形体羸瘦，面色萎黄，毛发稀疏干枯等。

疳气　形体略瘦，面色萎黄少华，毛发稍稀，多数病儿表现为厌食或食欲不振，精神欠佳，好发脾气，大便或溏或秘。舌苔薄而微黄。

疳积　形体明显消瘦，肚腹鼓胀，甚则青筋暴露，面色萎黄无华，毛发稀黄如穗结，精神不振，或易烦躁激动，睡眠不宁，或有揉眉挖鼻、咬指磨牙、动作异常、食欲减退等，或多吃多便。

干疳　极度消瘦，面部呈老人貌，皮肤干瘪起皱，大肉已脱，皮包骨头，精神萎靡，啼哭无力，毛发干枯，腹凹如舟，不思饮食，大便或溏或结，时有低热，口唇干燥，甚则全身出现紫斑，产生突然暴脱。舌质多淡嫩或红，苔光。

【治疗】

1. 基本治疗

治法　健运益胃，调中化滞。取足太阴和足阳明经穴为主。

主穴　四缝　中脘　足三里　脾俞　三阴交

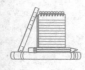

　　方义　四缝为经外奇穴，刺出黄水，能治食积痞块，是治疗疳疾的经验要穴；足三里为足阳明胃经之合穴，可以扶土以补中；中脘为胃募、腑会穴，配脾之背俞穴脾俞以健运脾胃、补益气血；三阴交能除湿健脾开胃。

　　配穴　疳气配章门、胃俞；疳积配天枢、公孙；干疳配肝俞、膈俞；虫积配百虫窝；烦躁不安配神门。

　　操作　疳气者针用补法，四缝用三棱针点刺，挤出少量黄水；疳积针用补泻兼施；干疳针用补法，加灸。

2. 其他治疗

（1）割治法　常规消毒后，取鱼际部位，纵切约 0.4cm，取出脂肪少许，然后用敷料覆盖。

（2）皮肤针法　叩击督脉、华佗夹脊、足太阳经穴，每次叩 10 分钟左右，弱刺激，隔日 1次。

【按语】

1. 针灸治疗本病效果良好，配合小儿推拿，如感染虫疾应配合药物治疗。

2. 提倡母乳喂养，注意饮食定时定量，合理补充营养，纠正不良饮食习惯，对本病康复至关重要。

3. 不要过早断乳，而且应逐渐增加辅食，还要掌握先稀后干、先素后荤、先少后多的原则。

4. 经常带小儿到户外活动，呼吸新鲜空气，适当晒太阳，以增强体质。

知识链接

古代文献

（1）疳疾，脾俞、胃俞、肾俞。（《神灸经纶》）

（2）疳疾，灸胃俞各一壮……炷如小麦大。（《太平圣惠方》）

（3）食积腹大，脾俞、胃俞、肾俞。（《类经图翼》）

（4）此子形羸，虽是疳证，而腹内有积块，附于脾胃之旁，若徒治其疳，而不治其块，是不求其本而揣其末矣。治之之法，宜先取章门灸针，消散积块，后次第理治脾胃。（《针灸大成》）

项目三　遗　尿

案例导入

　　杨某，女，10 岁。尿床 6 年。患儿 4 岁时便开始尿床，1 夜 3～5 次，曾经用药治疗，但效果不佳，遂来就诊。现每夜尿床 5 次之多，白天也偶见小便失控，阴冷天尤甚，面色㿠白，腰酸腿软，肢冷畏寒，小便清长，舌淡，苔薄白，脉沉迟无力。（江西中医药大学附属医院熊俊副主任医师医案）

　　思考：请明确诊断，分析病因病机，作出中医辨证，并确定针灸治疗方案（包括治法、处方）。

遗尿是指 3 周岁以上的小儿经常在睡眠中小便自遗、醒后方觉的一种病证，又称为"遗溺""尿床"。偶因贪玩少睡、精神过度疲劳等所导致的暂时遗尿，不属于病态。

本病相当于西医学的原发性遗尿症，亦与泌尿系统异常、感染、隐性脊柱裂等有关。

【病因病机】

遗尿多与肾气不足、肺脾气虚以及肝经湿热等有关。基本病机是肾气不足或肝经湿热，三焦气化不利，膀胱失约。本病病位在膀胱，与肺、脾、肝、肾、任脉关系密切。

【辨证要点】

主症　睡中尿床，数夜或每夜 1 次，甚至一夜数次。

肾气不足　睡中经常遗尿，神疲乏力，面色苍白，形寒肢冷，下肢无力，腰腿酸软，智力较差，小便清长。舌淡，脉沉细无力。

脾肺气虚　睡后遗尿，少气懒言，面色无华，食欲不振，大便溏薄。舌淡，脉细无力。

肝经湿热　尿频量少，尿味腥臊且色黄，平时性情急躁或夜间梦语龂齿，面赤唇红。舌红，苔黄，脉弦数。

【治疗】

1. 基本治疗

治法　益肾固摄，调理膀胱。取任脉穴和膀胱之背俞穴、募穴为主。

主穴　中极　三阴交　肾俞　膀胱俞　三焦俞

方义　肾俞以温补肾气，固摄下元；三阴交以调理足三阴经的经气，有止遗尿的显著功效；中极配膀胱俞为俞募配穴法，可振奋膀胱的功能，加强膀胱对尿液的约束能力；三焦俞可通调三焦气机以利气化，使小便排泄正常。

配穴　肾气不足者配关元；脾肺气虚者配肺俞、脾俞；肝经湿热者配行间、太冲；尿频者配百会、列缺。

操作　肾气不足、脾肺气虚者针灸并用，针用补法；肝经湿热者，只针不灸，针用泻法。

2. 其他治疗

（1）耳针法　取膀胱、肾、脑点、皮质下、肝、尿道。每次选取 3～4 穴，毫针浅刺，中等刺激，每天 1 次，每次留针 20 分钟左右。也可用耳穴埋针或压丸。

（2）灸法　取百会、神门、关元、中髎。每次取 2～3 穴，灸 5～7 壮或 10 分钟。

（3）穴位注射法　取肾俞、次髎、三阴交，用利多卡因注射液每穴 1mL，每次一穴，三穴交替使用，隔日 1 次。

（4）头针法　取额旁 3 线、顶中线，沿皮刺，持续行针 5～10 分钟。

【按语】

1. 针灸治疗本病疗效确切。对患儿要耐心教育，鼓励其自信心，避免产生恐惧、紧张和自卑感。治疗初期夜间可按时唤醒患儿排尿，以后逐渐养成临睡前及早起排尿的习惯。

2. 治疗期间，嘱小儿白天勿过度疲劳，减少活动量，傍晚后控制饮水。应培养患儿白天有意识憋尿，控制排尿，以锻炼膀胱储尿功能。

知识链接

古代文献

阴陵泉、阳陵泉，主失禁遗尿不自知。(《备急千金要方》)

项目四 小儿脑瘫

案例导入

　　郑某，男，2岁半。出生时因难产窒息，2岁多还不能独自站立、行走，扶站时脚跟不触地，但可独自支撑坐稳，不会自己翻身，抱起时有僵直感，面容痴呆，无听觉反应，不会讲话，右眼睑下垂，口唇淡，舌淡苔白，脉沉细。[于海波.针刺治疗142例小儿脑瘫的疗效观察.四川中医，1997，15（1）：54.]

　　思考：请明确诊断，分析病因病机，作出中医辨证，并确定针灸治疗方案（包括治法、处方）。

　　小儿脑瘫简称"脑瘫"，是指小儿由各种原因（如感染、缺氧、缺血、外伤等），造成脑实质损害，出现非进行性中枢性运动功能障碍所导致的瘫痪。临床以肢体瘫痪、手足不自主徐动、智力低下、言语不清为主要症状。

　　本病属于中医学"五迟""五软""痿证"的范畴。

【病因病机】

　　小儿瘫痪多与先天不足、肝肾亏损或后天失养、气血虚弱有关。基本病机为脑海失充，五脏失养。本病病位在脑，与五脏相关。

【辨证要点】

　　主症　肢体瘫痪，手足不自主运动，智力差，语言不清。

　　肝肾不足　肢体瘫痪（单瘫、偏瘫或全瘫、截瘫），智力低下，生长发育迟缓，筋脉拘急，屈伸不利，急躁易怒或多动秽语。舌红，脉弦或弦细。

　　脾胃虚弱　四肢痿弱，肌肉消瘦，四肢不温，手不能举，足不能立，咀嚼无力，口开不合，舌伸外出，涎流不禁，面色萎黄，智力迟钝，神情呆滞，少气懒言。舌淡，脉沉细。

【治疗】

1.基本治疗

　　治法　健脾益智，调补五脏。取督脉、足阳明、足太阴经穴为主。

　　主穴　四神聪　百会　悬钟　阳陵泉　足三里　三阴交

　　方义　四神聪、百会健脑益聪；悬钟为髓会，补之可养髓充骨；阳陵泉为筋会，取之可疏通经络、强壮筋骨；足三里、三阴交可补益脾胃，调补气血。

　　配穴　肝肾不足者配肝俞、肾俞；脾胃虚弱者配中脘、脾俞；上肢瘫痪者配曲池、手三里、外关、合谷、后溪；下肢瘫痪者配环跳、风市、委中、丰隆；咀嚼乏力者配颊车、地仓；涎流不禁者配承浆。

　　操作　针用补法，可灸。

2.其他治疗

　　（1）耳针法　取交感、神门、皮质下、脑干、肝、肾、心、小肠、肾上腺。上肢瘫痪配肩、肘、腕；下肢瘫痪配髋、膝、踝。每次选用4～6穴，针刺强刺激，留针10分钟，隔日1次，

10次为1个疗程。或用王不留行籽压丸后，每日按压刺激2～3次。

（2）头针法　取顶颞前斜线、顶旁1线、顶旁2线、颞前线、枕下旁线。毫针刺，留针1～4小时，每日1次，10次为1个疗程。

（3）穴位注射法　取风池、大椎、肾俞、曲池、足三里、阳陵泉、承山等，每次选2～3穴，用胎盘组织液、灯盏花注射液，或维生素B_1、B_{12}注射液等，每穴注射0.5～1.0mL，每日1次，10次为1个疗程。

【按语】

1. 针灸治疗本病疗效较好，但应及早治疗。

2. 治疗期间要对患儿配合语言、肢体功能和智能训练，可提高治疗效果。

项目五　注意力缺陷多动症

案例导入

陈某，男，9岁。患儿自上小学后，不专心听讲，爱做小动作，经常抢答，游戏中缺乏耐心，时有危险动作发生，且屡教屡犯。今年开始，患儿常有不自主的肩膀短暂抽动。经查脑CT、脑电图等检查均未见异常。服用利他林稍有好转，但停药后症状如旧。诊见面色偏红，心神不定，手足不安，言语较多，口苦口干，大便干结，2～3日1次，舌红，苔薄黄，脉细数。（江西中医药大学附属医院熊俊副主任医师医案）

思考：请明确诊断，分析病因病机，作出中医辨证，并确定针灸治疗方案（包括治法、处方）。

注意力缺陷多动症是以患儿注意力不集中、自我控制能力弱、情绪不稳定、多动、任性、冲动，有不同程度的学习困难，但智力基本正常为主要表现的疾病。多见于4～16岁的儿童，大多数患儿到青春期后逐渐好转甚至痊愈。本病的发病原理尚不明了，一般认为可能有遗传倾向。

本病属于中医学"躁动证""脏躁"等范畴。

【病因病机】

本病多与肾虚肝旺以及心脾两虚有关。基本病机为心神失养或元神受扰。本病病位在心、肝、脾、肾。

【辨证要点】

主症　注意力不集中，活动过度，冲动任性，缺乏自制能力，有不同程度学习困难，智力基本正常。

肾虚肝旺　好动，肢体抽动，注意力不集中，任性冲动，动作笨拙，性格暴躁，难以静坐；或五心烦热，盗汗，大便秘结。舌红苔薄白，脉细数。

心脾两虚　心神不宁，多动不安，注意力不集中，言语冒失，做事有始无终，形体消瘦或虚胖，纳呆，面色淡黄无华。舌淡苔薄白，脉虚弱。

痰火内扰　多动多语，心烦懊恼，胸闷脘痞，夜寐不安，口苦尿赤，大便秘结。舌红苔黄腻，脉滑数。

【治疗】

1. 基本治疗

治法 调神定志。取督脉、手厥阴、手少阴经穴为主。

主穴 百会 四神聪 神门 内关 三阴交

方义 百会、四神聪位于头部，可安神定志、益智健脑；神门为心之原穴，内关为心包经络穴，二穴共用可宁心安神；三阴交为脾、肝、肾三经交会穴，可健脾、调肝、益肾。

配穴 肾虚肝旺者配太溪、行间；心脾两虚者配心俞、脾俞、三阴交；痰火内扰者配丰隆、劳宫。

操作 四神聪可向百会穴透刺。

2. 其他治疗

（1）耳针法 取皮质下、心、肾、神门，针刺、埋线或压丸皆可。

（2）头针法 取顶颞前斜线、顶旁1线、顶旁2线、颞前线、枕下旁线，毫针刺。

（3）穴位注射法 取风池、大椎、肾俞、曲池、足三里、阳陵泉、承山等穴。每次选2～3穴，用胎盘组织液、灯盏花注射液、维生素 B_1 或维生素 B_{12} 注射液等穴位注射。

【按语】

1. 针灸治疗本病有较好的效果。

2. 家长、学校和社会应共同关心患儿，不要歧视和施加精神压力。

3. 合理安排作息时间，培养良好的生活习惯和健康行为。

项目六 痄 腮

案例导入

王某，男，5岁。右腮部肿胀疼痛3天，加重半天。患儿3天前出现轻微发热，头痛，右侧腮部微肿，家长未重视。今日上午发热、头痛加重，咀嚼困难。检查：右侧耳下腮部肿胀，皮色不红，边缘不清，触之热痛，硬度中等。舌红，苔薄黄，脉浮数。（中国中医研究院. 针灸学简编. 北京：人民卫生出版社，1978.）

思考：请明确诊断，分析病因病机，作出中医辨证，并确定针灸治疗方案（包括治法、处方）。

痄腮是以发热、耳下腮部肿胀疼痛为特征的急性传染病，又名"蛤蟆瘟""大头瘟"。本病全年均可发生，冬春两季易于流行，多见于5～9岁的小儿，年龄较大的儿童可并发睾丸炎。

本病相当于西医学的流行性腮腺炎。

【病因病机】

痄腮的发生常与感受风热疫毒之邪有关。少阳、阳明经脉分别行于耳下和腮部，风热疫毒之邪从口鼻而入，阻遏少阳、阳明经脉，郁而不散，蕴结于耳下腮部而发病。少阳与厥阴相表里，足厥阴肝经绕阴器。若受邪较重，邪从少阳胆经内传厥阴肝经，则可出现少腹、睾丸红肿疼痛；若温毒炽盛，内陷厥阴，热极风动，则可发生痉厥、昏迷等变证。基本病机为温毒之邪

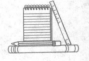

蕴结于少阳、阳明经。本病病位在腮腺及少阳经络。

【辨证要点】

主症 耳下腮部肿胀疼痛，常伴发热。

温毒郁表 发热轻，一侧或两侧耳下腮部肿大，压之疼痛有弹性感。舌尖红，苔薄白，脉浮数。

温毒蕴结 壮热，头痛，烦躁，腮部漫肿，疼痛拒按。舌红苔黄，脉数有力。

温毒内陷 高热烦渴，睾丸肿痛，甚则昏迷，抽搐。舌红，苔黄燥，脉弦数。

【治疗】

1. 基本治疗

治法 清热解毒，消肿散结。取手少阳、手阳明经穴为主。

主穴 翳风 颊车 外关 合谷 关冲

方义 本病因外感风热疫毒壅滞少阳经脉所致，故近取手少阳、足少阳之会穴翳风来宣散气血的壅滞，配颊车更加强消散局部气血壅滞之功；远取手少阳井穴关冲、络穴外关配大肠原穴合谷，既能疏风解表，又能清热解毒。

配穴 轻证配丰隆；重证配耳和髎、外关、关冲、曲池；高热配大椎、商阳点刺放血；睾丸肿胀配太冲、曲泉。

操作 针用泻法。关冲、大椎、商阳、十二井或十宣，用三棱针点刺出血。

2. 其他治疗

（1）耳针法 取腮腺区、面颊区、皮质下、神门。每次选2～3穴，毫针强刺激，每日1～2次，3天为1个疗程。

（2）灯火灸法 取角孙穴，用灯心草蘸麻油，点燃后灸角孙穴，当听到"叭"的一声即可。

【按语】

1. 针灸治疗本病有较好的疗效。

2. 本病属急性呼吸道传染病，应注意隔离，一般至腮肿消退为止。

3. 患儿发热期间，应卧床休息，进食流质或半流质饮食。

项目七 小儿积滞

案例导入

周某，女，6岁。家长代述：患者于1年前始不思饮食。现症：不思饮食，食则饱胀，形体消瘦，面色萎黄，大便稀溏，夹有不消化食物残渣，舌质淡红，苔白腻，脉细滑，体重16kg。[王喜聪，袁海红，邢彦伟.调胃化食散穴位贴敷配合针刺治疗小儿积滞症68例临床观察.中国现代医生，2009，47（12）：109.]

思考：请明确诊断，分析病因病机，作出中医辨证，并确定针灸治疗方案（包括治法、处方）。

小儿积滞是指小儿以不思饮食、食而不化、腹部胀满、大便不调为主症的病证。

【病因病机】

小儿积滞的发生多与素体虚弱、饮食不节、喂养不当，或过食厚味生冷之品等有关。基本病机是乳食内积、脾虚夹积。本病病位在脾、胃。

【辨证要点】

主症 食欲不振，胃脘胀满或疼痛，呕吐酸馊乳食，大便酸臭，或溏薄或秘结。舌苔腻。

乳食积滞 面黄少华，烦躁多啼，夜卧不安，食欲不振，腹部胀满，大便溏泄酸臭或便秘，小便短黄或如米泔，伴有低热。舌红，苔腻，脉滑数，指纹紫滞。

脾虚夹滞 面色萎黄，形体较瘦，困倦无力，夜寐不安，不思乳食，腹满喜伏卧，大便稀糊。唇舌淡红，苔白腻，脉细而滑，指纹淡滞。

【治疗】

1. 基本治疗

治法 健脾助运，消食导滞。取任脉、足阳明、足太阴经穴为主。

主穴 中脘 天枢 脾俞 足三里

方义 本病为胃肠运化失常，故取胃之募穴中脘、大肠之募穴天枢以通调胃肠之积滞，为局部选穴；脾之背俞穴脾俞、胃之下合穴足三里可以健运脾胃，理气和中。

配穴 乳食积滞配梁门、气海、里内庭；脾虚夹滞配四缝、太白；发热配大椎、曲池；腹胀配天枢、气海。

操作 乳食积滞针用泻法；脾虚夹积补泻兼施。

2. 其他治疗

皮肤针法 脾俞、胃俞、夹脊（第7～17椎）。轻轻叩打，每次20分钟。

【按语】

1. 针灸治疗本病效果显著。

2. 饮食调节是预防本病发生的重要环节，故乳食宜定时定量，不宜过饥过饱，不宜过食生冷、油腻之品。

3. 随着婴儿年龄的增长，应逐步供给相应的辅食。

项目八 孤独症

案例导入

赵某，男，1岁10个月。因"发现语言发育迟缓"半年就诊，症见无语言，发少量单音，常见物认知能力尚可，与小朋友交流互动差，有刻板行为，有感知觉异常，情绪较差，不会表示大小便，舌体淡白，苔薄白。［袁青，刘祎思，俞裕天，等.头穴留针配合行为训练治疗儿童自闭症疗效观察.中国针灸，2013，33（7）：612.］

思考：请明确诊断，分析病因病机，作出中医辨证，并确定针灸治疗方案（包括治法、处方）。

孤独症又称自闭症，是一种以社会交往障碍、语言发育障碍和局限性、刻板性、重复性行为为主要特征的广泛性发育障碍性疾病。本病以男孩多见，其患病率与种族、地域、文化和社

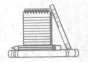

会经济发展水平无关。遗传因素是儿童孤独症的主要病因，环境因素，特别是在胎儿大脑发育关键期接触的环境因素也会导致发病可能性增加。

中医古代文献中没有关于"孤独症"病名的记载，但是根据古代医家的各种描述，本病当属"语迟""胎弱""呆病""无慧"等范畴。

【病因病机】

孤独症与先天不足，肾精亏虚有关。基本病机是心脑失养。本病病位在脑，与心、肝、肾密切相关。

【辨证要点】

主症　本病症状复杂，但主要有三大核心症状：社会交往障碍、言语交流障碍和特殊行为表现。社会交往障碍，如不愿交际，孤僻独行，自我封闭；言语交流障碍，如无语、少语、独语、语言重复、发声怪异、吐字不清、言语难以理解；特殊行为表现，如动作怪异、姿势奇特、动作刻板重复、兴趣狭窄、迷恋物品、行为定式、感觉迟钝。

心肝火旺　急躁易怒，任性固执，听而不闻，不易管教，情绪不宁，高声叫喊，跑跳无常，面赤口渴，狂躁谵语，夜不成寐，时有便秘溲黄，口干。舌尖红，苔黄，脉弦数。

痰迷心窍　神志痴呆，口角流涎，言语不清或喃喃自语，表情淡漠，对医生及父母的指令充耳不闻。舌体胖大，苔白腻。

瘀阻脑络　有出生时难产史，时见自伤毁物，或见面部抽动。舌暗红或有瘀斑，苔薄白，脉涩或弦。

肾精亏虚　面色苍白，消瘦，营养发育欠佳，语言发育差，发育迟缓，身材矮小，囟门迟闭，骨骼痿软，智力低下，精神呆钝，动作迟缓。舌淡。

【治疗】

1. 基本治疗

治法　益脑安神，疏肝益肾。以督脉、足厥阴、手足少阴经穴为主。

主穴　百会　风府　印堂　神门　太冲　太溪

方义　脑为元神之府，心主神明。百会、风府入络脑，为调神要穴，配合督脉印堂穴、心之原穴神门可通心窍、养心神；太冲为足厥阴肝经原穴，可疏理肝气、条达情志；太溪为肾之原穴，可益肾气、填精髓。

配穴　心肝火旺配劳宫、内庭；痰迷心窍配丰隆、水沟；瘀阻脑络配膈俞、血海；肾精亏虚配肾俞、水泉。

操作　常规针刺，可用灸法。

2. 其他治疗

（1）穴位注射法　以智三针、颞三针、脑三针、四神针为主穴，结合穴位交替注射维生素 B_{12} 和胞磷胆碱。

（2）头针法　神庭、前顶透百会、智力情感区、双感觉区上 1/5、双听理解区、小脑蚓区，结合辨证配穴，留针 1～2 小时，每周治疗 1～2 次。

（3）电针法　百会、四神聪、神庭、本神、印堂、脑户、脑空、内关，头针颞前线。以 0.3mm×40mm 毫针刺入，百会向后刺入 0.5～0.8 寸，四神聪向百会方向刺入 0.5～0.8 寸，得气后接通 SMS-03 型生命信息治疗仪，采用等幅疏密波，频率 1.25Hz，百会、四神聪用"十"字形铜片置正极，神门置负极。每日 1 次，每次治疗 50 分钟，每周 5 次。

【按语】

1.在孤独症缺乏特效药物的前提下，针刺作为一种有特色的疗法，具有简、便、验、廉的优势。同时临床上采用针刺治疗取得了良好的疗效，为孤独症的治疗提供了一个崭新的思路。

2.孤独症的预后受到多种因素的影响，如诊断和干预的时间、早期言语交流能力、病情严重程度及智力水平以及有无伴发疾病。早期诊断并在发育可塑性最强的时期（一般为6岁以前）对患儿进行长期系统的干预，可最大限度改善患儿预后。

知识链接

名家经验

靳瑞经验　四神针：百会穴前后左右各旁开1.5寸。颞三针：耳尖直上，入发际2寸及同一水平前后各1寸，共3穴。智三针：神庭、本神。手智针：内关、神门、劳宫。足智针：涌泉、泉中穴（足趾关节中点与足跟连线之中点）、泉中内穴（泉中穴向内旁开8分～1寸）。开闭针：听宫、人中、隐白。舌三针：上廉泉穴、廉泉左穴、廉泉右穴（上廉泉穴左右各旁开0.8寸）。

复习思考题

1.试述针灸治疗急惊风的基本处方及方义。

2.试述针灸治疗疳证的基本处方及方义。

3.试述针灸治疗遗尿的基本处方及方义。

4.试述痄腮的病因病机。

5.试述孤独症的症状特点。

扫一扫，查阅
复习思考题答案

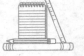

扫一扫，查阅
本模块 PPT 等
数字资源

模块十　皮外骨伤病证

【学习目标】

1. 掌握各病的基本治疗。

2. 熟悉各病的辨证要点。

3. 了解各病的其他治法、按语。

项目一　瘾　疹

案例导入

王某，男，29 岁，1991 年 10 月 11 日初诊。

患者头面、颈部、背部、臀部出现疹块凸起，色红，瘙痒难忍，夜不能眠，如此已有两天。患者于 1989 年 9 月底从外地游玩回来，乘火车时出现双眼部疹块，凸起成片，色红瘙痒，继之出现头部、面部、臀部的疹块，色红刺痒，当时西医用阿司咪唑等药，三天消失。自此两年来每隔两三天就发作一次，近半年常服阿司咪唑。西医诊断为"尘螨过敏"，多次治疗无效。也服过中药，效果不好。刻诊：红疹如前，心情急躁，全身乏力，饮食减少，睡眠困难，大便干、小便黄，舌淡尖红、苔白根黄，脉细数。（高立山，高峰.针灸心扉.北京：学苑出版社，2003.）

思考：请明确诊断，分析病因病机，作出中医辨证，并确定针灸治疗方案（包括治法、处方）。

瘾疹是一种以皮肤出现风团，伴有瘙痒为特点的过敏性皮肤病，搔之出现红斑隆起，形如豆瓣，堆累成片，发无定处，忽隐忽现，退后不留痕迹。急性者短期发作后多可痊愈，慢性者常反复发作，可历数月，缠绵难愈，又名"风疹""风疹块"。

本病相当于西医学的荨麻疹。

【病因病机】

瘾疹的发生多与禀赋不耐、风邪侵袭、食用鱼虾荤腥食物等因素有关。基本病机是营卫失和，邪郁腠理。本病病位在肌肤腠理，与肺胃有关。

【辨证要点】

主症　皮肤突然出现风团，边界清楚，高出皮肤，周围有红晕；发无定处，时发时退，伴有瘙痒，消退后不留痕迹。

风热犯表　风团鲜红，灼热剧痒，身热，口渴或伴咳嗽，遇热加重。舌苔薄白或薄黄，脉浮数。

风寒束表　皮疹色白，遇风寒加重，得暖则减，口不渴。舌淡，舌苔白，脉浮紧。

胃肠积热　疹色红赤，脘腹疼痛，大便秘结或泄泻。舌红，舌苔黄，脉滑数。

血虚风燥　反复发作，迁延日久，午后或夜间加剧，心烦易怒，口干，手足心热。舌红少津，脉沉细。

【治疗】

1. 基本治疗

治法　疏风和营，透疹止痒。取手阳明、足太阴经穴为主。

主穴　曲池　合谷　血海　膈俞　三阴交　神门

方义　曲池配合谷可疏风解表；血海、膈俞、三阴交三穴配伍能调和营卫，活血祛风止痒；"诸痛痒疮皆属于心"，故用心之原穴神门安神以止痒。

配穴　风热犯表配大椎、风池；风寒束表配风门、肺俞；胃肠积热配天枢、内庭；血虚风燥配足三里、脾俞；喘息配尺泽、孔最；脘腹疼痛者，配中脘或建里；腹泻配天枢。

操作　毫针常规刺。

2. 其他治疗

（1）耳针法　取神门、肺、枕、内分泌、肾上腺，毫针刺或压丸法。

（2）拔罐法　背腰部足太阳膀胱经行走罐法，神阙穴闪罐。

【按语】

1. 针灸治疗瘾疹疗效很好。

2. 与月经相关的瘾疹应注重调经为主。

3. 忌食辛辣刺激性及鱼虾等食物。

知识链接

古代文献

（1）风热瘾疹，曲池、曲泽、合谷、列缺、肺俞、鱼际、神门、内关。(《针灸集成》)

（2）风毒瘾疹，曲池、绝骨、委中出血。(《玉龙经》)

（3）风疹，肩髃、曲池、合谷、曲泽、手三里、环跳。(《针灸逢源》)

项目二　湿　疮

案例导入

柴某，男，38岁，1970年9月2日初诊。

主诉：全身泛发皮疹，反复不愈已3年。

现病史：3年前冬季开始在两小腿起两小片集簇之丘疱疹，发痒，搔破后渗水。久治不愈，范围越见扩大。1969年冬渐播散至两臂，一般入冬即见加重。今年交秋皮损已渐播散至胸、腹、背。平时胃部疼痛，纳食不思，食后腹胀，大便日二三次，便溏、完谷不化，不敢食生冷水果。

　　检查：胸、腹、后背及四肢可见成片红斑、丘疹及集簇之丘疱疹，渗水糜烂，搔痕结痂，部分呈暗褐色，瘙痒无度。脉缓滑，舌质淡，苔薄白腻。（中国中医研究院广安门医院．朱仁康临床经验集．北京：人民卫生出版社，1979.）

　　思考：请明确诊断，分析病因病机，作出中医辨证，并确定针灸治疗方案（包括治法、处方）。

　　湿疮是一种皮疹呈多形性损害，发无定处，易于糜烂流津的瘙痒性、渗出性皮肤病。根据其发病性质或者部位不同又有不同的名称，比如：浸淫遍体、滋水极多者称"浸淫疮"，若身起红粟、瘙痒出血为主的称"血风疮"或"粟疮"，发于婴儿面部的称"奶癣"，发于耳部者称"旋耳疮"。本病相当于西医学的湿疹。

【病因病机】

　　本病多因禀赋不耐，风湿热邪蕴于肌肤所致，急性期以湿热为主，如迁延失治或误治，易于血虚生风、化燥伤阴，皮肤失于濡养则成慢性湿疹。基本病机是湿热浸淫，血虚风燥。本病病位主要在皮肤，与脾、肺、肝相关。

【辨证要点】

　　主症　皮疹呈多种形态，发无定位，易于湿烂流津，伴有瘙痒及渗出，久则皮肤粗糙变厚、苔藓样变伴色素沉着。

　　湿热浸淫　初起为密集的点状红斑及粟粒大小的丘疹和丘疱疹，很快变成小水疱，破溃后形成点状糜烂面，滋水淋漓，瘙痒难忍，影响睡眠，身热心烦，大便溏滞或秘结，小便短赤。舌红，苔黄腻，脉滑数。

　　脾虚湿蕴　发病较缓，皮损呈丘疹型，色淡红、瘙痒，抓后糜烂，渗出较多，食少便溏、面黄神疲。舌淡齿痕，苔白腻，脉濡缓。

　　血虚风燥　病情反复，患部皮肤粗糙、增厚、触之较硬、苔藓化，常有色素沉着、抓痕，间有糜烂、渗出、血痂及鳞屑，病程较长，可延至数月或数年之久。舌淡红，苔薄少，脉弦细数。

【治疗】

1. 基本治疗

治法　疏风和营，渗湿止痒。以皮损局部、手阳明、足太阴经穴为主。

主穴　曲池　血海　三阴交　阴陵泉　神门　皮损局部

方义　曲池、血海、三阴交三穴配伍能调和营卫，凉血活血，疏风止痒；阴陵泉健脾利湿；"诸痛痒疮皆属于心"，故用心之原穴神门安神以止痒；皮损局部疏调局部经络之气，祛风止痒。

配穴　湿热浸淫配合谷、大椎；脾虚湿蕴配脾俞、胃俞；血虚风燥配肝俞、膈俞。滋水多配水分；腹泻配足三里。

操作　毫针常规针刺。神门、足三里用补法，其他穴位用泻法。皮损局部采用梅花针叩刺拔罐。

2. 其他治疗

（1）灸法　患部施艾条灸至皮肤出现红晕为止。

（2）耳针法　取肺、神门、肾上腺，虚证可加肝、皮质下。

【按语】

1. 本病针灸疗效满意，因易于反复，故疗程较长。

2. 患处忌用热水烫洗和肥皂清洗，尽量避免搔抓。

3. 忌食辛辣、海鲜、鸡、牛羊肉等发物可减少复发机会。

知识链接

古代文献

皮肤中风毒，其候忽然遍身痛痒如虫啮，痒极搔之，皮便脱落，烂坏作疮。凡有此患，急灸两臂屈肘曲骨间（即曲池穴是也）各二十一炷。（《宋本备急灸法》）

项目三 蛇串疮

案例导入

杨某，女，62岁，1991年7月1日初诊。

右胁下疼痛7天，一直未治疗，6月21日曾受雨淋，两天后感觉后背疼痛。逐渐疼痛至右胁下，3天后右胁下发出红色疱疹，并伴疼痛不能睡眠，心烦易怒，不思饮食等症。现疼痛较重，串痛，心烦，大便溏，小便一般，头胀，睡眠不好。舌质红，苔白，脉沉弦细。（高立山，高峰.针灸心扉.北京：学苑出版社，2003.）

思考：请明确诊断，分析病因病机，作出中医辨证，并确定针灸治疗方案（包括治法、处方）。

蛇串疮是以皮肤突发簇集状疱疹，呈带状分布，并伴强烈痛感为主症的病证。又称为"缠腰火丹""蛇丹""蜘蛛疮""火带疮"。身体各个部位皆可发病，以腰背部居多。

本病相当于西医学的带状疱疹，是由水痘－带状疱疹病毒引起的急性疱疹性皮肤病。

【病因病机】

蛇串疮多与情志不畅、肝郁化火，过食辛辣厚味，湿热内盛，复感火热湿毒有关。基本病机是火毒湿热蕴蒸于肌肤、经络。本病病位主要在肝、脾两经。

【辨证要点】

主症 初起皮肤发热灼痛，继则出现密集成簇的绿豆大小的丘状疱疹，迅速变成小水疱，三五成群，集聚一处或数处，排列成带状。严重时可出现出血点、血疱。水疱常发于身体一侧，以腰胁部、胸部为多见，四肢、面部少见，发于面部四肢者疼痛更为剧烈。

肝经郁热 多发于腰胁部，疱色鲜红，疱壁紧张，灼热刺痛，口苦咽干，烦躁易怒，小便短赤，大便干结。舌红，苔薄黄或黄腻，脉弦数。

脾虚湿蕴 多发于胸腹面部，疱色淡红，疱液浑浊，疱壁疏松，易于溃破，渗液糜烂，纳呆，腹胀便溏。舌质淡，舌苔白或白腻，脉沉缓或滑。

瘀血阻络 久病不愈，皮疹消退，局部疼痛难忍，烦躁失眠，精神不振，胃纳不佳。舌紫暗或有瘀点斑，苔薄白，脉弦细。

【治疗】

1. 基本治疗

治法 清热解毒，利湿活血。取阿是穴、相应夹脊穴为主。

主穴 阿是穴 皮损同侧相应夹脊穴

方义 阿是穴既能引火毒外出，又能止痛；本病是疱疹病毒侵害神经根所致，取相应夹脊穴泻火解毒、通络止痛。

配穴 肝经郁热配行间、大敦；脾虚湿蕴配阴陵泉、内庭；瘀血阻络配血海、三阴交。疼痛影响睡眠配神门、内关；便秘配天枢；发于头面部者，配合谷、外关、足临泣；热盛配合谷、大椎、曲池。

操作 毫针常规针刺。阿是穴可围针、铺灸，或刺络拔罐，或火针点刺。

2. 其他治疗

（1）灸法 在疱疹及其周围皮肤施以温和灸，待局部有热烫感，瘙痒止后停灸。若皮损严重，疼痛剧烈，可先刺破疱疹，然后施灸，灸毕涂以甲紫液。

（2）梅花针法 在疱疹周围及相应的夹脊穴或背俞穴用重叩刺法，至皮肤微微出血。在痂皮脱落后，仅有后遗神经痛和局部皮肤有板紧感时，可单用皮肤针叩刺痛处和皮肤板紧部位，可加拔火罐。

（3）火针法 急性期，火针速刺疱疹，痛止即可停止。

【按语】

1. 针灸早期治疗效果更显著，且后遗神经痛出现率低，疗程短，见效快。尤其在初起红疹阶段可控制病灶扩散。

2. 治疗期间忌食辛辣、鱼虾、牛羊肉等发物。

项目四 斑 秃

案例导入

邹某，男，30岁，技术员，1967年8月15日初诊。

主诉：头发全部脱落一月余。

现病史：一月前头发突然大片脱落，占全头1/3，以后继续脱发，布及全头。患者未有七情致病因素，胃纳、睡眠一般，无家族史。

检查：头发全部脱落，略有白色毳毛。眉毛、腋毛、阴毛未见明显脱落。脉弦细，舌质淡，苔薄白。（中国中医研究院广安门医院.朱仁康临床经验集.北京：人民卫生出版社，1979.）

思考：请明确诊断，分析病因病机，作出中医辨证，并确定针灸治疗方案（包括治法、处方）。

斑秃是以头皮部毛发突然发生圆形、椭圆形斑状脱落，局部皮肤正常，无自觉症状为临床表现的疾病。又称"油风"，俗称"鬼剃头""圆秃"。

【病因病机】

斑秃多与肝气郁结、思虑太过、脾胃虚弱、肝肾不足等因素有关。基本病机为气滞血瘀或肝肾亏虚，发失所养。其病位在头部毛发，与肝、肾关系密切。

【辨证要点】

主症 患者头发迅速成片脱落，呈圆形或不规则形，小如指甲，大如钱币，一个至数个不等，皮肤平滑而有光泽。严重者头发全部脱落，甚至累及眉毛、胡须、腋毛、阴毛等。

血虚证 兼见头晕失眠。舌淡红，苔薄白，脉细弱。

血瘀证 病程较长，兼见面色晦暗。舌边有紫色瘀点，脉涩。

血热证 突然脱发，进展较快，伴有头部烘热、心烦易怒、急躁不安，偶有头皮瘙痒。舌质红、苔黄或苔少，脉数或细数。

【治疗】

1. 基本治疗

治法 活血祛风，养血生发。取督脉、足太阳经及阿是穴为主。

主穴 阿是穴 百会 风池 生发穴

方义 阿是穴疏导局部气血，百会、风池疏散风邪，生发穴（风池、风府中点）为生发特效穴。

配穴 血虚证配合谷、足三里、三阴交；血瘀证配太冲、膈俞；血热证配曲池、大椎。

操作 毫针常规刺。局部先用鲜姜擦拭，再用梅花针叩刺或灸。

2. 其他治疗

（1）灸法 艾条在患部上熏灸，至皮肤呈微红为止。

（2）穴位注射法 取维生素E注射液和利多卡因，按3∶1的比例混合，于患处皮下注射，每个部位0.5mL，隔日1次。

（3）皮肤针法 用梅花针叩刺时宜掌握轻重，患处皮肤光滑，叩刺以出血为佳，如现稀疏嫩发，则宜轻叩，涂擦生姜汁，每日一次。

【按语】

1. 针灸治疗斑秃有一定疗效，但需要坚持治疗。

2. 治疗期间保持心情愉快。

项目五 神经性皮炎

案例导入

张某，男，32岁，1963年10月14日初诊。癣疮发于项背，瘙痒难忍，干燥起屑，状若牛皮。从1954年起，历经针灸及西药治疗，愈而复发，反复三次，未能根除，这次发作有发展蔓延之势。（吴绍德等.陆瘦燕针灸论著医案选.北京：人民卫生出版社，2006.）

思考：请明确诊断，分析病因病机，作出中医辨证，并确定针灸治疗方案（包括治法、处方）。

神经性皮炎是好发在颈部两侧，以皮肤粗糙肥厚、皮沟加深、苔藓样改变和阵发性剧烈瘙痒为临床表现的皮肤病。

本病属于中医学的"牛皮癣""摄领疮"的范畴。

【病因病机】

牛皮癣多因风湿化热、情志不遂、搔抓等机械刺激、过食辛辣厚味所致，精神因素是其主要诱因。基本病机是风湿热邪外袭或郁火外窜肌肤，化燥生风，肌肤失养。本病病位在肌肤腠理，与肺、肝关系密切。

【辨证要点】

主症　好发于颈项部，其次易发于眼睑、四肢伸侧及腰背、骶、髋等部位，呈对称分布，或呈线状排列，亦可泛发于全身。初起瘙痒而无皮疹，反复搔抓后皮肤出现粟粒至绿豆大小丘疹，日久局部皮肤增厚、粗糙，呈皮革样、苔藓样变。

肝郁化火　皮损色红，心烦易怒，失眠多梦，眩晕，心悸，口苦咽干，常因情志不遂而加重或诱发。舌尖红，脉弦数。

风湿蕴肤　病程较短，皮损密集，为成片丘疹，淡褐色，部分皮损潮红、湿润、糜烂、血痂。剧痒时作，夜间尤甚，食辛辣后加重。苔薄或白腻，脉濡而缓。

血虚风燥　病程较长，皮损灰白，抓如枯木，肥厚粗糙似牛皮、脱屑，心悸怔忡，失眠健忘，女子月经不调。舌淡，苔薄，脉沉细。

【治疗】

1. 基本治疗

治法　清热利湿，养血润燥，疏风止痒。取手足阳明、足太阴经及局部穴为主。

主穴　阿是穴　曲池　血海　三阴交

方义　阿是穴疏导局部气血；曲池、血海、三阴交调和营卫、清热活血止痒。

配穴　肝郁化火配行间、侠溪；风湿蕴肤配风池、阴陵泉；血虚风燥配三阴交、足三里、膈俞。发于项部配列缺、委中；发于肘弯配郄门、劳宫；发于腘窝配殷门、昆仑；发于上眼睑配头维、百会、阳白；瘙痒难眠配神门、照海。

操作　毫针常规刺。

2. 其他治疗

（1）艾灸法　在患处用艾条熏灸，每次30分钟，每日1次。

（2）刺络拔罐法　用皮肤针在患处来回移动叩刺出血后，再拔火罐。每日1次，本法适用于血虚风燥型。

（3）耳针法　肺、神门、肾上腺、皮质下、心、肝，毫针刺或压丸法。

【按语】

1. 针灸治疗牛皮癣近期疗效较佳。

2. 皮疹痊愈后仍需继续治疗1个月，保持心情舒畅，以防复发。

3. 皮损处避免搔抓和热水烫洗，忌用刺激性药物外涂。忌食鱼虾等物，多食水果。

项目六　扁平疣

案例导入

陈某，女，20岁，于1997年4月20日初诊。

因右手背和前臂外侧散在性皮疹一年多，于 1997 年 4 月 20 日就诊。患者 1 年前无明显诱因，手背逐渐长出 0.5cm×0.8cm 大小的皮疹一粒，无红肿、痒痛，扁平、稍高于皮面。经口服药物和外用药物治疗后无明显好转。（柴铁劬，刘洁，等.火针疗法.北京：中国中医药出版社，2006.）

思考：请明确诊断，分析病因病机，作出中医辨证，并确定针灸治疗方案（包括治法、处方）。

扁平疣是由人类乳头瘤病毒感染引起的如芝麻大小的扁平丘疹。多发生于青年人颜面部、手背、手臂。

本病相当于中医学的"扁瘊"。

【病因病机】

扁平疣的发生常与感受风热毒邪、情志不畅等因素有关。基本病机是风热毒邪搏结于肌肤，或肝郁气滞、毒聚瘀结。本病病位在肌肤腠理，与肺、肝关系密切。

【辨证要点】

主症 颜面、前臂、手背等暴露部位皮肤散在或密集分布米粒至高粱粒大小的扁平丘疹，呈圆形、椭圆形或多角形，表面光滑、边界清楚，淡黄褐色或正常皮肤色。一般无自觉症状，或微痒。

热毒蕴结 发病初期，皮疹淡红，数目较多，口干不欲饮，身热，大便不畅，小便黄。舌红，苔白或腻，脉滑数。

热蕴络瘀 病程较长，皮疹黄褐或暗红，可有烦热。舌暗红，苔薄白，脉沉缓。

【治疗】

1. 基本治疗

治法 解毒散结。以局部取穴为主。

主穴 阿是穴

方义 以刺局部疣体为主，针刺出血再按压止血，意在破坏疣体底部供应营养的血管，使疣体缺乏营养而枯萎脱落。

操作 用毫针在母疣中心快速进针刺至疣体底部，大幅度提插捻转 30 次左右，摇大针孔，然后迅速出针，放血 1～2 滴，再压迫止血；若疣体较大，可再于疣体上下左右四面与正常皮肤交界处各刺一针，刺穿疣体对侧为度，施同样手法，3～5 日一次。

2. 其他治疗

（1）耳针法 取肺、肝、病变相应部位，毫针刺或压丸法。

（2）火针法 取疣体局部，将针烧红，垂直快速点刺疣体顶部，不可过深，以不超过基底部为宜。小疣体点刺一下即可，大疣体可再围刺四周。

（3）激光针法 取阿是穴，用 7～25mV 的氦－氖激光腧穴治疗仪散焦照射局部 20～30 分钟，每日 1 次。

【按语】

1. 针灸治疗扁平疣有较好疗效，多采用局部选穴。

2. 若在治疗期间出现局部色泽发红、隆起明显，瘙痒加重，往往是经气畅通之象，为转愈之佳兆，应坚持治疗。

3. 治疗期间应注意劳逸结合，避免过度紧张，避免挤压摩擦疣体，以免感染。

项目七　疔　疮

案例导入

沈某，男，30岁。患者右手无名指端破损，未曾就医，自以红药水纱布包扎，1周未愈。昨夜指端红肿热痛，伴有发热恶寒，头痛，食欲不振，周身无力，舌红苔黄，脉数。检视其前臂，见内侧皮肤上有红丝一条，已过肘部。（吴绍德，等.陆瘦燕针灸论著医案选.北京：人民卫生出版社，2006.）

思考：请明确诊断，分析病因病机，作出中医辨证，并确定针灸治疗方案（包括治法、处方）。

疔疮是好发于颜面部和四肢，以形小根深，坚硬如钉，肿痛灼热，易于走黄、损伤筋骨为主要表现的疮疡。因发病部位和形状不同又有"人中疔""鼻疔""蛇头疔""托盘疔""红丝疔"等不同名称。

本病相当于西医学的疖和痈，以及急性甲沟炎、急性淋巴管炎等。

【病因病机】

疔疮的发生多与恣食肥甘厚味、辛辣炙煿之品，肌肤不洁，蚊虫叮咬，刺伤后火毒侵袭等因素有关。其基本病机是火毒蕴结肌肤，经络气血壅滞。病位在肌肤腠理。

【辨证要点】

主症　初起有粟样小脓头，发病迅速，根深坚硬如钉，始觉麻痒而疼痛轻微，继则红肿灼热，疼痛加剧，可有恶寒发热等全身症状。如有神昏谵语，皮肤瘀点应考虑"疔疮走黄"。

热毒凝结　红肿高突，根脚收束，发热头痛。舌红，苔黄，脉数。

火毒炽盛　疮形平塌，肿势散漫，皮色紫暗，焮热疼痛；有高热，头痛，烦渴，呕恶，溲赤，便秘。舌红，苔黄腻，脉洪数。

热盛肉腐　红肿明显，疼痛剧烈，肉腐为脓，溃后脓出肿痛消退；如溃后肿痛不退，脓液不断，可能是筋骨腐蚀。舌红，苔黄，脉数。

火毒流窜经络　四肢部疔疮，患处有红丝上窜（名"红丝疔"）。

疔疮走黄　局部胀痛，伤口周围高度水肿发亮，迅速成暗紫色，有血疱，肌肉腐烂，脓液稀薄，混有气泡溢出，恶臭；兼见壮热头痛，神昏谵语，眩晕呕吐，烦躁不安。舌红绛，苔薄黄，脉洪滑数。为毒入营血，内攻脏腑之危候。

【治疗】

1.基本治疗

治法　泻火解毒。取督脉穴为主。

主穴　身柱　灵台　合谷　委中

方义　疔疮为阳热过甚、火毒蕴结肌肤腠理，故治疗首当针泻阳气。督脉总督一身之阳气，身柱、灵台属督脉，为治疗疔疮的经验效穴，可泻火解毒；阳明经为多气多血之经，合谷为手阳明原穴，泻之可清热解毒，主治颜面部疔疮；疔疮乃火毒流窜，凝滞血分，故取"血郄"委中，刺之出血可泄血分热毒。

配穴　火毒炽盛配曲池、大椎、曲泽；火毒入营配病变所属经脉之郄穴。另外，尚可根据患部所属的经脉配穴，如唇疔配隐白、商阳、内庭，托盘疔配内关、郄门、阴郄；手指蛇头疔配二间等。或用经脉首尾配穴法，如发于食指商阳穴处的取对侧的迎香穴，红丝疔应在红丝的尽处依次点刺出血。疔疮走黄者加刺水沟、十二井穴、百会、内关以醒神开窍、镇痉宁神。

操作　毫针刺，泻法，或三棱针点刺出血 3 ～ 5 滴。

2. 其他治疗

（1）灸法　在患者疔肿部位采用隔蒜灸法，每处疔肿灸 3 ～ 5 壮。

（2）三棱针法　取脊柱两旁丘疹样突起或阳性反应点，三棱针挑刺，每周 2 次。

（3）刺血拔罐法　取大椎、身柱、膈俞、灵台，每次选两穴，三棱针点刺出血后加拔火罐，隔日一次。

【按语】

1. 针灸治疗疔疮有一定疗效。

2. 疔疮初起红肿发硬时，切忌挤压（尤其是头面部"危险三角区"），患部也不宜针刺，以免引起感染扩散。

3. 疔疮走黄证候凶险，须及时抢救。如疔疮已成脓，应转外科处理。

4. 易患疔疮之人，平时应忌食辛辣、鱼腥发物，戒烟酒。

知识链接

古代文献

（1）疔疮，合谷、三里、曲池、委中。（《针灸大成》）

（2）疔生背上，委中、灵道。（《针灸集成》）

（3）疔疮，初起如粟粒，次如赤豆，顶凹坚硬或痛痒麻木，或寒热头痛，面口合谷，手上曲池，背上肩井、委中、足三里。（《针灸逢源》）

项目八　瘙痒症

案例导入

秘某，女，62 岁，1974 年 2 月 4 日初诊。主诉：上半身皮肤瘙痒 5 个月。现病史：五个月来胸、背、上肢皮肤瘙痒剧烈，夜间尤甚，抓至出血仍不解痒，夜不能寐，胃纳呆滞，精神萎靡，二便如常。检查：上肢及胸背皮肤干燥，搔痕血痂累累，稍见溢水。脉弦细，舌苔白腻。（中国中医研究院广安门医院.朱仁康临床经验集.北京：人民卫生出版社，1979.）

思考：请明确诊断，分析病因病机，作出中医辨证，并确定针灸治疗方案（包括治法、处方）。

瘙痒症是一种仅有皮肤瘙痒而无原发性皮肤损害的皮肤病证，又称"风瘙痒""血风疮"。根据皮肤瘙痒的范围及部位，一般分为全身性和局限性两大类。本病多见于老年人。

本病常见于西医学中的感染性疾病、内分泌和代谢性疾病、肝胆病、肾脏疾病、自身免疫性疾病、神经和精神性瘙痒、药物和食物过敏等。

【病因病机】

瘙痒症的发生多与气血亏虚、久病虚弱、外邪侵袭等因素有关，基本病机是邪郁肌肤。本病病位在皮肤，与肺、心、肝有关。

【辨证要点】

主症　全身或局限性皮肤瘙痒。

血热生风　皮肤瘙痒剧烈，遇热加剧，搔抓后弥漫潮红，可见抓痕、血痂，心烦口渴，小便黄。舌红苔黄，脉数。

湿热内蕴　持续性瘙痒，抓后继发感染或呈湿疹样变，口干口苦，胸胁闷胀，纳谷不香，溲赤便秘。舌红，苔黄腻，脉滑数或弦数。

血虚风燥　瘙痒日久，入夜尤甚，兼见形体消瘦，皮肤干燥多屑，头晕眼花。舌红少苔，脉细数或细弦数。

脾虚肺弱　阵发性瘙痒，遇风触冷加重，纳差便溏，气短乏力。舌淡苔白，脉细弱。

【治疗】

1. 基本治疗

治法　疏风清热，润肤止痒。取足太阳、足太阴及手阳明经穴为主。

主穴　风门　风市　曲池　血海　膈俞　神门

方义　风市、风门为疏风止痒要穴；曲池为手阳明经合穴，具有清热化湿、疏风止痒的作用，与血海、膈俞配合养血活血，疏风清热，所谓"治风先治血，血行风自灭"；另外"诸痛痒疮皆属于心"，故用手少阴原穴神门安神止痒。

配穴　血热生风配风池、大椎；湿热内蕴配中极、阴陵泉；血虚风燥配风池、三阴交；肺脾虚弱配脾俞、肺俞。

操作　毫针常规针刺。阿是穴和背部腧穴可刺络拔罐。

2. 其他治疗

（1）皮肤针法　取阿是穴、风门、肺俞、膈俞、血海、风市等，梅花针叩刺少量出血，瘙痒局部可重叩。

（2）穴位注射法　取肺俞、膈俞、血海、风市、足三里等穴。每次选 2～3 穴，用维生素 B_1 或维生素 B_{12} 注射液，做常规穴位注射。

【按语】

1. 针灸治疗以非器质性病变引起的瘙痒症为主，对继发性瘙痒症应以治疗原发病为主，针灸只作为缓解瘙痒的辅助治疗。

2. 避免过度搔抓，以免继发感染。养成良好生活习惯，多吃新鲜水果和蔬菜，养成良好卫生习惯。

3. 治疗期间忌食辛辣、鱼虾、牛羊肉等发物。

项目九　腱鞘囊肿

案例导入

赵某，女，23岁。主诉：右腕背出现圆形包块伴轻微疼痛半年余。患者半年前无意中发现右腕背有一圆形包块，不甚痛，故不曾就医，以后逐渐增大，压之稍感疼痛，遂来就诊。查右腕背中指伸肌腱处可触及一大小约1.5cm之囊性包块，表面光滑，不与皮肤粘连，基底固定，橡皮样硬度，轻度压痛。（柴铁劬，刘洁，等.火针疗法.北京：中国中医药出版社，2006.）

思考：请明确诊断，分析病因病机，作出中医辨证，并确定针灸治疗方案（包括治法、处方）。

腱鞘囊肿是指发生在关节部腱鞘内的囊性肿物，内含有无色透明或呈微白色、淡黄色的稠黏液。多见于青壮年女性，多发生于腕关节、手掌指关节和足趾的背面、腘窝等处。

本病属于中医学"筋结""筋瘤"范畴。

【病因病机】

本病的发生多因患部关节活动过度、外伤或劳损等所致。基本病机为经筋劳伤，气津凝滞。其病位在筋，属经筋病。

【辨证要点】

主症　腱鞘内囊性肿物，突出皮肤，呈半球状，表面光滑，与皮肤无粘连，压之有痛感。常有外伤史或慢性劳损。

气滞　多为初起，肿块柔软可推动，时大时小，局部可有疼痛或胀感。舌红，脉弦。

瘀结　多有反复发作病史，肿块较小而硬，可硬似软骨，患肢可有不同程度的活动功能障碍。舌暗，脉滑弦。

【治疗】

1.基本治疗

治法　行气活血，化瘀散结。取囊肿局部穴为主。

主穴　囊肿局部（阿是穴）

方义　阿是穴疏通局部经络之气，具有舒筋活血、通络散结的作用。

配穴　上、下肢酸痛无力者可按酸痛部位循经选取相应腧穴，以活血通络、舒筋止痛。

操作　用毫针在囊肿四周成45°角分别向囊底刺入，穿透囊壁；或用三棱针在囊肿高点处进针，直刺穿透囊壁，然后将针上提，向四周斜刺，穿透囊壁。出针时摇大针孔，用手指由轻而重挤压囊肿片刻，将囊液尽可能全部挤出，最后用消毒纱布加压敷盖。如囊肿复发可再行针刺。

2. 其他治疗

（1）火针法　在囊肿上选 2～3 个点作标记，待火针烧红后，迅速点刺。出针后，用手指由轻而重挤出囊液，并用消毒纱布加压敷盖。

（2）温针法　于囊肿中央直刺一针，施以温针灸法。针后于囊肿处加压，挤出囊液，加压包扎。

【按语】

1. 治疗本病首选针灸。操作时要注意局部严密消毒，防止感染。

2. 挤出囊液后，应加压包扎 2～3 天。如有复发，再针治，依前法。

3. 治疗期间和治愈之后 1 个月内应注意局部保暖，避免寒湿入侵。

项目十　乳　痈

案例导入

李某，女，29 岁，2015 年 8 月 24 日初诊。主诉：左侧乳房剧痛 7 日。平素月经规则，经量中，无血块，痛经（－），并否认家族乳腺病史。初产后 1 周，自觉全身不适，食欲减退，左侧乳房肿胀疼痛不能入眠，伴有高热寒战、头痛、周身酸楚，口渴，便秘。检查：T39.5℃，精神欠佳；左乳外下象限见片状红肿，可触及不规则包块，压痛明显，波动感（－），乳头未见分泌物；右侧乳检查无异常。胸廓对称无畸形，无肋间隙增宽及变窄，双侧呼吸动度一致，听诊双肺呼吸音清，未闻及明显干、湿啰音，心前区无隆起，心界无扩大，心率 80 次／分，心音有力，节律整齐，心脏听诊区未闻及异常杂音，肠鸣音可。舌质红，苔黄，脉数。血常规：RBC：$4.73×10^{12}$/L，WBC：$17.3×10^{9}$/L，PLT：$265×10^{9}$/L。心电图示：心电轴正常。彩超示：乳腺炎性改变。（邢台医学高等专科学校附属三院吴雷波主治医师临床医案）

思考：请明确诊断，分析病因病机，作出中医辨证，并确定针灸治疗方案（包括治法、处方）。

乳痈是指乳房红肿疼痛，乳汁排出不畅，以致结脓成痈的病证。发于妊娠期的，称为"内吹乳痈"，发于哺乳期的称为"外吹乳痈"，余者统称乳痈。好发于产后未满月的哺乳妇女，多见于初产妇。

本病多见于西医学的急性化脓性乳腺炎。

【病因病机】

乳痈多由恣食厚味、乳头破裂、外邪火毒入侵、忧思恼怒等因素而致。基本病机为胃热肝郁、火毒凝结。本病病位在乳房，主要与肝经、胃经关系密切。

【辨证要点】

主症　乳房红肿疼痛。

气滞热壅　乳汁淤积结块，皮色不变或微红，肿胀疼痛；恶寒发热，头痛，周身酸楚，口渴，便秘。苔黄，脉数。

热毒炽盛　壮热，乳房肿痛，皮肤焮红灼热，肿块变软，有应指感，或切开排脓后引流不畅，红肿热痛不消，有"传囊"现象。舌质红，苔黄腻，脉洪数。

正虚毒恋　溃脓后乳房肿痛虽轻，但疮口脓水不断，脓汁清稀，愈合缓慢或形成乳漏；全身乏力，面色少华，或低热不退，饮食减少。舌质淡，苔薄，脉弱无力。

【治疗】

1.基本治疗

治法　清热解毒，消肿散结。取足阳明、厥阴经穴为主。

主穴　足三里　乳根　期门　肩井　天宗　内关　膻中

方义　乳房位当足阳明分野，乳痈多由阳明热毒壅滞，气血阻遏所致，故取胃经合穴足三里，以清泻阳明热邪；乳根疏通乳络，缓急止痛；期门为肝之募穴，为足厥阴、足太阴、阴维之会，性善疏肝理气，化痰消瘀；肩井为手足少阳、足阳明和阳维脉交会穴，所交会之经脉均过胸乳部，用之调诸经之气，散郁火，消肿痛，与天宗同为治疗乳痈的经验穴；内关、膻中远近相配，宽胸理气而止痛。

配穴　气滞热壅配合谷、曲池；热毒炽盛配大椎；正虚毒恋配气海、三阴交；乳汁壅胀配少泽。

操作　毫针常规刺，肩井、期门不能深刺，防止刺伤肺脏及肝脾；膻中、乳根向乳房方向平刺，不能直刺。

2.其他治疗

（1）外敷法　初起用天花粉、芒硝各等份，天花粉水煎取汁将芒硝化入，用棉毛巾热敷。

（2）耳针法　取神门、内分泌、肾上腺、胸，毫针刺或压丸法。

【按语】

1.针刺对乳痈早期出现肿块尚未化脓者有效。

2.养成定时哺乳习惯，哺乳前后保持乳头清洁。

知识链接

古代文献

（1）膺窗、临泣、神封、乳根、足三里、下巨虚、天溪、侠溪，均治乳痈。(《针灸资生经》)

（2）乳痈，下廉、三里、侠溪、鱼际、委中、少泽。(《针灸大成》)

（3）乳痈、乳疽、乳岩、乳气、侵囊（近膻中者是），肩髃、灵道（二七壮）、温溜（小人七壮，大人二七壮）、足三里、条口（乳痈）、下巨虚（各二七壮）。(《类经图翼》)

项目十一　乳　癖

案例导入

马某，女，50岁，2014年9月20日初诊。主诉：双侧乳房胀痛3天。现病史：

患者3天前无明显诱因下出现双侧乳房胀痛，平素月经规则，经量中，无血块，痛经（－），生育：1-0-0-1。孩子母乳喂养，并否认家族乳腺病史。伴情志抑郁，烦躁易怒，头晕胸闷，嗳噫不舒，少腹胀痛，双侧乳房胀痛，无红肿，无畏寒发热，胃纳可，二便调，夜寐安。专科检查：双乳外上象限触及两个结节，约2cm×4cm×3cm，形圆，边界清，质中，活动，光滑，皮粘（－），肤温正常。胸廓对称无畸形，无肋间隙增宽及变窄，双侧呼吸动度一致，听诊双肺呼吸音清，未闻及明显干、湿性啰音，心前区无隆起，心界无扩大，心率80次/分，心音有力，节律整齐，心脏听诊区未闻及异常杂音。舌苔薄黄，脉弦滑。辅助检查：双乳腺彩超示：右侧见小淋巴结。（邢台医学高等专科学校附属三院吴雷波主治医师临床医案）

　　思考：请明确诊断，分析病因病机，作出中医辨证，并确定针灸治疗方案（包括治法、处方）。

乳癖是妇女乳房部常见的慢性良性肿块，以乳房肿块和胀痛为主症。又称"乳核""乳痰"。

本病多见于西医学的乳腺小叶增生、慢性囊性增生等。

【病因病机】

乳癖多由忧郁思虑、冲任失调、房劳不节等所致。基本病机是气滞痰凝，冲任失调。本病病位在乳房，与胃、肝、脾三经密切相关。

【辨证要点】

主症　单侧或双侧乳房发生单个或大小不等的肿块，增长缓慢，质地坚韧或呈囊性感，表面光滑，边界清楚，与周围组织不粘连，活动度好，随情绪变化而消长，一般不觉疼痛，少数患者有轻微胀痛。

肝郁痰凝　多见于青壮年妇女。乳房肿块随喜怒消长，胸闷胁胀，善郁易怒，失眠多梦，心烦口苦。舌苔薄黄，脉弦滑。

【治疗】

1. 基本治疗

治法　调理冲任，化痰消结。取足阳明、足厥阴及任脉穴为主。

主穴　乳根　膻中　期门　阿是穴　人迎　足三里

方义　阿是穴疏通局部气血，消肿散结；人迎、乳根、足三里可疏导阳明经气，疏通局部气血；膻中为气会且络于肝经，可疏肝宽胸理气；期门为肝之募穴，可疏肝理气，与乳根共用，直接通乳络、消痰块、止疼痛。

配穴　肝郁痰凝配行间、丰隆。

操作　阿是穴施以苍龟探穴针法，不留针；膻中、乳根向乳房方向平刺；人迎避开颈动脉，不宜深刺。

2. 其他治疗

耳针法　取内分泌、神门、肝、脾、胃、胸，毫针刺或压丸法。

【按语】

1. 本病针灸疗效非常满意。

2. 少数病例有恶变的可能，必要时及时进行手术治疗。

项目十二　肠　痈

案例导入

张某，男，27岁，2015年3月21日。主诉：自觉转移性右下腹痛4天。现在右下腹部疼痛剧烈，并逐渐加重，伴恶心呕吐，纳呆，小便可，大便秘，饮食欠佳。查体：T：36.3℃，P：80次/分，R：22次/分，BP：130/85mmHg。发育正常，营养良好，表情痛苦，急性病容。腹部平坦，无凹陷、无隆起；腹壁静脉无曲张；肠鸣音每分钟3次，无亢进、无减弱；腹部叩诊鼓音；无移动性浊音；腹软；腹部无包块；季肋点和上中输尿管点无压痛；右下腹压痛（+），尤以麦氏点明显，无明显反跳痛；腰大肌试验（－），闭孔内肌试验（－）；肝脾未触及，胆囊未触及，无压痛。苔白腻，脉弦紧。血常规：WBC：$9 \times 10^9/L$，Hgb：111g/L，PLT：$114 \times 10^9/L$。B超示：右下腹部4cm×6.5cm不均匀杂乱的低回声包块，后壁回声增强。（邢台医学高等专科学校附属三院吴雷波主治医师临床医案）

思考：请明确诊断，分析病因病机，作出中医辨证，并确定针灸治疗方案（包括治法、处方）。

肠痈是以转移性右下腹持续性疼痛、右下腹局限而固定的压痛为主症的病证，又称"缩脚肠痈"。可见于任何年龄，多见于青壮年。

本病多见于西医学的急慢性阑尾炎、阑尾周围脓肿等。

【病因病机】

肠痈多因暴饮暴食、寒温不适、饱食后急暴奔走等所致。基本病机是肠腑气壅、热瘀互结、血败肉腐。本病病位在大肠。

【辨证要点】

主症　转移性右下腹持续性疼痛，阵发性加剧，右下腹有局限而固定的压痛，甚则出现腹肌紧张、反跳痛。

气滞血瘀　不发热或发热，腹胀，恶心呕吐。苔白腻，脉弦紧。气滞为主者，腹痛绕脐，尚未固定，腹壁柔软；血瘀为主者，痛点固定在右下腹，拒按，有轻度反跳痛。

瘀滞化热　右下腹痛加剧，有明显跳痛及肌紧张，发热口干，便秘溲赤。舌质红，苔黄或黄腻，脉弦滑数。

热毒炽盛　腹痛剧烈，可遍及全腹，有弥漫性压痛，反跳痛及肌紧张，或有界限不清之包块，高热。舌质红绛而干，苔黄厚干燥或黄厚腻，脉弦滑数，或洪大而数。

【治疗】

1. 基本治疗

治法　清热通腑，散结止痛。取大肠募穴、下合穴为主。

主穴　上巨虚　天枢　阑尾穴　阿是穴

方义　本病病位在大肠，故取大肠募穴天枢、下合穴上巨虚可通调肠腑，清泻肠腑积热；阑尾穴是治疗肠痈的经验穴；阿是穴可直达病所，畅通患部气血，消痈止痛。

配穴　发热配曲池、内庭；呕吐配内关、上脘；腹胀配气海；便秘配腹结、支沟、阳陵泉。

操作　毫针常规刺，用泻法。

2. 其他治疗

（1）穴位注射法　取阑尾穴、腹部压痛点，用10%葡萄糖注射液2～5mL，注射深度0.5～0.8寸，每日1次。

（2）耳针法　取阑尾、肾上腺、大肠、胃、交感、神门，毫针刺，间歇捻针，留针2～3小时。

【按语】

针灸对单纯性阑尾炎初起未化脓者疗效较好，若已成脓，伴有高热等重症，宜采用综合治疗。

知识链接

古代文献

（1）肠痈，屈两肘，灸肘尖锐骨各百壮。（《千金方》）

（2）肠痈痛，太白、陷谷、大肠俞。（《针灸大成》）

项目十三　脱　肛

案例导入

　　郝某，男，5岁，2014年12月6日初诊。主诉：便时肛内肿物脱出反复发作1周。现病史：自幼体质虚弱，近几个月连续腹泻，1周来症状加重，每次大便时肛门即脱出，长度约3cm，便后自行还纳。伴有肛门坠胀、神疲乏力、食欲不振、头晕心悸。查：形体消瘦，面色萎黄，肛门肿物脱出，色淡红，肛门呈散开状，指检发现肛门括约肌松弛，收缩力减弱。余未见特殊。舌淡、苔薄白，脉细弱。（邢台医学高等专科学校附属三院吴雷波主治医师临床医案）

　　思考：请明确诊断，分析病因病机，作出中医辨证，并确定针灸治疗方案（包括治法、处方）。

脱肛是指直肠黏膜部分或全层脱出肛门之外的病证。

本病相当于西医学的"直肠脱垂"。常见于小儿、老人和多产妇女。

【病因病机】

脱肛的发生多与小儿气血未旺，中气不足，或年老体弱，气血不足，或妇女分娩过程中耗力伤气，或慢性泻利、习惯性便秘、长期咳嗽引起中气下陷，固摄失司，导致肛管直肠向外脱出。基本病机是中气下陷，或湿热下注。本病病位在大肠，肺、脾、肾等脏腑密切相关。

【辨证要点】

主症 肛门脱出。轻者排便时肛门脱出，便后可自行回纳；重者稍劳、咳嗽亦可脱出，便后需用手帮助回纳。

中气下陷 肛门坠胀，神疲乏力，食欲不振，面色萎黄，头晕心悸。舌淡、苔薄白，脉细弱。

湿热下注 肛门红肿痛痒，大便时肛门灼热、坠痛，肛门肿物脱出，色紫暗或深红。舌红，苔黄腻，脉弦数。

【治疗方法】

1. 基本治疗

治法 益气固脱。以督脉和足太阳经穴为主。

主穴 长强 百会 承山 大肠俞

方义 长强可增强肛门约束力；百会有升阳举陷之功；承山为膀胱经穴，足太阳经别入肛中，故可疏调肛部气血；大肠俞可调节、充实肠腑之气。

配方 中气下陷配脾俞、气海；湿热下注配阴陵泉。

操作 百会针用补法，并用温和灸或雀啄灸法；长强斜刺，针尖向上与骶骨平行刺入 1 寸左右，要求针感放射至肛门四周，注意不要刺穿直肠；余穴常规针刺。

2. 其他治疗

（1）皮肤针法 在肛门外括约肌部位轻轻叩刺，每次 10～15 分钟。

（2）挑治法 在腰 3～骶 2 之间足太阳经第一侧线上，任选 1～2 个反应点进行挑治。每周治疗 1～2 次。

（3）穴位埋线法 取承山（两侧交替）、长强、提肛穴，埋入羊肠线，每 20～30 天 1 次。

【按语】

1. 针灸治疗对 I 度直肠脱垂疗效显著，重度脱肛应采取综合治疗。

2. 积极治疗原发病如慢性腹泻、久咳、便秘等，以降低腹压。配合腹肌功能锻炼，经常做提肛练习。

3. 平时宜清淡饮食，避免烟、酒和辛辣食物的不良刺激。

知识链接

古代文献

（1）脱肛，取大肠俞、百会、长强、肩井、合谷、气冲。（《医学纲目》）

（2）脱肛由气血虚而下陷，灸脐中随年壮、长强三壮、水分百壮。（《针灸逢源》）

项目十四 痔 疮

案例导入

崔某，男，46 岁，2014 年 9 月 7 日初诊。主诉：大便有物脱出、出血 10 年，加重

2天。长期便秘而患痔疮10年，每因劳累或食辛辣即发作，痔核肿胀疼痛，脱出肛门，肛缘水肿，肛门瘙痒不宁，触痛明显，大便带血。查：截石位视诊：6点、8点处有2枚分别为2cm×1.5cm、2cm×1cm大小的痔核，红肿发硬，触之痛甚。舌暗红、苔黄，脉弦细涩。（邢台医学高等专科学校附属三院吴雷波主治医师临床医案）

思考：请明确诊断，分析病因病机，作出中医辨证，并确定针灸治疗方案（包括治法、处方）。

痔疮是直肠下段黏膜和肛管皮肤下的静脉丛淤血、扩张和屈曲所形成的柔软静脉团。是临床最常见的肛肠疾病。

【病因病机】

痔疮的发生多因饮食不节，过食醇酒厚味、辛辣生冷刺激，久坐久立，负重远行，久泻久利，长期便秘，妊娠生产，腹部肿瘤压迫等因素有关。基本病机是肛肠筋脉瘀滞。本病病位在肛肠。

【辨证要点】

主症　便血，痔核脱出，疼痛，瘙痒。

气滞血瘀　肛内有肿物脱出，肛管紧缩，坠胀疼痛，甚或嵌顿，肛缘水肿，触痛明显，大便带血。舌暗红，苔白或黄，脉弦细涩。

湿热瘀滞　便血鲜红，便时肛内有肿物脱出，可自行还纳，肛门坠胀或灼热疼痛，腹胀纳呆。舌红，苔黄腻，脉滑数。

气虚下陷　便时肛内有肿物脱出，不能自行还纳，便血色淡，肛门下坠，少气懒言，面色少华，纳少便溏。舌淡，苔白，脉细弱。

【治疗】

1. 基本治疗

治法　清热利湿，升阳举陷。取督脉和足太阳经穴为主。

主穴　长强　会阳　百会　承山　二白

方义　长强、会阳为近部取穴，可疏导肛门瘀滞之气血；百会功擅升举下陷之气；承山清泻肛肠湿热、消肿止痛、凉血止血；二白为治疗痔疮的经验效穴。

配穴　气滞血瘀配白环俞、膈俞；湿热瘀滞配三阴交、阴陵泉；气虚下陷配脾俞、足三里；肛门肿痛配秩边、飞扬；便秘配大肠俞、上巨虚；便后出血配孔最、膈俞。

操作　长强沿尾骶骨内壁进针1～1.5寸，会阳常规针刺，均要求针感扩散至肛门周围；承山向上斜刺，使针感向上传导；百会可用艾条温和灸10～15分钟。

2. 其他治疗

（1）三棱针法　取龈交穴点刺出血。

（2）挑治法　在胸7至腰骶椎旁开1～1.5寸范围内寻找痔点（红色丘疹，1个或数个不等），用粗针逐一挑破，并挤出血或黏液。每周1次。

（3）耳针法　取直肠、肛门、神门、皮质下、脾、三焦，每次选3～5穴，毫针中度刺激。

（4）埋线法　取一侧关元俞、大肠俞、承山，埋入羊肠线，20～30天1次。

【按语】

1. 针灸对本病疗效较好，可减轻痔疮疼痛和出血等症状。

2. 养成定时排便习惯，保持大便通畅，可减少痔疮的发生。

3. 平时多饮开水，多食新鲜蔬菜、水果，忌食辛辣刺激性食物。

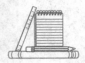

项目十五　颈椎病

案例导入

　　薛某，男，38岁，2016年7月6日初诊。主诉：颈肩疼痛、活动不利2年余，加重3天。现病史：患者2年前因连续伏案工作8小时后，出现颈肩部酸痛、活动受限，无头痛眩晕，无恶心呕吐，无四肢酸软无力，在当地医院诊为"颈椎病"，经治疗后症状好转，其后颈肩疼痛反复发作。3天前晨起感颈、肩、上肢串痛麻木，以痛为主，活动略受限，稍动则疼痛加重，头有沉重感，颈部僵硬，活动不利，恶寒畏风。查体：颈椎曲度变直，颈部肌肉僵硬，颈椎活动轻度受限，颈4～6棘间压痛（+），颈5～6棘突左侧（+），叩击痛（−），双侧椎间孔挤压试验（−），叩顶试验（−），臂丛牵拉试验左侧（+）、右侧（+），旋颈试验（±），双上肢肌力正常，肱二头肌、肱三头肌腱反射正常，双侧霍夫曼征（−），余病理反射未引出。舌淡红，苔薄白，脉弦紧。（邢台医学高等专科学校附属三院吴雷波主治医师临床医案）

　　思考：请明确诊断，分析病因病机，作出中医辨证，并确定针灸治疗方案（包括治法、处方）。

　　颈椎病是由于颈椎骨质增生、颈椎间盘退行性变或脱出、颈项韧带钙化等病变刺激或压迫神经根、脊髓、椎动脉、交感神经及周围组织而引起的头枕、颈项、肩背、上肢甚至全身一系列综合症候群。因压迫和刺激的组织不同，西医学将颈椎病分为六型，即颈型、神经根型、椎动脉型、交感神经型、脊髓型、混合型。

　　本病发病缓慢，以头枕、颈项、肩背、上肢等部位疼痛、运动功能和感觉障碍为特征。轻者可见颈肩疼痛，头晕头痛，上肢疼痛、麻木无力等表现；重者可导致瘫痪，二便失禁，甚至危及生命。

　　颈椎病属中医学"眩晕""痹证"等范畴。

【病因病机】

　　颈椎病常与跌仆损伤、伏案久坐、外邪侵袭或年迈体弱、肝肾不足等因素有关。基本病机是筋骨损伤，气血瘀滞。本病病位在颈项部，与督脉、手足太阳经、手足少阳经脉相关。

【辨证要点】

主症　头枕、颈项、肩臂疼痛、肌肉僵硬，进行性肢体感觉和运动功能障碍。

1. 辨经络

督脉证　项部疼痛，颈部俯仰不得，疼痛麻木沿督脉放射。

太阳经证　项部疼痛，颈部不能俯仰和侧弯，疼痛麻木沿太阳经放射。

少阳经证　项部疼痛，不能左右回顾，疼痛麻木沿少阳经放射。

2. 辨证型

风寒湿滞　颈肩部疼痛，上肢串痛麻木，以痛为主，头有沉重感，颈部僵硬，活动不利，恶寒畏风。舌淡红，苔薄白，脉弦紧。

气滞血瘀　颈肩部、上肢刺痛，痛处固定，肢体麻木。舌质暗，脉弦。

痰湿阻络　头晕目眩，头重如裹，四肢麻木不仁，纳呆。舌暗红，苔厚腻，脉弦滑。

肝肾不足　眩晕头痛，耳鸣耳聋，失眠多梦，肢体麻木，面红目赤。舌红少津，脉弦。

气血亏虚　头晕目眩，面色苍白，心悸气短，四肢麻木，倦怠乏力。舌淡苔少，脉细弱。

【治疗】

1. 基本治疗

治法　活血通络，疏调经筋。取局部穴及手足太阳经穴为主。

主穴　阿是穴　颈夹脊　大椎　申脉　后溪　天柱　风池

方义　阿是穴、颈夹脊、天柱、风池为局部选穴，可疏导颈项部气血；大椎为诸阳之会，能激发诸阳经经气，通经活络；后溪、申脉分属手足太阳经，均为八脉交会穴，后溪通于督脉，申脉通于阳跷脉，两穴同用，通调督脉、太阳、阳跷脉经气，疏导颈项、肩胛部气血。

配穴　督脉证配命门；太阳经证配养老、昆仑；少阳经证配外关、悬钟。风寒湿滞配风门、风府；气滞血瘀配合谷、三阴交；痰湿阻络配丰隆、中脘；肝肾不足配肝俞、肾俞；气血亏虚配脾俞、足三里。

操作　毫针常规针刺，寒者加灸。

2. 其他治疗

（1）刺络拔罐法　在病变颈椎两侧用皮肤针重叩，待出血后加拔火罐。

（2）电针法　取阿是穴、大椎、颈夹脊穴、申脉、后溪等穴，每次取 4～6 穴，疏密波。

（3）穴位注射法　阿是穴、颈夹脊穴、大椎，用维生素 B_1、维生素 B_{12} 注射液各 2mL，或用复方丹参注射液 2mL，每穴注入 0.5mL。

（4）耳针法　取颈椎、颈、神门、皮质下，毫针刺或压丸法。

【按语】

1. 针灸治疗颈椎病具有良好疗效，其中尤以颈型、神经根型为好，若配合牵引、药物外敷、推拿，疗效更佳。

2. 反复落枕会加重颈椎病病情，故平时应注意保持正确的睡眠姿势，睡眠时枕头的高低要适当，应颈部保暖、避免风寒湿邪侵袭。

3. 长期伏案低头工作者要注意颈部保健，每工作 1～2 小时后要活动颈部，注意调整站姿和坐姿，避免头颈常向某一方向转动或侧弯。

4. 因病程长，反复发作，应注意做好心理疏导，鼓励患者树立信心，配合功能锻炼。

知识链接

古代文献

颈项拘急引肩背痛，取后溪、承浆、百会、肩井、中渚。(《针灸大全》)

项目十六 急性腰扭伤

案例导入

夏某，女，54岁，主诉：扭伤致腰部疼痛、活动受限1小时。现病史：入院前1小时，患者因下楼梯时，不慎将腰部扭伤，立即出现腰部疼痛剧烈，不能站立及行走，活动明显受限。患者家属将其扶于一旁休息，但症状未见好转，继而出现面色发青，精神萎靡，未出现头晕、头痛、呕心、呕吐。查：神志清楚，血压正常，生命体征平稳，腰部右侧肌肉紧张，肿胀，广泛压痛明显，屈50°，伸15°，左侧弯30°，右侧弯28°，活动受限，右直腿抬高试验（−）和加强试验（−），舌暗红或有瘀点，苔薄，脉弦紧。（邢台医学高等专科学校附属三院吴雷波主治医师临床医案）

思考：请明确诊断，分析病因病机，作出中医辨证，并确定针灸治疗方案（包括治法、处方）。

急性腰扭伤是指腰部肌肉、筋膜、韧带等软组织因外力作用受到牵拉而致急性撕裂伤，又称闪腰、岔气。

【病因病机】

急性腰扭伤的发生多与剧烈运动、用力不当、跌仆损伤等因素有关。基本病机为腰部经气不通，气血瘀滞。本病病位在腰部经筋，与督脉、膀胱经、胆经等经脉关系密切。

【辨证要点】

主症 突发腰痛，腰部僵硬，活动受限。

根据经脉循行，痛在腰部正中者，病在督脉；痛在两侧者，病在膀胱经。

气滞血瘀 闪挫及强力负重后，腰部剧烈疼痛，腰肌痉挛，腰部不能挺直，俯仰屈伸转侧困难。舌暗红或有瘀点，苔薄，脉弦紧。

湿热内蕴 劳动时姿势不当或扭闪后腰部板滞疼痛，有灼热感，腹部胀痛，大便秘结，尿黄赤。舌红，舌苔黄腻，脉濡数。

【治疗】

1. 基本治疗

治法 通经活络、舒筋止痛。以局部取穴为主。

主穴 阿是穴 委中 后溪 腰痛点

方义 阿是穴疏通经络、行气活血、消肿止痛；委中疏通背部膀胱经经气，通经止痛；后溪是八脉交会穴，通于督脉，可行气而通经止痛；腰痛点是治疗腰痛经验效穴。

配穴 气滞血瘀配气海、膈俞；湿热内蕴配阴陵泉、三阴交。

操作 各穴按常规操作；一般先刺远端穴位，配合做腰部的运动疗法。

2. 其他治疗

（1）刺络拔罐法 取阿是穴，刺血拔罐。

（2）耳针法 取腰骶部、神门、皮质下，毫针刺或压丸法。

（3）**穴位注射法**   选用当归注射液、川芎注射液、红花注射液或5%～10%葡萄糖注射液、氢化可的松加入利多卡因适量做穴位注射。隔日1次。

【按语】

1. 针灸治疗急性腰扭伤有捷效。

2. 许多疾病如骨折、脱位、韧带撕裂等临床表现与急性腰扭伤症状相似，应注意鉴别诊断。

3. 平时应加强腰腹部肌肉等核心肌力训练。

知识链接

古代文献

（1）腰痛不得卧，手三里主之。（《针灸甲乙经》）

（2）委中专治腰间痛。（《席弘赋》）

项目十七　膝骨关节炎

案例导入

陈某，女，56岁，2015年7月29日初诊。主诉：阵发性左膝关节疼痛伴活动受限5年，加重7天。自诉5年前开始出现左膝关节反复疼痛，为持续性钝痛，无放射，疼痛可因体位改变而诱发，劳累时加重，休息后可缓解，由于病情较轻，未进行特殊治疗。于1周前再发，并出现左下肢放射痛，伴左下肢乏力、活动受限，晨起出现左膝关节僵硬，时间少于30分钟，活动后改善，膝部冷痛肿胀，遇冷加剧，得温痛减，近1周出现静息痛，休息不能缓解。查：左膝关节皮肤无明显红肿及窦道，左膝关节局部压痛，局部皮肤温度无明显升高，左膝关节活动疼痛，左膝关节研磨试验（＋），浮髌试验（－），抽屉试验、侧方应力试验（－）。双侧大腿、小腿周径无异常。舌淡，苔白滑，脉沉迟。行X线拍片示左膝骨关节炎。（邢台医学高等专科学校附属三院吴雷波主治医师临床医案）

思考：请明确诊断，分析病因病机，作出中医辨证，并确定针灸治疗方案（包括治法、处方）。

膝骨关节炎是以膝关节疼痛、活动不利及晨僵为主要临床表现的一种退行性病变。膝关节软骨损伤和骨质增生等退行性变导致本病，包括髌骨软化症、增生性关节炎、创伤性关节炎等疾病。

膝骨关节炎属于中医学的"痹证""骨痹"等范畴。多见于40岁以上中老年患者，发病率随年龄递增。

【病因病机】

本病的发生多与年迈体虚、肝肾不足，或过度负重、跌损劳伤等因素有关。基本病机为气血瘀滞，筋骨失养。本病病位在膝部筋骨，属本虚标实之证。

【辨证要点】

主症 膝关节疼痛、活动不利、晨僵。初起时膝部乏力，渐现行走时疼痛，后为持续性疼痛，劳累和夜间疼痛较重，上下楼梯时疼痛明显，跑跳跪蹲均有不同程度受限，出现跛行；重则关节肿胀、积液，可自行消退，反复发作。

寒湿证 膝部冷痛肿胀，遇冷加剧，得温痛减。舌淡，苔白滑，脉沉迟。

瘀血证 膝部痛剧如针刺，固定不移，夜间加重，有外伤史。舌紫暗，或有瘀斑，脉涩。

肝肾亏虚 膝关节隐隐作痛，喜揉喜按，遇劳加重。舌淡，脉细。

【治疗】

1. 基本治疗

治法 通经活络，壮骨止痛。取局部穴为主。

主穴 膝眼 梁丘 阳陵泉 血海 阿是穴 大杼

方义 膝眼、梁丘、阳陵泉、血海、阿是穴属于膝关节局部取穴，可疏通局部气血，通经活络止痛；且阳陵泉为筋会，可舒筋通络止痛；大杼为骨会，可壮骨止痛，以治其本。

配穴 寒湿证配腰阳关；瘀血证配膈俞；肝肾亏虚证配肝俞、肾俞。

操作 毫针常规针刺，可加电针，或加灸，或温针灸。

2. 其他治疗

（1）**刺络拔罐法** 取阿是穴，刺血拔罐。

（2）**耳针法** 取肝、肾、神门、交感、皮质下、内分泌、膝，毫针刺或压丸法。

（3）**穴位注射法** 取膝眼、梁丘、膝阳关。选用当归注射液、川芎注射液、红花注射液适量做穴位注射。

【按语】

1. 针刺治疗本病疗效较好，可与艾灸、火罐、穴位注射、耳针等结合治疗，效果更佳。注意与良性关节痛、风湿性关节炎、类风湿关节炎相鉴别。

2. 平时注意减少膝关节负重，必要时拄手杖走路，并注意保暖。

知识链接

古代文献

（1）膝痛不可屈伸，治其背内。(《黄帝内经素问》)

（2）大杼，主膝痛不可屈伸。(《针灸聚英》)

（3）膝中痛，取犊鼻，以圆利针，发而间之。(《灵枢经》)

项目十八 急性踝关节扭伤

案例导入

田某，男，19岁，2015年9月5日初诊。主诉：右踝关节疼痛、肿胀、活动受限2小时。2小时前，因下楼时不慎踩空而致右侧外踝部扭伤。患侧外踝前下方肿胀、青紫疼痛，按之痛甚，关节屈伸不利，行走不便，无右下肢体无力、发麻，无发热、

咳嗽，无心慌气短。查：右下肢体无畸形，踝关节肿胀，局部皮肤有瘀斑片，皮温稍
高，外踝压痛，踝关节活动受限，未触及骨擦感，末梢血运、感觉良好，足内翻试验
（＋），右下肢体肌力、肌张力正常，膝髋关节活动未见异常，余肢体亦未见异常。生
理反射存在，病理反射未引出。（邢台医学高等专科学校附属三院吴雷波主治医师临
床医案）

　　思考：请明确诊断，分析病因病机，作出中医辨证，并确定针灸治疗方案（包括治
法、处方）。

　　急性踝关节扭伤是指踝关节周围软组织韧带损伤引起的踝关节肿胀、疼痛，甚至活动受限
的一种病证。属于中医学"伤筋"范畴。

【病因病机】

　　急性踝关节扭伤的发生多与踩空、弹跳或踝部活动用力过猛或不当等因素有关。基本病机
为局部经气运行受阻，气血瘀滞。本病病位在踝部筋络。

【辨证要点】

主症　踝部肿胀疼痛，伤处皮肤呈现青紫；踝关节功能障碍。

　　根据经脉循行，肿痛在外踝下方者，病在足太阳筋络；肿痛在外踝前下方者，病在足少阳
筋络；肿痛在内踝下方者，病在足少阴筋络；肿痛在内踝前下方者，病在足太阴筋络。

【治疗】

1. 基本治疗

治法　通经活络，消肿止痛。取局部穴位为主。

主穴　阿是穴　申脉　丘墟　养老

方义　阿是穴、申脉、丘墟能疏通局部经络、行气活血、消肿止痛。踝关节扭伤以外踝下
方为多见，病在足太阳筋络，取对侧养老处痛点，属缪刺法，有捷效。

配穴　病在足太阳筋络配昆仑；病在足少阳筋络配悬钟；病在足少阴筋络配然谷；病在足
太阴筋络配商丘。还可用手足同名经配穴法，即在对侧腕关节找压痛点针刺。

操作　毫针常规操作；一般先刺远端穴位，针刺时配合做踝关节的活动。

2. 其他治疗

（1）刺络拔罐法　取阿是穴，刺血拔罐。

（2）耳针法　取踝部、神门、皮质下，毫针刺或压丸法。

【按语】

1. 针灸治疗踝关节扭伤效果良好。针刺远端穴位配合踝部的活动，常有针入痛止之效。

2. 扭伤早期应配合冷敷止血，24小时后予以热敷，以助消散。

3. 病程长者要注意局部护理。运动宜适度，避免再度扭伤。局部要注意保暖，避免风寒湿
邪的侵袭。

知识链接

古代文献

（1）踝跟骨痛灸昆仑，更有绝骨共丘墟。(《胜玉歌》)

（2）后跟痛在仆参求。(《灵光赋》)

复习思考题

1. 中医学认为乳腺炎与哪两条经脉有密切的关系?

2. 简述针灸治疗乳癖的主穴。

3. 试述颈椎病分经论治。

4. 简述痔疮的定义以及脾虚气陷型有何特点。

5. 急性踝关节扭伤如何分筋络辨证? 有何特点?

扫一扫，查阅
复习思考题答案

模块十一　五官科病证

【学习目标】

1. 掌握各病的基本治疗。

2. 熟悉各病的辨证要点。

3. 了解各病的其他治疗、按语。

项目一　目赤肿痛

案例导入

患者，男，60 岁，工人，2014 年 3 月 11 日初诊。

主诉：双目红肿疼痛、畏光、流泪、分泌物增多 2 天。

病史：患者 2 天前与家人吵架生气后出现上述症状，自诉采用氧氟沙星滴眼液滴眼，并口服龙胆泻肝丸治疗效果不佳，遂来我科就诊。现目睛红赤、畏光、流泪、眵多，兼有口苦、烦热、便秘。舌边尖红，脉弦滑。（于小普，耿若君．耳尖和太阳穴放血治疗目赤肿痛临床疗效观察．中医临床研究，2015，7（7）：93．）

思考：请明确诊断，分析病因病机，作出中医辨证，并确定针灸治疗方案（包括治法、处方）。

目赤肿痛是以白睛骤然红赤、羞明多泪为主症的眼病，具传染性，易引起流行。古代文献根据病因、症状和流行性，又称"风热眼""天行赤眼""红眼病"等。

本病多见于西医学的急性流行性出血性结膜炎、流行性角膜结膜炎等疾病中。

【病因病机】

目赤肿痛的发生多与外感时邪疫毒、情志过激或素体阳盛、脏腑积热等因素有关。基本病机是热毒蕴结目窍。本病病位在目，与肝、胆关系密切。

【辨证要点】

主症　目赤肿痛，羞明，流泪，眵多。

风热外袭　起病较急，患眼灼热，头痛，恶风或恶热，口干鼻塞。舌红，苔薄黄，脉浮数。

肝胆火盛　初病眼有异物感，视物模糊不清，口苦咽干，耳鸣，便秘溲赤。舌红，苔黄，脉弦数。

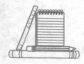

【治疗】

1. 基本治疗

治法　泻热解毒，消肿止痛。取眼周穴及足厥阴、足少阳经穴为主。

主穴　攒竹　太阳　风池　太冲　合谷

方义　本病病位在眼，攒竹位于目上，太阳位于目旁，点刺出血可宣泄眼部郁热，消肿止痛；合谷为手阳明原穴，善清头面之热邪；太冲、风池分属肝、胆二经，上下配穴，可清泻肝胆之火，并导热下行；合谷、太冲相配，名曰"开四关"，功善疏散一身热邪。

配穴　风热外袭配少商、外关；肝胆火盛配侠溪、行间。

操作　毫针常规针刺。太阳、攒竹、少商宜点刺出血。

2. 其他治疗

（1）耳针法　取眼、肝、胆、耳尖，毫针刺或压丸法。亦可在耳尖或耳后静脉点刺出血。

（2）三棱针法　取两肩胛之间丘疹样反应点、大椎及其旁 0.5 寸处、印堂、太阳、上眼睑等，选点挑刺。适用于急性结膜炎。

（3）刺血拔罐法　取太阳，点刺出血后拔罐，每次留罐 5 分钟左右。

【按语】

1. 针刺对目赤肿痛有较好疗效，可明显减轻症状。

2. 本病具有传染性、流行性，注意流行期间毛巾及洗脸用具等消毒与隔离。

3. 患病期间应注意休息，减少视力活动，忌食辛辣刺激食物。

知识链接

古代文献

（1）目中赤痛，从内眦始，取之阴跷。（《灵枢》）

（2）阳谷、太冲、昆仑，主目急痛赤肿。（《备急千金要方》）

（3）眼赤痛肿，风泪下不已，攒竹二穴，合谷二穴，小骨空二穴，临泣二穴。（《针灸大全》）

项目二　麦粒肿

案例导入

王某，男性，22 岁。2010 年 10 月 17 日初诊。

主诉：右眼红肿疼痛 2 天。病史：患者 2 天前右眼开始发痒伴有摩擦感，尔后眼睑红肿伴有疼痛，曾热敷及点氯霉素眼药水，未效，遂来我院就诊。检查：胞睑红肿，硬结较大，灼热疼痛，心烦焦躁，小便短赤，大便干燥，舌红，苔黄，脉滑数。（李澎 . 石学敏中医技法临证精讲丛书 . 石学敏拔罐临证精讲 . 北京：人民军医出版社，2015.）

思考：请明确诊断，分析病因病机，作出中医辨证，并确定针灸治疗方案（包括治法、处方）。

麦粒肿是以胞睑边缘生小硬结，红肿疼痛，形如麦粒为主症的眼病。又名"针眼""土疳""眼丹"。

本病见于西医学的睑腺炎，指眼睑腺体组织的急性化脓性炎症。睫毛毛囊或附属皮脂腺感染者称外睑腺炎，睑板腺感染者称内睑腺炎。

【病因病机】

麦粒肿的发生多与外感风热、热毒上攻、恣食厚味或脾胃蕴热等因素有关。基本病机是热邪结聚于胞睑。本病病位在眼睑，与足太阳、足阳明经及脾、胃关系密切。

【辨证要点】

主症　胞睑边缘局限性小硬结，红肿疼痛，渐行扩大；数日后硬结顶端出现黄色脓点，破溃后脓出。

风热外袭　胞睑针眼初起，微痒微痛，局部硬结，红肿不甚，触痛明显，或头痛发热，全身不适。舌红，苔薄黄，脉浮数。

热毒炽盛　胞睑红肿疼痛，硬结较大，见黄白色脓点，或白睛壅肿，口渴喜饮，便秘溲赤。舌红，苔黄或腻，脉数。

脾胃湿热　针眼反复发作，红肿不甚，或经久难消，多见于儿童，有偏食，口臭便秘。舌红，苔黄腻，脉数。

【治疗】

1. 基本治疗

治法　泻热解毒，消肿散结。取眼周穴及足阳明、足太阳经穴为主。

主穴　太阳　攒竹　厉兑

方义　眼睑属脾，太阳为目上冈，阳明为目下冈。太阳、攒竹均位于眼区局部，既可疏通局部气血，又清泻眼部郁热，散结消肿；厉兑为足阳明胃经的井穴，可清泻阳明，消肿散结。

配穴　风热外袭配商阳、风池；热毒炽盛配曲池、大椎；脾胃湿热配阴陵泉、内庭。

操作　毫针常规针刺。攒竹可透鱼腰、丝竹空；太阳、攒竹、厉兑可点刺放血。

2. 其他治疗

（1）耳针法　取眼、肝、脾、耳尖，毫针刺或压丸法；耳尖、耳背小静脉刺络出血。

（2）三棱针法　取肩胛区第1～7胸椎棘突两侧淡红色疹点或敏感点，三棱针点刺放血或挑刺。

（3）刺络拔罐法　取大椎，三棱针散刺出血后拔罐。

【按语】

1. 针灸治疗本病初期硬结疗效显著。若成脓后，宜转眼科切开排脓。

2. 本病初起至酿脓期间，切忌用手挤压，以免脓毒扩散。

3. 患病期间宜清淡饮食，平时应注意眼部卫生。

知识链接

古代文献

（1）土疳症，有一目生又一目者，有只生一目者……其病不一，当随宜治之……谨按世传眼眦初生小疮，视其背上，即有细红点如疮，以针刺破眼时即瘥，故名偷针，实解太阳经结热也，人每试之有验。（《证治准绳》）

（2）偷针眼，视其背上有细红点如疮，以针刺破即瘥，实解太阳之郁热也。（《针灸

聚英》）

（3）此症或眼皮上下，生出一小核是也，乃脾胃痰气所致。上睑属脾经，下睑属胃经。若结成小核，红而自破，不药而愈。若坚白不破，久则如杯如拳，而成瘤矣。若初起小核时，即先用细艾如粟米壮放患上，令患目者卧榻紧闭目，以隔蒜片灸三四壮，外将膏药贴之。（《审视瑶函》）

项目三 眼睑下垂

案例导入

李某，女，14岁，学生，住桐乡市石门镇，1969年7月13日初诊。

主诉：右眼睑下垂3月。

检查：患者右眼不能张开，面色较萎黄。伴四肢倦怠，胃纳欠佳，舌淡苔腻，脉沉迟。（韩祖濂.针灸心语.北京：中国中医药出版社，2016.）

思考：请明确诊断，分析病因病机，作出中医辨证，并确定针灸治疗方案（包括治法、处方）。

眼睑下垂是上睑提举无力，或不能抬起，以致睑裂变窄，甚至遮盖部分或全部瞳仁，影响视力的一种眼病。古称"上胞下垂""睢目"等，严重者称"睑废"。

本病多见于西医学的动眼神经麻痹、重症肌无力眼肌型、眼外伤、肿瘤等疾病中。

【病因病机】

眼睑下垂多与感受风邪、先天不足、体虚气弱、外伤等因素有关。基本病机是气虚不能上提，血虚不能养筋。本病病位在胞睑筋肉，胞睑属脾，足太阳经筋为"目上冈"，足阳明经筋为"目下冈"，故本病与脾脏、足太阳经筋关系密切，涉及肝、肾。

【辨证要点】

主症 上睑下垂，抬举无力，甚至遮盖瞳仁，影响视力。

风邪袭络 起病骤然，重者目珠转动失灵，目偏视，视一为二，眉额酸胀。舌淡红，苔薄，脉弦。

脾虚气弱 起病缓，朝轻暮重，劳累后可加重，面色少华，神疲肢倦，食欲不振。舌淡，苔薄，脉弱。

肝肾不足 多自幼上睑下垂，可伴五软、五迟。舌淡，苔白，脉弱。

【治疗】

1. 基本治疗

治法 益气健脾，养血荣筋。取眼周腧穴及背俞穴为主。

主穴 丝竹空 攒竹 阳白 三阴交 脾俞 肾俞

方义 本病病位在筋肉，故局部取穴以"在筋守筋"。丝竹空、攒竹和阳白均位于目上方，三穴合用，可通经活血，上提眼睑；胞睑属脾，"太阳为目上冈"，故取足太阳膀胱经之脾俞、肾俞以通经活络、健脾益气、补肾养血治其本；三阴交为肝、脾、肾足三阴经交会穴，调和气血、补脾益肾、养血柔筋。

配穴　风邪袭络配风门、风池；脾虚气弱配百会、足三里；肝肾不足配肝俞、太溪。

操作　毫针常规针刺。攒竹、丝竹空、阳白可相互透刺，亦可透刺鱼腰穴。

2. 其他治疗

（1）耳针法　取脾、肝、胃、肾、眼，毫针刺，或用埋针法、压丸法。

（2）皮肤针法　取患侧阳白、攒竹、眉冲、头临泣、丝竹空及局部目内眦—上眼睑—瞳子髎连线，叩刺至局部皮肤潮红，隔日1次。

【按语】

1. 针灸治疗本病具有一定效果，属先天重症患者需考虑手术纠正。

2. 可配合测量睑裂高度、提上睑肌功能测定以明确诊断。发生于老年人的眼睑下垂的主要原因包括老年眼腱膜退行性变、重症肌无力、脑梗后睑下垂、糖尿病性动眼神经麻痹等。

知识链接

古代文献

上睑低垂证轻者，灸三阴交。（《眼科锦囊》）

项目四　眼睑瞤动

案例导入

患者，女，39岁。

主诉：右下眼皮不自主跳动2周。

病史：患者电脑前工作较多，未明原因"右下眼皮跳"2周来诊。自己按民间方法右下眼睑贴小纸片及减少电脑前工作仍无效，昨日由阵发转为持续跳动，故而要求针灸治疗。现无其他症状，体检可见右下眼睑外侧肌肉抽动，致右眼裂小于左侧，面部及肢体无感觉和运动障碍，血压105/75mmHg，既往无慢性病、传染病史，无面瘫及其他神经疾患。［李兆宏.毫针浮刺法治疗眼睑瞤动33例.中国卫生标准管理,2015,6(1)：56.］

思考：请明确诊断，分析病因病机，作出中医辨证，并确定针灸治疗方案（包括治法、处方）。

眼睑瞤动是以眼睑不自主牵拽跳动为临床特征的眼病，又名"目瞤"。多为一侧发病，较少两侧同病。在情绪紧张、疲劳、久视、睡眠不足等情况下加剧，入睡时消失。轻者不治自愈，重者则需治疗，少数病例日久不愈。

本病多见于西医学的眼轮匝肌痉挛中。

【病因病机】

眼睑瞤动的发生常与久病、过劳、情志不遂等因素有关。基本病机是肝脾血虚，虚风内动。本病病位在胞睑筋肉，眼睑属脾，"太阳为目上冈，阳明为目下冈"，故本病多与肝、脾、胃、膀胱等经脉脏腑有关。

【辨证要点】

主症 眼睑不自主频繁振跳,重者可牵动口角乃至面颊部肌肉发生抽动。

肝脾血虚 每于劳累或情绪激动、紧张时加重,纳差乏力,面色无华或萎黄。舌淡,脉细弱。

血虚生风 病程较长,眼睑跳动频繁,或牵及眉际、颜面及口角抽搐掣动,头晕目眩,面色少华。舌淡,苔薄,脉弦细。

【治疗】

1. 基本治疗

治法 补益肝脾,养血息风。以眼区局部穴和足太阳、手足阳明经穴为主。

主穴 四白 攒竹 丝竹空 合谷 太冲 三阴交 足三里

方义 本病病在筋肉,"在筋守筋",故以局部取穴为主。四白、攒竹、丝竹空均为眼周穴,可疏调眼周局部气血以息风止痉;合谷与太冲相配为"四关"穴,可养肝荣筋,息风止惊;眼睑属脾,下睑为胃经所过,三阴交为脾经穴,足三里为胃经合穴,二穴合用,可补益脾胃,生化气血,荣养筋肉而止痉。

配穴 肝脾血虚配肝俞、脾俞;血虚生风配风池、血海。上胞振跳配睛明、申脉;下胞振跳配承泣、内庭。

操作 攒竹与丝竹空互相透刺,或分别透鱼腰穴;四白最好刺入眶下孔中;余穴常规针刺。

2. 其他治疗

(1)耳针法 取眼、神门、脾、肝、胃、心,毫针刺或压丸法。

(2)头针法 取枕上正中线、枕上旁线,头针常规针刺。

(3)穴位注射法 取阳白、翳风、下关、足三里,每次取 2～3 穴,选用丹参注射液或 B 族维生素注射液,常规穴位注射。

【按语】

1. 针灸治疗本病有一定效果,但病程较长者疗效欠佳。

2. 注意劳逸结合,避免久视或劳倦,睡眠宜充足。

知识链接

古代文献

(1)目眴动,与项口参相引,喎僻口不能言,刺承泣。(《针灸甲乙经》)

(2)承泣,主目眴动……攒竹,治眼睑眴动。(《针灸资生经》)

(3)眼睑眴动,头维、攒竹。(《神应经》)

项目五 近 视

案例导入

丁某,男,18 岁,桐乡一中高中学生,1963 年 7 月 13 日初诊。诉发现患近视已 1

年，测双眼视力为 0.4，最近因某军事学院招考，体检要求双眼视力达 0.7 以上才能录取，特来要求针灸治疗。患者身体健康，双眼视力均为 0.4，舌苔薄白，脉弦和。（韩祖濂．民间中医拾珍丛书·第二辑：针灸心语．北京：中国中医药出版社，2016.）

　　思考：请明确诊断，分析病因病机，作出中医辨证，并确定针灸治疗方案（包括治法、处方）。

近视是以视近物清晰，视远物模糊为临床特征的眼病。古称为"能近怯远症"。

本病多见于西医学的近视眼，属屈光不正的眼病之一。

【病因病机】

近视的发生多与禀赋不足、劳心伤神和不良用眼习惯有关。基本病机是目络瘀阻，目失所养。本病病位在目，肝经连目系，心经系目系，肾为先天之本，脾为生化之源，故本病与心、肝、脾、肾关系密切。

【辨证要点】

主症　视力减退，视近物清晰，视远物模糊。

肝肾不足　双目干涩，头晕耳鸣，夜寐多梦，腰膝酸软。舌淡，少苔，脉细弱。

心脾两虚　目视疲劳，面白神疲，失眠心悸，纳呆便溏。舌淡，苔薄白，脉细弱。

【治疗】

1. 基本治疗

治法　通经活络，养肝明目。取眼周腧穴及足少阳经穴为主。

主穴　承泣　睛明　四白　太阳　风池　光明

方义　承泣、睛明、四白、太阳位于眼睛四周，可疏通局部经络气血而明目，是治疗眼疾的常用穴；风池为足少阳胆经与阳维脉之交会穴，内与眼络相连，光明为足少阳胆经络穴，与肝相通，二穴相配，可通调目络，养肝明目。

配穴　肝肾不足配肝俞、肾俞；心脾两虚配心俞、脾俞。

操作　毫针常规针刺。睛明、承泣、风池应严格掌握针刺的角度、方向和深度。

2. 其他治疗

（1）耳针法　取眼、肝、脾、肾、心、皮质下，毫针刺或压丸法。

（2）皮肤针法　取眼周穴位及风池，轻度或中度叩刺。

（3）头针法　取枕上正中线、枕上旁线，头针常规针刺。

【按语】

1. 针灸治疗轻、中度近视效果较好，假性近视效果显著。年龄越小治愈率越高。

2. 平素注意用眼卫生，科学用眼，坚持做眼保健操。

知识链接

古代文献

（1）取肝俞与命门，使瞽士视秋毫之末。（《标幽赋》）

（2）睛明……主目远视不明。（《针灸大成》）

（3）肝家血少目昏花，宜补肝俞力便加，更把三里频泻动，还光益血自无差。（《玉龙歌》）

项目六　斜　视

案例导入

　　徐某，男，14 岁。1993 年 5 月 4 日初诊。其母代述：患者 3 年前头部外伤后出现右眼内斜复视，而且家族有斜视史，其祖父、父亲均为斜视。眼科检查：双外眼正常，瞳孔等大，右眼内斜 30°，不能外转，眼底未见异常。（孙学全.孙学全针灸临证经验集.北京：中国中医药出版社，2015.）

　　思考：请明确诊断，分析病因病机，作出中医辨证，并确定针灸治疗方案（包括治法、处方）。

　　斜视是以双眼注视目标时黑睛向内或向外偏斜为特征的眼病，古称"睊目""风牵偏视""双目通睛"。两眼向内对视，称为"对眼"，向外斜视称为"斜白眼"。多见于儿童。

　　本病多见于西医学的麻痹性斜视中。

【病因病机】

　　斜视的发生常与先天禀赋不足、外伤、风邪外袭等因素有关。基本病机是邪扰目窍或目窍失养。本病病位在眼，与肝、肾关系密切。

【辨证要点】

主症　一眼或双眼黑睛向内或向外偏斜，转动受限，视一为二。

风邪袭络　发病急骤，头目疼痛或眩晕，恶寒发热。舌淡红，苔薄，脉浮。

肝风内动　头晕目眩，耳鸣，面赤心烦，肢麻震颤。舌红，苔少，脉弦。

瘀血阻络　多有外伤史，伤后目珠偏斜，胞睑、白睛瘀血，头痛眼胀，恶心呕吐。舌紫暗，苔薄，脉涩。

【治疗】

1. 基本治疗

治法　平肝息风，化瘀通络。取足少阳、足厥阴经穴为主。

主穴　风池　合谷　光明　太冲　太溪

方义　目系"上出于脑，后出于项中"，故取项后风池以通经络，调目系；肝开窍于目，故取肝之原穴太冲，胆经络穴光明，为原络配穴法，以平肝息风，通络明目，且太冲与合谷相配为"四关"穴，善于祛风通络，调和气血；太溪为肾之原穴，可滋水涵木，以治其本。

配穴　风邪袭络配风府；肝风内动配肝俞；瘀血阻络配膈俞。内直肌麻痹配睛明、攒竹；外直肌麻痹配瞳子髎、太阳；上直肌麻痹配鱼腰、攒竹；下直肌麻痹配承泣、四白；上斜肌麻痹配球后、四白；下斜肌麻痹配丝竹空、鱼腰。

操作　风池、风府穴应注意掌握针刺的方向、角度和深度，切忌向上斜刺，以免刺入枕骨大孔；针刺眼部穴位尤其是眼眶内的腧穴，手法要轻柔，不提插捻转，避免伤及眼球或引起眼内出血；余穴常规针刺，可加电针。

2. 其他治疗

（1）电针法　取眼区穴如攒竹、四白、太阳、瞳子髎为主，配合四肢穴，用断续波或疏密波，刺激强度以患者耐受为度。

（2）皮肤针法　取眼眶周围腧穴及风池，叩刺至局部皮肤潮红为度。

【按语】

针刺治疗斜视效果肯定，对病程短者疗效尤佳。

知识链接

古代文献

（1）睅目，水沟主之。（《针灸甲乙经》）

（2）若眼戴睛上插，灸目两眦后二十壮。（《备急千金要方》）

项目七　视神经萎缩

案例导入

崔某，女，36岁。2000年4月27日初诊。

主诉：视物不清3天。

病史：患者3天前出现视物不清，曾到某医院检查，诊断为视神经萎缩早期。经口服大量维生素，肌注 ATP 治疗未见好转。检查：双视神经乳头颞侧苍白，鼻侧稍浅。［刘维红，杜元灏．"调神通络明目"针法治疗视神经萎缩30例．江苏中医药，2010，42（2）：53.］

思考：请明确诊断，分析病因病机，作出中医辨证，并确定针灸治疗方案（包括治法、处方）。

视神经萎缩是指视网膜神经节细胞轴索广泛损害而出现的萎缩变性。本病临床以视力功能损害和视神经乳头苍白为主要特征，严重影响视力，致盲率较高。

视神经萎缩分原发性和继发性，如视网膜、视神经的炎症、退变、缺血、外伤、遗传等因素，眶内或颅内占位性病变的压迫，其他原因所致的视盘水肿、青光眼等，均可能导致视神经萎缩。

视神经萎缩属中医学"青盲""视瞻昏渺"范畴。

【病因病机】

本病的发生常与禀赋不足、思虑劳倦及情志、外伤等因素有关。基本病机是邪扰目窍或目窍失养。本病病位在眼，因肝经连目系，心经系目系，肾为先天之本，脾为生化之源，故本病与心、肝、脾、肾关系密切。

【辨证要点】

主症　患眼外观无异常而视力显著减退，甚至完全失明。

肝气郁结　抑郁不舒，急躁易怒，胸胁胀痛，口苦。舌红，苔薄，脉弦。

气血瘀滞　多有外伤史，兼见头痛眩晕，健忘失眠。舌暗，有瘀斑，脉涩。

肝肾亏虚　双眼干涩，眩晕耳鸣，腰膝酸软，遗精。舌红，苔少，脉细数。

【治疗】

1. 基本治疗

治法 调补肝肾,养精明目。取眼区局部穴及足少阳、足厥阴经穴为主。

主穴 球后 睛明 承泣 风池 光明 太冲 三阴交

方义 球后、睛明、承泣皆位于眼部,旨在通调眼部气血;风池属足少阳胆经,内通目系,可通络明目;太冲为肝之原穴,光明为足少阳胆经之络穴,原络配用,可疏肝理气,养肝明目;三阴交调补肝脾肾,养精明目,以治其本。

配穴 肝气郁结配行间、侠溪;气血瘀滞配合谷、膈俞:肝肾亏虚配肝俞、肾俞。

操作 球后、睛明、承泣均按眼区腧穴常规操作,可适当深刺,但应注意避免伤及眼球和血管;风池穴应把握好进针的方向、角度和深度,最好能使针感向眼部传导;余穴常规针刺。

2. 其他治疗

(1)耳针法 取眼、肝、脾、肾、枕、皮质下,每次选用3～4穴,毫针刺或压丸法。

(2)头针法 取额旁2线、枕上正中线、枕上旁线,头针常规针刺。

(3)皮肤针法 取眼眶周围、第5～12胸椎两侧、风池、肝俞、胆俞、膈俞。眼区轻度叩刺至潮红,其余部位及经穴中度叩刺。

【按语】

视神经萎缩是眼科难治性疾病,至今尚无满意的疗法。针灸治疗视神经萎缩有一定疗效,可控制病情进展,提高视力,延缓致盲。

知识链接

古代文献

(1)青盲,远视不明,承光主之。(《针灸甲乙经》)

(2)商阳、巨髎、上关、承光、瞳子髎、络却,主青盲无所见。(《备急千金要方》)

(3)青盲无所见,肝俞、商阳(左取右,右取左)。(《神应经》)

(4)青盲眼,肝俞、胆俞、肾俞、养老、商阳、光明。(《神灸经纶》)

项目八 耳鸣、耳聋

案例导入

李某,男,36岁。右耳听力丧失30余日。患者1个月前因工作中生气,突感头晕、恶心伴有呕吐,右耳轰轰作响,随后即见听力丧失。某医院诊断为突发性耳聋。经西医治疗后右耳听力未见恢复。现右耳听力丧失,耳内闷胀,伴心烦易怒,胸闷不舒,饮食量少,大便干燥,舌质红,舌苔黄,脉弦滑数。(孙忠人,等.孙申田针灸医案精选.北京:中国中医药出版社,2012.)

思考:请明确诊断,分析病因病机,作出中医辨证,并确定针灸治疗方案(包括治法、处方)。

耳鸣以耳内鸣响，如蝉如潮，妨碍听觉为主症；耳聋以听力不同程度减退或失听为主症，轻者称"重听"。临床上耳鸣、耳聋既可单独出现，亦可先后发生或同时并见。

西医学中，耳鸣、耳聋可见于多种耳科疾病、高血压病、脑血管疾病、贫血、动脉硬化、糖尿病、药物中毒、感染性疾病及外伤性疾病等。

【病因病机】

耳鸣、耳聋的发生多与风邪外袭、情志刺激、饮食不节、年老体弱等因素有关。基本病机是邪扰耳窍或耳窍失养。本病病位在耳，肾开窍于耳，少阳经入于耳中，故本病与肾、肝、胆关系密切。

【辨证要点】

主症　耳鸣、耳聋。

外感风邪　开始多有感冒症状，继之猝然耳鸣、耳聋，头痛恶风，发热口干。舌质红，苔薄白或薄黄，脉浮数。

肝胆火盛　耳鸣、耳聋每于郁怒之后突发或加重，兼有耳胀，烦躁易怒，面红目赤，胸胁胀痛。舌质红，苔黄，脉弦数。

肾精亏损　久病耳鸣或耳聋时作时止，声细调低，按之鸣声减弱，劳累后加剧，头晕，腰酸。舌红，少苔，脉细。

【治疗】

1. 基本治疗

（1）实证

治法　疏风泻火，聪耳开窍。取耳区穴和手、足少阳经穴为主。

主穴　听会　翳风　中渚　侠溪

方义　手、足少阳经脉均绕行于耳之前后并于耳中，翳风、中渚为手少阳三焦经穴，听会、侠溪为足少阳胆经穴，诸穴远近配合，共奏疏通少阳经气、聪耳开窍之功；且侠溪泻肝胆之火，中渚清三焦之热，可祛邪而清耳窍。

配穴　风邪外感配外关、合谷；肝胆火盛配行间、丘墟。

操作　毫针常规针刺，听会、翳风的针感宜向耳底或耳周传导为佳。

（2）虚证

治法　补肾养窍。取耳区局部穴、足少阴经穴为主。

主穴　听宫　翳风　肾俞　太溪

方义　翳风、听宫位于耳之前后，分属手、足少阳经，可疏导少阳经气，聪耳开窍；肾开窍于耳，肾俞配合足少阴原穴太溪以补肾益精，上荣耳窍。

操作　毫针常规针刺，可配合灸肾俞、太溪。

2. 其他治疗

（1）皮肤针法　取耳区局部穴和风池。轻度或中度叩刺。

（2）耳针法　取内耳、皮质下、肺、肾、肝、胆，毫针刺，或用压丸法、埋针法。

（3）穴位注射法　取翳风、听宫、完骨、阳陵泉。每次两侧各选1穴，选用当归注射液、丹参注射液或维生素 B_{12} 注射液。每日或隔日一次。

（4）头针　取两侧颞后线，头针常规针刺。

【按语】

1.针灸治疗耳鸣、耳聋有较好效果，尤其对神经性耳鸣、耳聋效果为佳，但对因药物中毒、动脉硬化、鼓膜损伤等所致者效果欠佳。

2.导致耳鸣、耳聋的原因复杂，应明确诊断，配合治疗原发病。

3.平素应注意生活规律，调节情绪，避免劳累及房劳过度。

知识链接

古代文献

（1）耳者，宗脉之所聚也……脉有所竭者，故耳鸣。补客主人、手大指爪甲上与肉交者也。（《灵枢·口问》）

（2）聋而不痛者，取足少阳；聋而痛者，取手阳明。（《灵枢·杂病》）

（3）耳鸣，百会、听宫、听会、耳门、络却、阳溪、阳谷、前谷、后溪、腕骨、中渚、液门、商阳、肾俞……耳内虚鸣，肾俞、足三里、合谷……耳聋气闭，听宫、听会、翳风。（《针灸大成》）

（4）新聋多热，取少阳、阳明……久聋多虚，补足少阳，液门、中渚、外关、翳风、耳门、后溪、听宫、听会、合谷、侠溪。（《针灸逢源》）

项目九　聤　耳

案例导入

李某，女，21岁。1978年3月22日。因发热伴有双耳疼痛流脓，到南京市某医院五官科门诊，检查发现双耳道有大量脓性分泌物溢出，外耳道及鼓膜充血明显，紧张部穿孔。诊为急性中耳炎，转来我科治疗。询之7天前曾发热，3天后双耳疼痛剧烈，波及两颞部，次日即见流脓，舌苔薄黄，脉象弦数。（周玉艳.针刺治疗急性中耳炎53例.新中医，1981，4：40.）

思考：请明确诊断，分析病因病机，作出中医辨证，并确定针灸治疗方案（包括治法、处方）。

聤耳是以耳内流脓为主症的病证，又称"脓耳"。

本病多见于西医学的急慢性化脓性中耳炎、急性乳突炎、胆脂瘤中耳炎等疾病中。

【病因病机】

聤耳的发生常与外感风热、情志恚怒、嗜食辛辣厚味等因素有关。基本病机是邪扰耳窍或耳窍失养。本病病位在耳，手足少阳经皆入于耳，故本病属少阳经病变。

【辨证要点】

主症　耳内疼痛，流脓，耳胀闷或耳鸣，听力下降。

风热上壅　发病较急，耳痛逐渐加重，耳内闷胀闭塞，听力下降，头痛，发热，咽干咽痛。舌红，苔薄黄，脉浮数。

肝胆火盛　耳内剧痛，如钻如刺，耳脓多黄稠，烦躁易怒，口苦咽干，小便黄赤，大便秘结。舌红，苔黄厚，脉弦数。

脾虚湿困　耳内流脓，经年不愈，脓液清稀量多，听力下降或有耳鸣，四肢倦怠，面色少华，纳差食少，大便溏薄。舌淡，苔白腻，脉濡。

肾阴亏虚　耳内流脓，经年不愈，脓液秽臭，状如腐渣，头晕神疲，腰膝酸软。舌红，少苔，脉细数。

【治疗】

1. 基本治疗

治法　清热泻火，通利少阳。取耳区局部穴及手、足少阳经穴为主。

主穴　耳门　听会　翳风　侠溪　外关

方义　手、足少阳经均行于耳周、入耳中，近取手、足少阳经在耳部周围的耳门、听会、翳风，可疏利少阳、行气通窍；远取手少阳经的外关、足少阳经的侠溪，可和解少阳，清热泻火，疏通少阳经气。诸穴合用，既属远近配穴法，又属上下配穴法。

配穴　风热上壅配风池；肝胆火盛配行间、足临泣；脾虚湿困配三阴交、阴陵泉；肾阴亏虚配太溪、肾俞。

操作　耳区局部穴针刺时应注意针尖的角度和方向，防止刺伤耳膜；刺翳风要选较细的针，只捻转，不提插，以防刺伤面神经，要求针感向耳底传导；余穴常规刺，可用灸法。灸前先擦净外耳道脓液，用艾条温和灸耳周穴，至局部皮肤红润，有温热感为度，每次约15分钟。

2. 其他治疗

（1）耳针　取耳尖、神门、肾上腺、肾、内耳、肝、胆、外耳、内分泌、枕。每次选用3～5穴，毫针刺法或压丸法。

（2）穴位注射　取耳门、听会、翳风、合谷、外关。每次选用2～3穴，选复方丹参注射液、当归注射液或维生素 B_1、维生素 B_{12} 注射液，常规穴位注射。

（3）激光针　取翳风、听会、足三里、丘墟、耳门、曲池、太溪及耳孔患处。每次选2～4穴，用氦－氖激光仪每穴照射5分钟（耳孔配光导纤维照射）。

【按语】

1.针灸治疗聤耳有较好的疗效。对已化脓穿孔者，针灸治疗可促进吸收。

2.治疗期间忌食辛辣香燥之品，及时清除耳内积脓或积液，保持耳道引流通畅。避免不适当的擤鼻，避免水、泪等进入耳中。

3.急性化脓性中耳炎，应密切观察病情变化，若见剧烈的耳痛、头痛、发热和神志异常，提示有发生变证的可能，要及时处理。

知识链接

古代文献

（1）又聤耳脓出，亦宜灸。日三壮至二百壮，侧卧张口取之（《千金翼方》）。

（2）下关，治聤耳，有脓汁出。耳门，治耳有脓汁出，生疮，腔耳，聤耳，耳鸣如蝉声，重听无所闻。（《针灸资生经》）

（3）聤生疮有脓汁，耳门、翳风、合谷。（《神应经》）

项目十　鼻　渊

案例导入

　　白某，女，40岁。头痛、鼻塞反复发作7年，加重1周。患者7年前感冒后继发副鼻窦炎，以后每年冬季病情加重，鼻塞时只能用口呼吸，鼻甲肿胀，流脓鼻涕，每次发作均需肌注青霉素方能缓解。近1周来鼻塞，头痛，夜间难以入睡，要求试用针灸治疗。检查：一般情况可，鼻甲肥大，鼻旁有轻度压痛，鼻腔后部黏膜增厚。舌质红，苔薄黄，脉象两寸部浮数。（王雪苔，等.当代中国针灸名家医案.长春：吉林科学技术出版社，1991.）

　　思考：请明确诊断，分析病因病机，作出中医辨证，并确定针灸治疗方案（包括治法、处方）。

　　鼻渊是以鼻流腥臭浊涕、鼻塞、嗅觉减退为主症的病证。重者又称"鼻漏"。

　　西医学中，鼻渊多见于的急、慢性鼻炎，急、慢性鼻窦炎和副鼻窦炎等疾病中。

【病因病机】

　　鼻渊多与外邪侵袭、胆腑郁热、脾胃湿热、情志不遂、过食肥甘等因素有关。基本病机是邪壅鼻窍。本病病位在鼻，肺开窍于鼻，足阳明胃经起于鼻，"胆移热于脑，则辛頞鼻渊"，故本病与肺、脾、胃、胆关系密切。

【辨证要点】

　　主症　鼻流浊涕，色黄腥秽，鼻塞，嗅觉减退。

　　肺经风热　多见于发病初期，鼻塞，鼻涕量多，色白或微黄，发热恶寒，头痛，咳嗽。舌苔薄白，脉浮数。

　　胆腑郁热　鼻涕浓浊，量多，色黄或黄绿。或有腥臭味，头痛鼻塞，口苦咽干，心烦易怒，小便黄赤。舌红，苔黄，脉弦数。

　　脾胃湿热　多见于鼻渊后期。鼻塞重而持续，流涕缠绵不愈，鼻涕黄浊而量多，嗅觉减退，头昏闷或重胀，胸脘痞闷，纳呆食少。舌苔黄腻，脉滑数。

　　肺脾气虚　多见于慢性鼻渊。鼻塞，鼻涕混浊，时多时少，头昏，记忆力减退，面色萎黄或白，少气乏力，大便溏薄。舌淡，苔白，脉细弱。

【治疗】

1. 基本治疗

　　治法　宣肺化浊，通利鼻窍。取鼻周腧穴和手太阴、阳明经穴为主。

　　主穴　迎香　鼻通　印堂　列缺　合谷　通天

　　方义　鼻为肺之外窍，手阳明经脉上夹鼻孔。迎香、鼻通位于鼻旁，印堂正在鼻根，三穴可散局部郁热而疏通鼻窍，均是治鼻渊要穴；合谷为手阳明原穴，列缺为手太阴经络穴，二者乃表里经配穴，既宣肺祛邪，又通利鼻窍；通天善通鼻窍。诸穴合用，为三部配穴法。

　　配穴　肺经风热配尺泽、少商；胆经郁热配阳陵泉、侠溪；脾胃湿热配内庭、阴陵泉；肺

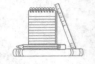

脾气虚配肺俞、脾俞。

　　操作　毫针常规针刺，少商点刺出血，迎香宜斜向上透刺鼻通穴。

2. 其他治疗

（1）耳针法　取内鼻、肺、胆、脾、胃、额、肾上腺。毫针刺，或用压丸法、埋针法。

（2）头针法　取额旁1线或额中线。

（3）穴位注射法　取合谷、迎香、肺俞。每次选用1穴，用复合维生素B注射液或复方丹参注射液、当归注射液，常规穴位注射。

（4）艾灸法　主穴：迎香、印堂、上星、囟会、百会。配穴：肺俞、脾俞、三阴交、足三里。每次选用主穴及配穴各1～2穴。采用艾条温和灸或小艾炷灸。适用于鼻渊日久不愈者。

【按语】

1. 针灸治疗鼻渊有一定效果。

2. 对慢性鼻炎反复发作者，应做专科检查，及时排除肿瘤。

3. 平素可自我按摩合谷、迎香，每穴每次5分钟，每日1～2次。

4. 加强身体锻炼，适当户外运动，以增强体质，预防感冒。

知识链接

古代文献

（1）热留胆腑，邪移于脑，遂致鼻渊。（《济生方》）

（2）鼻塞，囟会、上星、风门，囟会一穴自七壮至七七壮，灸至四日减退，七日愈。（《神灸经纶》）

（3）鼻流涕臭，名曰鼻渊，曲差、上星、百会、风门、迎香。（《针灸大成》）

（4）鼻渊又名脑漏……上星、风府、曲差、人中、合谷。（《针灸逢源》）

项目十一　鼻　鼽

案例导入

　　患者，男，35岁，2004年3月12日就诊。自诉3年来反复发作鼻痒、鼻塞、鼻流清涕，有时可连续打喷嚏10余个，鼻腔检查见鼻内黏膜肿胀，颜色呈苍白色，鼻道有清水样分泌物。经上法治疗1次，患者症状明显改善，为巩固疗效，10日后又治疗1次。连续治疗2次后，症状消失，体征消退，鼻腔功能基本恢复，随访半年未复发。[王建林.针刺配合三伏灸治疗过敏性鼻炎35例.上海针灸杂志，2009，28（7）：411.]

　　思考：请明确诊断，分析病因病机，作出中医辨证，并确定针灸治疗方案（包括治法、处方）。

鼻鼽是指突然和反复发作的以鼻痒、喷嚏、流清涕、鼻塞等为主症的鼻病。本病呈季节性、阵发性发作，亦可常年发病。

西医学中，鼻鼽多见于变应性鼻炎、血管运动性鼻炎、嗜酸性粒细胞增多性非变应性鼻炎等疾病中。

【病因病机】

鼻鼽的发生常与正气不足、外邪侵袭等因素有关。基本病机是脾肾亏虚，肺气不固，邪聚鼻窍。本病病位在鼻，与肺、脾、肾三脏关系密切。

【辨证要点】

主症　鼻痒，喷嚏，流清涕，鼻塞。

肺虚感寒　常因感受风冷异气发病，恶风寒，面白，气短，咳嗽，咳痰色白。舌苔薄白，脉浮。

脾气虚弱　鼻痒而喷嚏连作，清涕量多，四肢乏力，大便溏薄。鼻黏膜色淡红。舌淡，苔白，脉细弱。

肾阳亏虚　鼻痒，鼻塞，喷嚏较多，遇风冷则易发作。畏寒肢冷，小便清长，大便溏薄。鼻黏膜淡白，鼻甲水肿。舌淡，苔白，脉沉细。

肺肾阴虚　多见禀赋不足，劳倦过度，或见咳嗽，咽痒，多梦少寐，口干烦热。舌红，少苔，脉细数。

【治疗】

1. 基本治疗

治法　调补正气，通利鼻窍。局部取穴为主。

主穴　上迎香　印堂　风门　足三里

方义　上迎香位于鼻旁，穴通鼻气，通利鼻窍之力最强，可治一切鼻病；印堂位于鼻上，为治鼻炎之要穴；风门可宣肺理气，肺开窍于鼻，肺气宣鼻窍可通；足三里为强壮要穴，可益气固表。

配穴　肺虚感寒配肺俞、气海；脾气虚弱配脾俞、胃俞；肾阳亏虚配肾俞、命门；肺肾阴虚配太溪、三阴交。

操作　印堂由上向下沿皮直刺至鼻根部，上迎香由下向上沿鼻翼斜刺近鼻根部，余穴常规针刺。

2. 其他治疗

（1）耳针法　取内分泌、内鼻、肺、脾、肾穴。毫针刺法，或埋针法、压丸法。

（2）穴位注射法　取迎香、合谷、足三里等穴。选用丹参注射液，或维生素 B_1、胎盘注射液等，常规穴位注射。

（3）穴位贴敷法　取大椎、肺俞、膏肓、肾俞、膻中穴。用白芥子30g，延胡索、甘遂、细辛、丁香、白芷各10g，研成粉末。上述药末用辣椒水调糊，涂纱布上，撒上适量肉桂粉，贴敷穴位。30～90分钟后去掉，以局部红晕微痛为度。

（4）皮肤针法　取颈椎夹脊1～4、膀胱经背部第1侧线、前臂部手太阴肺经。叩刺至局部皮肤潮红。

【按语】

1. 针灸治疗本病有效，尤其对改善鼻道的通气功能较为迅速。

2.经常锻炼身体，适当户外运动，增强抵抗力。过敏性鼻炎还应积极查找过敏源，避免接触。

知识链接

古代文献

（1）风眩头痛，鼻不利，是嚏，清涕自出，风门主之。（《针灸甲乙经》）

（2）玉枕、百会、印堂、当阳、临泣，疗鼻塞。（《针灸资生经》）

（3）鼻塞，囟会、上星、风门。（《神灸经纶》）

项目十二　咽喉肿痛

案例导入

　　关某，男，学生。咽喉肿痛，发烧2天。患者1天前自觉头痛，咽喉疼痛，吞咽不利，继而发热恶寒，四肢关节疼痛，体温38.5℃，口服去疼片后稍有缓解，但次日咽喉疼痛加重，仍有发热恶寒。检查：鼻塞声重，咽壁充血红肿，吞咽不利，右侧扁桃体Ⅲ度肿大，左侧扁桃体Ⅱ度肿大，体温38.7℃，血常规：白细胞总数为15.8×10^9/L（15800/mm^3），中性：0.88（88%）。舌红，脉浮数。（王雪苔，等.当代中国针灸名家医案.长春：吉林科学技术出版社，1991.）。

　　思考：请明确诊断，分析病因病机，作出中医辨证，并确定针灸治疗方案（包括治法、处方）。

　　咽喉肿痛是以咽喉红肿疼痛，吞咽不适为主症的病证。中医学的"喉痹""乳蛾"等均以咽喉肿痛为主症。

　　本病多见于西医学的急慢性咽炎、单纯性喉炎、急性扁桃体炎、扁桃体周围脓肿等疾病中。

【病因病机】

　　咽喉肿痛多与外感风热、过食辛辣、年老体虚等因素有关。基本病机是火热或虚火上灼咽喉。本病病位在咽喉，咽通于胃，喉为肺系，肾经上循喉咙，结于廉泉，故本病与肺、胃、肾关系密切。

【辨证要点】

主症　咽喉肿痛，吞咽不适。

外感风热　咽喉红肿疼痛，吞咽不适，恶寒发热，头身疼痛。舌尖红，苔薄黄，脉浮数。

肺胃热盛　咽喉红肿，灼热疼痛，吞咽困难，高热，口干口臭，咽干烦渴，便秘溲赤。舌质红，苔黄，脉洪数。

阴虚火旺　咽喉稍肿微痛，色暗红，或咽部有异物感，入夜尤甚，干咳少痰，口舌干燥，五心烦热。舌质红，少苔，脉细数。

【治疗】

1. 基本治疗

（1）实证

治法　清热消肿，利咽止痛。取手太阴经穴为主。

处方　少商　尺泽　关冲　内庭　天容　上廉泉

方义　咽接食管通于胃，喉接气管通于肺。少商为手太阴肺经井穴，点刺出血，可清泻肺热，消肿利咽止痛，为治疗咽喉肿痛之要穴；尺泽为手太阴肺经合穴，刺之清泻肺经实热，消肿利咽；关冲为手少阳三焦经井穴，刺血可清泄三焦之火，利咽消肿；内庭为足阳明胃经荥穴，清泻阳明郁热，引导胃火下行；局部取天容、上廉泉，以清利咽喉，消肿止痛。

配穴　外感风热配风池、合谷、外关、大椎；肺胃实热配鱼际、厉兑。

操作　毫针常规针刺。少商用三棱针点刺放血。

（2）虚证

治法　滋养肾阴，清热降火。取足少阴、手太阴经穴为主。

处方　照海　太溪　鱼际　列缺

方义　太溪为肾之原穴，可滋补肾阴，以降虚火；照海属足少阴肾经，通于阴跷脉，列缺属手太阴肺经，通于任脉，二穴为八脉交会穴相配，擅治咽喉疾患；鱼际为手太阴肺经荥穴，清肺泻热，利咽止痛。

操作　毫针常规针刺。照海、太溪用补法，鱼际用泻法，或平补平泻法。

2. 其他治疗

（1）耳针法　取咽喉、扁桃体、轮1～轮4、肾上腺、神门、肺、胃、肾。毫针刺，疼痛剧烈者用强刺激，或用压丸法、埋针法。

（2）三棱针法　取少商、商阳、耳尖，点刺出血；或取耳背静脉刺络放血。适用于实热证。

（3）穴位注射法　取合谷、孔最、曲池穴。选用板蓝根、柴胡等注射液。

【按语】

1. 针灸治疗咽喉肿痛效果较好，尤以急性者为佳。

2. 对扁桃体周围脓肿，如已成脓需转专科处理。

3. 患者宜戒烟酒，忌食酸辣等刺激性食物。

知识链接

古代文献

（1）喉痹，完骨及天容、气舍、天鼎、尺泽、合谷、商阳、阳溪、中渚、前谷、商丘、然谷、阳交悉主之……喉痹咽肿、水浆不下，璇玑主之……喉痹咽如梗，三间主之。(《针灸甲乙经》)

（2）咽喉肿痛，闭塞，水粒不下，合谷、少商，兼以三棱针刺手大指背头节上甲根下，排刺三针。(《针灸大成》)

（3）喉痹，针合谷、涌泉、天突、丰隆。(《针灸聚英》)

（4）咽喉肿痛，阳溪、少海、液门。(《神灸经纶》)

项目十三　喉　喑

案例导入

　　韩某，女，56 岁，于 2009 年 2 月 17 日初诊。

　　主诉：声音嘶哑 5 个月。现病史：患者 2008 年 10 月患感冒并长时发音后，出现声音嘶哑，喉部干燥不适，言语无力，口渴欲饮，纳可，寐差，潮热盗汗，大便干，小便黄等症。于北京大学第一附属医院行胸部 X 线摄片、CT、喉镜检查后，排除颈胸、纵隔肿瘤及其他器质性病变。舌质干，舌苔薄黄，舌有裂纹，脉细数。曾服用黄氏响声丸等药，症状无改善。于 2009 年 2 月 17 日到北京中医药大学国医堂门诊部就诊。［冯涛，郭长青.郭长青教授运用针灸疗法治疗喉喑.吉林中医药，2010，30（1）：47.］

　　思考：请明确诊断，分析病因病机，作出中医辨证，并确定针灸治疗方案（包括治法、处方）。

　　喉喑是以声音嘶哑为主症的喉病，常伴有喉痒、干涩微痛等症状，又称"失音""喑哑""声嘶"。教师、播音员、售货员等用嗓较多者容易罹患本病。

　　本病多见于西医学的急性咽喉炎、慢性咽喉炎、声带肥厚、声带息肉或声带结节等疾病中。

【病因病机】

　　喉喑的发生常与外邪侵袭、语音劳损、脾肾亏虚等因素有关。本病病位在咽喉，声音出于肺系而根于肾，故本病与肺、肾关系密切。基本病机是肺气不宣，喉窍失养。

【辨证要点】

　　主症　声音嘶哑。

　　风热壅肺　猝然声音嘶哑，喉痛不适，干痒而咳，或有发热，微恶寒，头痛，口微渴。舌边尖红，苔薄白，脉浮数。

　　痰凝血瘀　声嘶日久，发音费力，喉涩微疼，痰少而黏，声带肥厚肿胀，或有声带小结、声带息肉。舌质暗红，或有瘀点，苔薄白，脉滑或涩。

　　阴虚火旺　声嘶日久，喉干微痛，喉痒干咳，痰黏难出，清嗓频作，或颧红唇赤，口干少饮，失眠多梦，腰膝酸软。舌红，苔薄，脉细数。

【治疗】

1. 基本治疗

　　治法　通利喉窍，利关开音。取局部穴为主。

　　主穴　扶突　天鼎　阿是穴　列缺　照海

　　方义　扶突、天鼎、阿是穴近喉咙，三穴相配可疏通经气，以利声门；列缺为手太阴肺经穴，为治疗肺系疾病的常用穴，照海为足少阴肾经穴，有滋肾利咽喉之功，二穴相配，为八脉交会组穴，专治咽喉疾病。

　　配穴　风热壅肺配尺泽、少商；痰凝血瘀配丰隆、三阴交；阴虚火旺配太溪、鱼际。声音嘶哑甚加复溜；咽喉肿痛甚加合谷。

操作　诸穴常规针刺。列缺、照海行针时，可配合吞咽动作；少商点刺出血。

2.其他治疗

（1）皮肤针　取手太阴肺经、手阳明大肠经，背部至腰骶脊柱两侧、颈前区。依次轻叩各经区，以皮肤潮红为度，颈前区可重叩，以微出血为度。

（2）三棱针　取少商、商阳、耳背静脉，点刺出血。

（3）耳针　取咽喉、肺、颈、气管、肾、大肠、轮1～轮6，毫针浅刺，亦可压丸；或取耳背静脉、扁桃体区、咽喉区，点刺出血。

【按语】

1.针灸对喉喑效果明显，但应注意对原发病的治疗。

2.避免有害气体的不良刺激，忌烟酒及辛辣刺激性食物。注意休息，合理发音。

知识链接

古代文献

（1）喑不能言，合谷及涌泉、阳交之主。（《针灸甲乙经》）

（2）灸失喑不语法：先灸天窗五十壮，熄火乃移灸百会五十壮毕，还灸天窗五十壮。（《千金翼方》）

（3）治失音刺任脉天突一穴……针入五分；次针手少阴经神门二穴……针入三分；次针手少阳经支沟二穴……针入三分；次针足少阴经涌泉二穴……针入五分。如舌急不语，刺哑门一穴……针入二分；舌缓不语，刺风府一穴……针入三分。（《针经摘英集》）

（4）失音不语，间使、支沟、灵道、鱼际、合谷、阴谷、复溜、然谷。（《神应经》）

（5）暴喑声哑，通里。（《神灸经纶》）

项目十四　牙　痛

案例导入

杨某，男，30岁。患者10天前开始左侧上牙痛，曾在当地卫生所服止痛药无效，逐渐加剧，2天前出现牙床红肿疼痛，口干口渴、想喝水，口有臭味，大便干燥，两天无大便。检查：左上颊侧齿龈充血红肿，触之易出血，牙周袋探有少量脓性分泌物。舌质红、苔黄厚，脉数。（郑魁山.郑魁山针灸临证经验集.北京：学苑出版社，2011.）

思考：请明确诊断，分析病因病机，作出中医辨证，并确定针灸治疗方案（包括治法、处方）。

牙痛是以牙齿疼痛为主症的病证。又称"牙宣""牙槽风"等。

西医学中，牙痛多见于龋齿、牙周炎、牙髓炎、冠周炎、龋齿和牙本质过敏等。

【病因病机】

牙痛的发生多与外感风火邪毒、过食膏粱厚味、体弱过劳等因素有关。基本病机是风火、胃火或虚火上炎。本病病位在齿。肾主骨,齿为骨之余,手、足阳明经分别入下齿、上齿,故本病与胃、肾关系密切。

【辨证要点】

主症   牙齿疼痛。

风火牙痛   发作急骤,牙痛剧烈,牙龈红肿,伴发热恶寒。舌尖红,苔薄黄,脉浮数。

胃火牙痛   牙痛剧烈,牙龈红肿甚至出血,伴口渴口臭,大便干燥。舌质红,苔黄,脉洪数。

虚火牙痛   牙齿隐隐作痛,时作时止,午后或夜晚加重,日久不愈,可见齿龈萎缩,甚则牙齿浮动,伴头晕耳鸣,腰膝酸软,手足心热。舌质红,少苔,脉细数。

【治疗】

1. 基本治疗

治法   祛风泻火,通络止痛。取手、足阳明经穴为主。

主穴   下关   颊车   合谷

方义   手、足阳明经脉分入上、下齿中,故取二经穴为主治疗。颊车、下关为足阳明经穴,位于局部,合谷为手阳明经原穴,"面口合谷收",三穴并用,乃同名经远近配穴,共奏清泻阳明郁热、疏通阳明经气、通经止痛之功效。

配穴   风火牙痛配风池、外关;胃火牙痛配二间、内庭;虚火牙痛配太溪、行间。

操作   毫针常规针刺。痛甚者合谷可左右交叉刺,持续行针 1～2 分钟。余穴均用泻法。痛甚时可延长留针时间至 1 小时。

2. 其他治疗

(1) 耳针法   取牙、颌、神门、肺、大肠、胃、肾。毫针刺,痛剧者用强刺激;或用压丸法、埋针法。

(2) 电针法   取下关、颊车、合谷,选用密波。适用于牙痛剧烈者。

(3) 穴位注射法   取下关、颊车、合谷。每次 1～2 穴,选用阿尼利定注射液或柴胡注射液。

【按语】

1. 针灸治疗牙痛疗效显著,但对龋齿等牙痛只能暂时缓解。

2. 牙痛的原因较多,应该明确诊断,积极治疗原发病。

3. 牙痛应与三叉神经痛进行鉴别。

4. 重视口腔卫生,避免接触冷、热、酸、甜等刺激。

知识链接

1. 古代文献

(1) 齿痛,颧髎及二间主之……齿痛,四渎主之。(《针灸甲乙经》)

(2) 大迎、颧髎、听会、曲池,主齿痛恶寒……翳风治牙车痛……商阳治齿痛恶寒……上关疗风牙疼、牙车不开。(《针灸资生经》)

(3) 肾虚牙痛出血不止,颊车、合谷、足三里、太溪。(《类经图翼》)

(4) 牙痛,合谷、内庭、四白、阳白、三间。(《针灸聚英》)

2. 名家经验

彭静山经验   针灸对齿根膜炎有特效,中医属于胃火牙痛。针健侧足三里,使针感达到牙齿，并用泻法，手法的时间要长。局部取穴上牙痛针下关，下牙痛针颊车或患侧厥阴俞。不分上下牙，只针患侧翳风，效果最快。（彭静山，等.针灸秘验.沈阳：辽宁科学技术出版社，1990.）

项目十五　口　疮

案例导入

龙某，男，42岁。患口疮已10年。患者口腔溃疡，反复发作，久治不愈已10年余。多年睡眠不足、劳累过度、饮食不当、大便不畅时易于复发。溃疡局部疼痛异常，伴有口干、失眠、多梦、手足心热、烦躁、大便干结等。中西医多方求治无效，前来就诊。检查：面色暗红，口唇紫干，上唇内侧有绿豆大圆形溃疡，手足心热而干。舌质红，苔少而干，脉细数。（王雪苔，等.当代中国针灸名家医案.长春：吉林科学技术出版社，1991.）

思考：请明确诊断，分析病因病机，作出中医辨证，并确定针灸治疗方案（包括治法、处方）。

口疮是以口腔内的唇、颊、上腭、舌等处黏膜发生单个或多个溃疡为主症的病证，亦称"口疳""口糜"等。

本病多见于西医学的复发性口炎、溃疡性口炎等疾病中。

【病因病机】

口疮多与外感风火燥邪、过食辛辣厚味、病后劳损或年老体弱等因素有关。基本病机是火热上炎于口舌。本病病位在口、舌，心开窍于舌，脾开窍于口，脾经连舌本，散舌下，肾经夹舌本，故本病与心、脾、肾关系密切。

【辨证要点】

主症　唇、颊、上腭、舌等处黏膜出现单个或多个圆形或椭圆形淡黄色或灰白色小点，表面凹陷，周围红晕，局部灼痛。

心脾蕴热　溃疡量多，周围鲜红微肿，溃疡面呈黄白色，灼热痛剧，伴口臭口渴，便干溲赤，心烦不寐。舌质红，苔黄，脉数。

阴虚火旺　溃疡量少，周围色淡红，溃疡面呈灰白色，微痛，此愈彼起，时发时止，伴烦热口干。舌质红，少苔，脉细数。

【治疗】

1. 基本治疗

治法　清热泻火，消肿止痛。取口周腧穴和手足阳明经穴为主。

主穴　承浆　地仓　廉泉　合谷

方义　承浆为任脉、手足阳明和督脉之交会穴，地仓为手足阳明经与阳跷脉之会，廉泉为阴维、任脉之会，联系舌本，三穴为局部选穴，既可疏通口唇部气机，又可清泻阳明邪热；合谷疏通阳明经气血，为治疗口腔疾患的要穴。

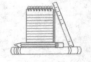

配穴　心脾蕴热配内庭、劳宫；阴虚火旺配照海、太溪；痛甚配金津、玉液。

操作　毫针常规针刺。金津、玉液用三棱针点刺放血。

2. 其他治疗

（1）耳针法　取口、舌、脾、心、肾、神门。毫针刺，痛剧者用强刺激，或用压丸法、埋针法。

（2）三棱针法　在大椎及大椎旁开 1.5 ～ 2cm 处寻找反应点。用三棱针挑断皮下纤维 2 ～ 3 根，挤压出血 3 ～ 5 滴，每周 2 次。

（3）穴位贴敷　选用吴茱萸 10g，研细末，醋调成膏状，敷于涌泉，用胶布固定。

【按语】

1. 针灸治疗口疮有一定效果，尤以急性者效果为好。

2. 平时注意口腔卫生，少食辛辣等刺激性食物。

知识链接

古代文献

（1）小儿口有疮蚀，龈烂，臭秽气冲人，灸劳宫二穴各一壮，在手心中，以无名指屈指头着处是也。炷如小麦大。（《太平圣惠方》）

（2）口舌疮痛糜烂疳蚀，颊车、地仓、廉泉、承浆、天突、金津、玉液（上二穴刺出血）、合谷、阳陵泉（治胆热口苦善太息）。（《类经图翼》）

（3）口疮，取承浆、合谷、人中、长强，又取金津、玉液，各出血。又取委中泻后溪，此二穴乃心火肾水二经之表，胆俞、小肠俞，各灸七壮。又刺太冲、劳宫。（《针灸集成》）

扫一扫，查阅
复习思考题答案

复习思考题

1. 试述眼睑下垂的治法、主穴、方义、操作。

2. 试述耳聋、耳鸣的辨证要点。

3. 试述鼻衄的治法、主穴、方义、操作。

4. 试述牙痛的治法、主穴、方义、操作。

扫一扫，查阅
本模块 PPT 等
数字资源

模块十二 急 症

【学习目标】

　　1. 掌握各病证的基本治疗。

　　2. 熟悉各病的辨证要点。

　　3. 了解各病的其他治法、按语。

项目一 晕 厥

案例导入

　　丁某，男，51岁，农民。

　　主诉（代述）：突然昏厥已25分钟。

　　现病史：近几天因劳作过度疲劳，又在路途饥饱失常，25分钟前正在劳作之时，头晕目眩，四肢发软，继之突然昏仆，面色苍白，汗出，呼吸息微，手足欠温。脉象沉弱。

　　既往病史：5年来患脱肛，平时矢气多，常觉气短乏力。（李世珍，李传岐，李宛亮.针灸临床辨证论治.第2版.北京：人民卫生出版社.2017.）

　　思考：请明确诊断，分析病因病机，作出中医辨证，并确定针灸治疗方案（包括治法、处方）。

　　晕厥是以突发而短暂的意识丧失、四肢厥冷为主症的病证。也称"卒厥""暴厥"等，历代文献记载有寒厥、热厥、气厥、暑厥、血厥、痰厥、食厥、蛔厥、尸厥、薄厥、煎厥等十余种。

　　本病多见于西医学一过性脑缺血、体位性低血压、脑血管痉挛、癔症性昏迷、低血糖昏迷以及情志、外伤等各种原因引起的晕厥（反射性晕厥、心源性晕厥、脑源性晕厥）。

【病因病机】

　　晕厥的发生多与体质、情志、感邪、亡血伤津以及饮食不当等因素有关。基本病机是气机逆乱，神窍被扰，或气血亏虚，神明失养。本病病位在脑，与心、肝关系密切。

【辨证要点】

　　主症　突然昏仆，不省人事，四肢逆冷。轻者昏厥时间较短，数秒至数分钟后恢复清醒；重者昏厥时间较长，但苏醒后无明显后遗症。

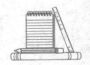

实证　多由暴怒引发，面赤，唇紫，口噤息粗，或见肢瘛握拳。舌淡，脉伏或沉弦。

虚证　面白唇淡，目陷口张，息微汗出，肢冷。舌淡，脉沉微。

【治疗】

1.基本治疗

治法　苏厥醒神。取督脉、手厥阴经穴为主。

主穴　水沟　内关　中冲　涌泉

方义　脑为元神之府，督脉入络脑，水沟属于督脉，是醒脑开窍之要穴；心主神明，手厥阴心包经、足少阴肾经皆络于心，内关是手厥阴心包经之络穴，有醒神宁心之功，"病在脏者取之井"，故取两经之井穴中冲、涌泉，二穴可调理阴阳，醒神开窍以救急。

配穴　实证配太冲、合谷；虚证配百会、气海、关元。

操作　毫针常规针刺。中冲以三棱针点刺放血。

2.其他治疗

（1）耳针法　取心、神门、肾上腺、皮质下。毫针刺，实证用强刺激，虚证用弱刺激，直至复苏。

（2）刺络法　取十宣、十二井穴、大椎，三棱针点刺出血。适用于实证。

（3）指针法　取水沟、内关、太冲，用拇指重力掐按，以患者出现疼痛反应并苏醒为度。

【按语】

1.针灸治疗对外伤疼痛、情志刺激引起的晕厥疗效显著而迅速。其他原因引起者，针灸只作为应急辅助治疗。

2.针灸治疗同时需详细检查，明确诱因及原发病，以采取综合急救措施。

知识链接

古代文献

（1）五脏之气已绝于内，而用针者反实其外，是谓重竭，重竭必死，其死也静，治之者，辄反其气，取腋与膺。（《灵枢经》）

（2）厥逆，人中（灸七壮，或针入至齿妙）、膻中（二十一壮）、百会（暴厥逆冷）、气海。（《类经图翼》）

（3）扁鹊治虢太子疾，取三阳五会，更熨两胁下，即苏……厥逆昏沉，不省人事，脉伏绝者，气海、丹田、关元，用大艾炷灸二七壮，得手足温暖，脉至知人事，无汗要有汗出即生。（《神灸经纶》）

项目二　虚　脱

案例导入

史某，女，42岁。

主诉（代述）：不省人事30分钟。

现病史：患者产后 15 天来，漏下不止。今日突然昏厥，不省人事，大汗淋漓，呼吸息微，四肢不温，面色苍白，口唇无华。舌淡，脉芤。

既往病史：2 年来曾出现功能性子宫出血 3 次。（李世珍，李传岐，李宛亮.针灸临床辨证论治.第 2 版.北京：人民卫生出版社.2017.）

思考：请明确诊断，分析病因病机，作出中医辨证，并确定针灸治疗方案（包括治法、处方）。

虚脱是以突然面色苍白、肢冷汗出、表情淡漠或烦躁不安，甚则昏迷、二便失禁、血压下降、脉微欲绝为特征的危重证候。

本病多见于西医学中各种原因引起的休克。

【病因病机】

虚脱的发生多与大失血、大汗、大吐、大泻、外感六淫、情志内伤、久病虚衰等因素有关。基本病机是阴不敛阳，阳不固阴，阴阳欲离欲绝。本病病位在五脏。

【辨证要点】

主症　面色苍白，汗出淋漓，四肢厥逆，神情迟钝，二便失禁或尿少，甚则昏迷，脉微欲绝。

亡阳　唇色紫绀，面色晦暗，体温不升，呼吸气微。舌淡胖，脉微欲绝或芤大。

亡阴　唇舌干红，口渴喜饮，气促息微，烦躁不安，心悸，多汗。舌绛干瘦，脉细数无力。

【治疗】

1. 基本治疗

治法　苏厥救逆，回阳固脱。取督脉、任脉、手厥阴经穴为主。

主穴　素髎　水沟　内关　关元　神阙

方义　督脉总督一身之阳气，入络脑，素髎、水沟为督脉穴，故可以醒脑开窍、升阳救逆；脐下为元气之所聚，任脉为阴脉之海，神阙、关元为任脉穴，神阙位于脐部，关元位于脐下，重灸可大补元气，敛阴固脱，回阳救逆；内关为手厥阴心包经络穴，又是八脉交会穴，通于阴维脉，可维系、调节诸阴经之气，可补心气，益心神，有振奋心阳、醒神苏厥之效。

配穴　亡阴配涌泉、太溪；亡阳配百会、气海；神志昏迷配中冲、涌泉；脉微厥冷配百会。

操作　素髎、水沟强刺激，泻法；内关用补法；百会、气海、关元用重灸法；中冲用三棱针放血。余穴毫针常规针刺。

2. 其他治疗

（1）耳针法　取皮质下、肾上腺、心等穴，毫针刺，强刺激。

（2）灸法　取百会、神阙、膻中、气海、关元，艾炷直接灸至汗收脉起为止。

（3）指针法　取水沟、内关、合谷等，每穴用拇指重力掐按 1～3 分钟。

（4）穴位注射法　取关元、足三里、三阴交等，亡阴者选用参麦注射液，亡阳者选用参附注射液。

【按语】

虚脱是一种危重病证，病情复杂，发病突然，针灸可作为抢救措施之一，但须针对不同病因进行综合治疗。

知识链接

古代文献

（1）血迷血晕，人中。（《针灸大成》）

（2）尸厥卒倒气脱，百会、人中、合谷、间使、气海、关元。（《类经图翼》）

项目三　高　热

案例导入

程某，男，78岁。

主诉：感冒后反复发热1月余。

病史：1个月前感受风寒后出现发热，恶寒，周身不适，自服对乙酰氨基酚片可退热2~3小时，然后体温再度升高。家属考虑炎症导致，予以氨苄西林口服，服用1周，仍然反复发热，并伴有咳嗽、少痰、不思饮食。如此反复服用多种抗感冒药物，用药后体温可降至接近正常，药效一过，体温会再度升高，达38~39℃。既往患者有帕金森氏病10余年。来诊症见：精神不振，发热，微恶风寒，头摇肢颤。舌质红，苔薄白，脉浮细滑数。（张天文.张天文临床针灸经验集.北京：中国中医药出版社.2018.）

思考：请明确诊断，分析病因病机，作出中医辨证，并确定针灸治疗方案（包括治法、处方）。

高热是指体温超过39℃以上的急性病证。古有"壮热""实热""日晡潮热""身大热"等名称。

高热多见于西医学中各种原因所致的急性感染性疾病、部分恶性肿瘤、中暑、严重烧伤、风湿热等疾病中。

【病因病机】

高热的原因可分外感和内伤。外感高热多与六淫疫毒之邪侵袭有关，尤与暑热、湿热、燥热关系密切；内伤高热与脏腑功能失调致郁遏化热有关。阳胜则热，故高热总属阳热邪盛或阳气外布。基本病机是正邪相争，或体内阳热之气过盛。

【辨证要点】

主症　体温超过39℃。

热在肺卫　发热恶寒，头身疼痛，咽痛鼻塞，咳嗽痰稠。舌红，苔薄黄，脉浮数。

气分热盛　高热汗出，烦渴引饮，小便黄赤，大便干燥。舌红，苔黄，脉洪数。

热入营血　高热夜甚，心烦，口渴少饮，或见斑疹隐隐，或吐血、衄血、便血、尿血，甚则神昏谵语，四肢抽搐。舌红绛而干，脉细数。

【治疗】

1.基本治疗

治法　清热泻火，凉血解毒。取督脉及手阳明经穴、四肢末端穴为主。

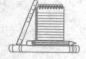

主穴　大椎　曲池　合谷　十二井穴或十宣

方义　大椎为督脉与手足三阳经交会穴，能宣散全身阳热之气；曲池、合谷分别为手阳明大肠经的合穴、原穴，清泻阳明和气分之热；十二井穴或十宣位于四肢末端，为阴阳经之交接，既清热泻火解表，又能凉血解毒调神。

配穴　热在肺卫配外关、尺泽；气分热盛配内庭、支沟；热入营血配委中、曲泽；神昏谵语配素髎、水沟；抽搐配阳陵泉、太冲。

操作　大椎、十二井或十宣穴以三棱针点刺放血；热在肺卫宜浅刺，热入营血刺宜出血；余穴毫针常规针刺，泻法。

2. 其他治疗

（1）耳针法　取耳背静脉、耳尖，以三棱针点刺放血。

（2）刮痧法　取背俞穴和脊柱两侧，刮至皮肤呈紫红色为度。

（3）拔罐法　取胸背部脊柱两侧膀胱经和项背部督脉区，走罐至皮肤紫红色为度。

【按语】

1. 针灸退热效果良好，可作为应急处理高热措施之一。

2. 由于多种原因可引起高热，故在针刺治疗时，应明确诊断，针对病因配以相应治疗。

3. 若高热汗出过多，可饮用糖盐水，以预防电解质紊乱。饮食宜清淡，忌食油腻、辛辣刺激食物。

知识链接

古代文献

（1）热病汗不出，天柱及风池、商阳、关冲、液门主之。（《针灸甲乙经》）

（2）头上五行行五者，以越诸阳之热逆也，大杼、膺俞、缺盆、背俞，此八者，以泻胸中之热也。气街、三里、巨虚上下廉，此八者，以泻胃中之热也。云门、髃骨、委中、髓空，此八者，以泻四肢之热也。五脏俞傍五，此十者，以泻五脏之热也。凡此五十九穴者，皆热之左右也。（《素问》）

（3）大热，曲池、三里、复溜。（《针灸大成》）

（4）伤寒一二日，发热如火，曲池（泻）、委中。（《扁鹊神应针灸玉龙经》）

项目四　抽　搐

案例导入

许某，男，4岁，传染科乙脑住院患儿。

主诉（代述）：神昏抽搐，肢软失语20余天。

现病史：患儿住院20多天病情逐渐加重。两目上吊呆视，手足不时抽搦，不会说话，吞咽困难，饮食极少，颈项不支，头向后倾，溲清便溏，肢软无力，哭啼无泪，啼声低微，口唇干燥，入睡露睛，唇淡鱼口。舌尖淡白，舌心灰黑，脉迟无力。身瘦如柴，四肢厥冷，病情重笃。左侧手指、手腕不会活动。（李世珍，李传岐，李宛亮.针

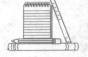

灸临床辨证论治.第2版.北京:人民卫生出版社.2017.)

思考：请明确诊断，分析病因病机，作出中医辨证，并确定针灸治疗方案（包括治法、处方）。

抽搐是以四肢肌肉不自主抽动，或兼有颈项强直、角弓反张、口噤不开等为主症的病证。历代文献记载有"拘挛""搐搦""惊厥""痉厥""刚痉""柔痉"等名称。

抽搐多见于西医学的小儿高热惊厥、高血压脑病、颅内感染、癫痫、癔症及颅脑外伤、破伤风等疾病中。

【病因病机】

抽搐的发生常与感受六淫疫毒、头部外伤、暴怒、药物中毒、伤津失血等因素相关。基本病机是热极生风，或虚风内动，致筋脉失养。本病病位在脑，累及肝脏。

【辨证要点】

主症　四肢抽动，或伴项背强直、口噤不开、角弓反张，甚则意识丧失。

热极生风　壮热汗出，渴欲冷饮，烦躁。舌红绛，苔黄或少苔，脉洪数。

虚风内动　肢颤或手足蠕动，低热，五心烦热。舌绛，少苔，脉弦细数。

【治疗】

1. 基本治疗

治法　息风止痉，醒脑开窍。取督脉和手足厥阴经穴为主。

主穴　水沟　内关　太冲　合谷　阳陵泉

方义　督脉入络脑，水沟为督脉要穴，针刺可醒脑开窍、息风止痉；合谷、太冲相配，谓"开四关"，可平肝息风，镇惊止痉，是息风止痉的首选穴位。内关是手厥阴心包经络穴，可宁心镇静止痉；阳陵泉为筋会。诸穴合用，共奏息风止痉，宁心安神之功。

配穴　热极生风配大椎、曲池；虚风内动配血海、足三里；神昏配十宣、涌泉。

操作　水沟用雀啄法捣刺；内关、阳陵泉直刺，用泻法；合谷透刺劳宫，太冲透刺涌泉。余穴毫针常规针刺。

2. 其他治疗

耳针法　取皮质下、缘中、肝、脾、心、耳中，毫针刺，强刺激。

【按语】

1. 针灸治疗抽搐有一定疗效，可止痉以应其急。

2. 针刺治疗同时应查明病因，采取针对性治疗。

知识链接

古代文献

（1）风痉身反折，先取足太阳及腘中及血络出血；中有寒，取三里。（《灵枢经》）

（2）痉，取囟会、百会及天柱、膈俞、上关、光明主之……痉，身反折、口噤、喉痹不能言，三里主之。（《针灸甲乙经》）

（3）破伤风、牙关紧急、项背强直，灸关元穴百壮。（《扁鹊心书》）

（4）角弓反张，天突（先针）、膻中、太冲、肝俞、委中、昆仑、大椎、百会。（《针灸集成》）

项目五 内脏绞痛

一、心绞痛

心绞痛是以突然发生的心前区或胸骨后压榨性疼痛，伴心悸、胸闷、气短、汗出为主要特征的临床综合征，由冠状动脉供血不足，心肌急剧、短暂的缺血、缺氧所引起。

本病属于中医学"胸痹"的范畴，又称"心痛""厥心痛""真心痛"等。

心绞痛多见于西医学的冠心病、心脏神经官能症、风湿热、肥厚型心肌病、冠状动脉炎等疾病中。

【病因病机】

心绞痛的发生多与感受寒邪、饮食不节、情志郁结，或年迈肾虚、劳逸失度等因素相关。基本病机是心脉失养或心络不通。本病病位在心，与脾、胃、肝、肾关系密切。

【辨证要点】

主症 突发胸闷及心前区或胸骨后压榨性或窒息性剧烈疼痛，可放射至左肩、左上肢、前臂内侧及无名指和小指等。伴心悸，胸闷，气短，汗出，恐惧感。心电图有 ST 段改变。一般持续数秒至十余分钟不等，休息或含服硝酸甘油可缓解。

气滞血瘀 多因七情诱发，胸闷及心前区压榨性疼痛，烦躁不安。舌紫暗或有瘀斑，脉细涩。

寒邪凝滞 遇寒诱发，心痛如刺，痛有定处，心痛彻背，伴唇甲青紫，面色晦暗。舌紫暗或有瘀斑，脉弦紧。

痰浊阻络 胸中闷痛，痛彻肩背，喘不得卧，喉中痰鸣，口黏乏味，形体肥胖。舌胖，苔腻，脉滑。

阳气虚衰 面色苍白，唇甲青紫或淡白，大汗淋漓，气促息微，心痛彻背，四肢逆冷。舌淡，苔薄白，脉沉细微。

【治疗】

1.基本治疗

治法 通阳行气，活血止痛。取手少阴、手厥阴经穴为主。

主穴 内关 膻中 阴郄 郄门

方义 内关为八脉交会穴，通阴维脉，又为手厥阴心包经络穴，可宽胸宁心，通经活络；郄门、阴郄分别为手厥阴心包经和手少阴心经郄穴，两穴合用，可疏通心脉，缓急止痛；膻中为心包募穴，气之会穴，可调畅胸中气机，理气宽胸。

配穴 气滞血瘀配血海、太冲；寒邪凝滞配至阳、神阙；痰浊阻络配丰隆、中脘；阳气虚衰配至阳、心俞。

操作 毫针常规针刺。阳气虚衰、寒邪阻滞者配合灸法。

2.其他治疗

（1）耳针法 取心、小肠、神门、交感、皮质下。选用 3～4 穴，毫针刺，或埋针法、压丸法。

（2）穴位贴敷法　取膻中、巨阙、厥阴俞、心俞等，用麝香虎骨膏配合七厘散少许贴敷。

【按语】

1.针灸治疗心绞痛有缓急止痛的作用，与针灸改善冠脉供血，抗心肌缺血、缺氧的作用有关。

2.重症患者应在采取紧急的综合救治措施基础上，有条件地开展针灸治疗。

二、胆绞痛

胆绞痛是一种临床常见急腹症，以右上腹剧烈疼痛，阵发性加剧或痛无休止为主要特征。多见于胆囊炎、胆石症、胆管炎、胆道蛔虫症等疾病。

本病属于中医学"胁痛"范畴。

【病因病机】

胆绞痛的发生多与情志不畅、恣食肥甘、结石、蛔虫阻滞等因素相关。基本病机是胆腑气机阻滞。本病病位在胆，与肝、脾关系密切。

【辨证要点】

主症　突发性右上腹剧烈疼痛，阵发性加剧，为持续性绞痛。痛处拒按，疼痛可放射至右肩背部。

肝胆气滞　因情志因素而诱发，胸闷不舒，性情急躁，纳呆。舌淡红，苔薄白，脉弦。

肝胆湿热　恶心呕吐，咽干口苦，便干溲黄，或寒战高热，黄疸。舌红，苔黄腻，脉滑数。

蛔虫妄动　右上腹及剑突下呈钻顶样剧烈疼痛，痛处拒按，恶心呕吐，或吐蛔。舌淡，苔白，脉弦紧。

【治疗】

1.基本治疗

治法　疏肝利胆，行气止痛。取胆的俞穴、募穴、下合穴为主。

主穴　胆俞　日月　阳陵泉　胆囊

方义　胆俞、日月分别是胆的俞、募穴，二穴相配，可疏通腑气，利胆止痛；阳陵泉为胆之下合穴，可调畅胆腑气机；胆囊为经外奇穴，是治疗胆囊疾患的经验效穴。

配穴　肝胆气滞配丘墟、太冲；肝胆湿热配阴陵泉、行间；蛔虫妄动配迎香透四白；发热寒战配大椎；恶心呕吐配足三里、内关。

操作　毫针常规针刺。可久留针，间歇行针，以保持针感。日月沿肋间隙向外斜刺或平刺，以免刺伤内脏。

2.其他治疗

（1）耳针法　取胆、肝、胰、神门、交感、耳迷根。选取3～4穴，毫针刺，或用埋针法、压丸法。

（2）电针法　取内关、心俞、胆俞、阳陵泉，每次选穴两对，选用疏密波。

（3）穴位注射法　多选取胆囊穴、胆俞等，选用山莨菪碱（654-2）注射液或注射用水，常规穴位注射。

【按语】

针灸治疗急性发作、病程短、无严重并发症的胆绞痛疗效显著，同时需严密诊察病因，对于病情复杂且有严重并发症或存在明显梗阻的患者，需采用综合治疗。

三、肾绞痛

肾绞痛以剧烈腰区疼痛或侧腹部绞痛为主要特征，呈阵发性和放射性，可伴不同程度的排尿异常、尿血。多见于肾结石、膀胱结石、输尿管结石、尿道结石等疾病。

本病属于中医学"腰痛""砂淋""石淋""血淋"等范畴。

【病因病机】

肾绞痛的发生多与嗜食辛辣、情志不遂、肾气亏虚等因素有关。基本病机为结石阻滞，气机失畅，水道不通。本病病位在肾和膀胱，与脾、三焦关系密切。

【辨证要点】

主症　腰部剧烈疼痛或侧腹部绞痛，常向膀胱、外生殖器、大腿内侧放射，或阴部急胀刺痛，多呈持续性或间歇性，可见排尿困难，或滴沥中断，或见血尿。

下焦湿热　小便黄赤混浊，淋沥不畅，或有尿血，身热。舌红，苔黄腻，脉弦滑。

肾气不足　排尿无力，小便续断不尽，甚则点滴而下，神疲懒言，腰膝酸软。舌淡，苔薄白，脉沉细。

【治疗】

1. 基本治疗

治法　通淋止痛，清热利湿。取膀胱和肾的俞募穴、足太阴经穴为主。

主穴　京门　膀胱俞　肾俞　中极　三阴交

方义　京门、膀胱俞、肾俞、中极分别是膀胱与肾的俞募穴，采用俞募配穴，可通调肾与膀胱气机，助气化，清湿热，理气止痛；三阴交通于足三阴经，可疏肝理气，健脾化湿，益肾利水，通络散瘀止痛。

配穴　下焦湿热配委阳、阴陵泉；肾气不足配关元、水分；伴恶心呕吐配中脘、内关；尿中砂石配次髎、水道；尿血配血海、地机。

操作　毫针常规针刺。中极、京门不可深刺。

2. 其他治疗

（1）耳针法　取肾、膀胱、交感、皮质下、输尿管、三焦。每次选3～4穴，毫针刺，强刺激；或埋针法、压丸法。

（2）穴位注射法　取膀胱俞、肾俞、三焦俞。用丹参注射液或注射用生理盐水，常规穴位注射。

【按语】

针灸治疗肾绞痛有一定的镇痛效果，疼痛缓解后，应进一步治疗原发病。

知识链接

古代文献

（1）手足青至节，心痛甚，旦发夕死，夕发旦死。（《灵枢》）

（2）肝病者，两胁下痛，引少腹，令人善怒，取其经，厥阴与少阳。（《素问》）

（3）胆胀者，阳陵泉主之。（《针灸甲乙经》）

（4）石淋，脐下三十六种不得小便病，灸关元三十壮。（《备急千金要方》）

项目六　出血证

一、鼻衄

鼻衄是指非外伤原因而引起的以鼻腔出血为主症的病证。古代文献又称"鼻洪""鼻红"，妇女经期鼻出血称为"倒经"。

本病多见于西医学的鼻部疾病，如鼻炎、肿瘤、小儿鼻腔异物并发炎症；还可见于引起鼻出血的全身性疾病，如动脉硬化、高血压、凝血障碍性血液病、肝硬化、药物或重金属中毒、维生素缺乏及营养不良等。

【病因病机】

鼻衄的发生多与外感风热、情志不畅、过食辛辣等因素有关。基本病机是热灼鼻络，迫血妄行。本病病位在鼻窍，与肺、肝、胃密切相关。

【辨证要点】

主症　一侧或双侧鼻腔出血。

肺经热盛　鼻衄点滴渗出，血色鲜红，鼻塞，鼻咽干燥，咳嗽，或有发热。舌偏红，脉数。

胃火炽盛　鼻出血量多，血色深红。齿龈肿胀而痛或出血，身热，口渴，小便短赤，便秘。舌红，苔黄，脉洪数。

肝火上炎　鼻衄，出血较多，面红目赤，头痛头晕，烦躁易怒，胸胁胀满，口苦咽干。舌红，苔黄，脉弦数。

阴虚火旺　鼻衄量少，口干咽燥，头晕眼花，手足心热。舌红，苔少，脉细数。

脾不统血　鼻衄量少，面白肢冷，大便溏薄，鼻黏膜色淡。舌淡，苔白，脉细弱。

【治疗】

1. 基本治疗

治法　清热泻肺，凉血止血。取鼻周穴和督脉、手太阴经、手阳明经穴为主。

主穴　迎香　印堂　上星　孔最　合谷

方义　迎香、印堂为局部取穴，可调和局部气血，宣散局部郁热；上星擅通鼻窍，所属督脉下行鼻柱，可清泻鼻窍火热之邪；孔最为手太阴肺经郄穴，可清肃肺热，达凉血止血之功；合谷为手阳明大肠原穴，可清泻头面之热邪，凉血止鼻衄。

配穴　肺经热盛配尺泽、鱼际；胃火炽盛配内庭；肝火上炎配行间、太冲；阴虚火旺配太溪、太冲；脾不统血配脾俞、血海。

操作　迎香朝鼻根方向针刺；印堂、上星可用三棱针点刺出血。余穴毫针常规针刺，泻法。

2. 其他治疗

（1）耳针法　内鼻、外鼻、肺、肾上腺、额。毫针刺，或用埋针法、压丸法。

（2）穴位敷贴法　劳宫、涌泉。选用独头蒜，洗净去皮，捣烂成泥膏状，敷贴于穴位。

【按语】

1. 针刺对单纯性鼻出血效果显著。出血量大时应局部填塞止血，以防造成不良后果。血止后应进一步查明病因，积极治疗原发病。

2. 对血液病引起的鼻出血应慎用针刺和刺血法。

3.治疗期间忌食辛辣香燥之品；经常出血者，需注意在饮食、情志上进行调摄。

4.儿童鼻出血患者，应注意纠正其挖鼻、揉鼻等不良习惯；老年鼻出血患者，有高血压、冠心病、支气管炎等病史者，应针对病因治疗。

知识链接

古代文献

（1）衄而不止，衃血流，取足太阳；衃血，取手太阳。不已，刺宛骨下；不已，刺胭中出血。(《灵枢》)

（2）衄而不止，承浆及委中主之……衄，腕骨主之。(《针灸甲乙经》)

（3）凡口鼻出血不止，名脑衄，灸上星五十壮，入发际一寸是。(《备急千金要方》)

二、咯血

咯血是指气管、支气管或肺组织出血，随咳嗽而出，多见于支气管扩张或炎症、肺结核、肺癌、肺脓肿、肺吸虫，或风湿性心脏病、左心衰竭合并肺水肿等。

本病属中医学"咳血""嗽血""咳唾血""唾血"等范畴。

【病因病机】

咯血的发生多与感受热邪、情志过极、劳欲体虚、久病等因素有关。基本病机是热灼肺络，迫血妄行或气虚不摄、血溢脉外。本病病位在肺，与肝关系密切。

【辨证要点】

主症　咳嗽痰中夹血，或咯血量多，呼吸气急。

肺热伤络　常因外感而发，发热，咳嗽。舌红，苔薄黄，脉数。

肝火伤络　常因情志过激而发，面红目赤，咳逆，口苦咽干，胁痛。舌红，苔黄，脉弦数。

虚火伤络　常因体虚、久病之后而发，咳嗽痰少，痰中带血或反复咯血，血色鲜红，口干咽燥，颧红，潮热盗汗。舌红，苔少，脉细数。

【治疗】

1.基本治疗

治法　清热肃肺，凉血止血。取手太阴经穴为主。

主穴　孔最　尺泽　鱼际　中府

方义　孔最为手太阴肺经郄穴，有清热止血之功，是治疗咯血的常用效穴；尺泽为手太阴肺经合穴，鱼际为手太阴肺经荥穴，中府为肺之募穴，三穴并用，可清泻肺热，止血凉血。

配穴　肺热伤络配大椎、少商；肝火伤络配行间、太冲；虚火伤络配百劳、太溪。

操作　鱼际、大椎、尺泽、少商点刺出血。余穴毫针常规针刺。

2.其他治疗

（1）穴位敷贴法　急性期患者，可取涌泉。选用独头蒜数枚，洗净去皮，捣烂成泥膏状进行敷贴。

（2）耳针法　急性期或巩固治疗者，取气管、肺、肝、肾上腺。毫针刺法，或埋针法、压丸法。

（3）穴位注射法　取孔最、肺俞。肺热伤络或肝火伤络者用清开灵注射液，虚火伤络者，用生脉注射液。

【按语】

1. 针灸治疗对咯血有效。但引起咯血的原因较多，应进一步明确诊断后再进行治疗。对大量咯血者应及时采取综合治疗措施。

2. 治疗期间应避免过食辛辣燥热之品。大量咯血者应绝对卧床休息，避免情绪波动。

知识链接

古代文献

（1）唾血振寒咽干，太渊主之。(《备急千金要方》)

（2）唾血，时寒时热，泻鱼际，补尺泽。(《针灸甲乙经》)

（3）咳血，列缺、三里、肺俞、百劳、乳根、风门、肝俞。(《神应经》)

三、吐血

吐血是指食管、胃或十二指肠出血，经口部呕吐而出的病证。血色或鲜红或呈褐色，常夹有食物残渣。又称"呕血"。

本病多见于胃及十二指肠溃疡、肿瘤、肝硬化并发食道胃底静脉曲张破裂出血，以及某些全身性疾病（如血液病、尿毒症、应激性溃疡）等引起的出血。

【病因病机】

吐血的发生多与过食辛辣、饮酒过量、情志过激、劳欲体虚、久病等因素有关。基本病机是胃络受损，络伤血溢。本病病位在胃，与脾、肝关系密切。

【辨证要点】

主症　呕吐鲜血，或呕血褐色，或暗红色，多伴食物残渣或黑便。

胃热炽盛　常因过食辛辣或饮酒引发，吐血量多，色红或紫暗，常夹有食物残渣，脘腹胀闷甚则疼痛，口臭便秘，或大便色黑。舌红，苔黄，脉滑数。

肝火犯胃　常因暴怒引发，吐血色鲜红或紫暗，呕哕频作，嘈杂泛酸，胃脘痞胀灼热，心烦易怒，胁痛口苦。舌红，苔黄，脉弦数。

脾不统血　吐血反复不止，时轻时重，血色暗淡，胃脘隐痛，喜按，体虚倦怠，神疲畏寒，心悸气短，自汗，便溏色黑，面色苍白。舌淡，苔白，脉弱。

【治疗】

1. 基本治疗

治法　泻热止血，和胃止呕。取胃的募穴和足阳明经穴为主。

主穴　中脘　足三里　梁丘　内关

方义　中脘为胃之募穴，足三里为胃之下合穴，梁丘为胃经郄穴，三穴配合，可清泻胃中积热，并和胃降逆止呕；内关为通于阴维脉的八脉交会穴，可宽胸降气止呕。

配穴　胃热炽盛配内庭；肝火犯胃配行间；脾不统血配气海。

操作　毫针常规针刺。内庭、行间可点刺出血。

2. 其他治疗

（1）耳针法　取胃、肝、贲门、交感，毫针刺，或用埋针法、压丸法。用于巩固治疗。

（2）穴位注射法　用于急性期患者，取足三里、梁丘、地机。胃热炽盛或肝火犯胃，用清开灵注射液；脾不统血，用人参注射液。

【按语】

1. 针灸对本病有一定疗效，但引起吐血的原因较多，应明确诊断，对因治疗，必要时采取综合治疗措施。

2. 治疗期间应避免暴饮暴食，忌食辛辣之品或过度饮酒；对大量吐血者，应绝对卧床休息，禁止饮食。

3. 保持心情舒畅，避免情志过激。

知识链接

古代文献

（1）心下有膈，吐血，上脘主之。（《针灸甲乙经》）

（2）中脘，虚劳吐血。（《类经图翼》）

（3）虚劳吐血，灸胃脘三百壮，亦主劳呕逆吐血，少食多饱多睡。（《备急千金要方》）

（4）吐血等症，膻中、中脘、气海、三里、乳根、支沟……须分虚实，不可概治。（《针灸大成》）

四、便血

便血指血液随大便而下，血量不一，血色鲜红或暗红，先便后血或先血后便，或血与便相混杂，或大便如柏油样，甚至单纯下血者。古代文献又称为"肠风下血""后血"等。

本病多见于西医学的痔裂下血、肠道息肉、肠道炎症（阿米巴痢疾、肠结核、溃疡性结肠炎等）、肠道肿瘤等疾病。

【病因病机】

便血的发生多与外感六淫、饮食不节、内伤七情、劳倦太过等因素有关。基本病机是湿热下注，灼伤血络，或脾不统血。本病病位在大肠，与脾、胃关系密切。

【辨证要点】

主症 排便下血，血色鲜红或暗红，或大便呈柏油样。

胃肠积热 便干夹血，色鲜紫或暗红，口苦口干，嘈杂烦渴，脘腹痞满胀痛。舌红，苔黄燥，脉洪数。

湿热蕴结 大便下血，色暗红或紫黑如赤豆汁，或下血污浊腥臭，便解不畅，脘腹胀痛。舌红，苔黄腻，脉滑数。

肠风伤络 便下鲜血，血下如溅，大便干结。舌红苔黄，脉弦。

脾胃虚寒 病程日久，便血紫暗或色黑如柏油样，脘腹隐痛，喜按喜暖，畏寒肢冷，面色无华，神疲倦怠，食少便溏。舌淡，苔白，脉细弱。

【治疗】

1.基本治疗

治法 实则清热利湿，化瘀止血；虚则益气摄血。取大肠的背俞穴、下合穴及督脉、足太阳经穴为主。

主穴 大肠俞 上巨虚 长强 承山

方义 本病病位在大肠，大肠俞为大肠之背俞穴，上巨虚为大肠之下合穴，二穴合用，可疏导肠道气机，清热利湿，调肠止血；督脉过后阴，长强属督脉，位于肛门之后，为局部取穴；承山为足太阳膀胱经穴，膀胱经之经别入肛中，二穴远近配合，可调畅肛肠部之气机，化瘀止血。

配穴　胃肠积热、湿热蕴结配阴陵泉；肠风伤络、脾胃虚寒配脾俞、血海。

操作　毫针常规针刺。长强沿骶骨内壁进针 1～1.5 寸，避免刺伤直肠。

2. 其他治疗

（1）耳针法　巩固治疗时，选取肛门、直肠、大肠、肾上腺，毫针刺，或埋针法、压丸法。

（2）三棱针法　膈俞、次髎，用三棱针挑刺并挤压出血，挑刺后拔罐。

（3）穴位注射法　大肠俞、承山。湿热蕴结者用清开灵注射液、鱼腥草注射液；脾胃虚寒者用人参注射液。

【按语】

1. 针灸对本病有一定疗效。但引起便血的原因较多，应明确诊断，对因治疗，必要时采取综合治疗措施。

2. 治疗期间应忌食辛辣燥热之品。大量便血者应严格卧床休息，避免情绪波动。

知识链接

古代文献

（1）尺脉芤，大便去血数斗者，以膈俞伤故也……灸膈俞。若重下去血者，针关元。（《脉经》）

（2）便血，承山、复溜、太冲、太白。（《神应经》）

（3）小肠俞治大便脓血出。下髎治大便下血。腹哀治大便脓血。（《针灸资生经》）

（4）患大便下血，愈而复作……于长强穴针二分，灸七壮，内痔一消而血不出。（《针灸大成》）

五、尿血

尿血即指尿液中混有血液或血块，又称"溺血""血尿""溲血"。少量血尿需显微镜检查发现，严重者肉眼即见尿中混血，更甚者则为全血尿。

本病多见于西医学的泌尿系统疾病，如肾、输尿管、膀胱及尿道结核、肿瘤、炎症等。

【病因病机】

尿血的发生多与嗜食辛辣油腻、五志过极、邪侵下焦等因素有关。基本病机是火灼血络，迫血外溢。本病病位在肾、膀胱，与心、小肠关系密切。

【辨证要点】

主症　肉眼或显微镜检查发现尿中混血或血块，甚则全血尿。

湿热下注　小便黄赤，有灼热感，或尿频，或尿涩。舌红，苔黄腻，脉滑数。

心火亢盛　心烦失眠，口渴，口舌生疮。舌尖红，少苔，脉数。

阴虚火旺　头昏耳鸣，腰膝酸软，潮热盗汗。舌红，少苔，脉细数。

肾气不固　尿色淡红，淋漓不尽，神疲倦怠，腰膝酸软。舌淡，苔白，脉沉弱。

【治疗】

1. 基本治疗

治法　清利湿热，凉血止血。取膀胱的俞穴、募穴为主。

主穴　中极　膀胱俞　肾俞　血海　三阴交　阴陵泉

方义　该病病位在肾与膀胱，中极为膀胱之募穴，膀胱俞为膀胱之背俞穴，肾俞为肾之背俞穴，三穴合用，可增强膀胱与肾之气化作用，疏利水道；阴陵泉、三阴交清利湿热；血海泻血中之热而止血。

操作　毫针常规针刺。

配穴　湿热下注配曲骨；心火亢盛配神门、大陵；阴虚火旺配太溪、照海；肾气不固配关元、气海。

2. 其他治疗

（1）耳针法　取膀胱、肾、心、交感，毫针刺，或埋针法、压丸法。

（2）穴位注射法　取肾俞、膀胱俞、三焦俞。实证用清开灵或鱼腥草注射液；虚证用人参注射液。

【按语】

1. 针灸对本病有一定疗效。但引起尿血的原因较多，应明确诊断，对因治疗。对尿血严重者应采取综合治疗措施。

2. 治疗期间应避免辛辣燥热之品，多饮水，注意卧床休息，避免情绪刺激。

知识链接

古代文献

（1）尺脉芤，下焦虚，小便出血……灸丹田、关元，亦针补之。（《脉经》）

（2）尿血，膈俞、脾俞、三焦俞、肾俞、列缺、章门、大敦。（《类经图翼》）

（3）尿血，胃俞、关元、曲泉、劳宫、三焦俞、肾俞、气海年壮，太冲三壮，少府三壮，膀胱俞、小肠俞。（《针灸集成》）

复习思考题

1. 试述晕厥的病因病机、针灸治疗处方。

2. 试述针灸治疗虚脱的操作方法。

3. 试述高热的病因病机、针灸治疗处方。

4. 试述抽搐的临床表现、针灸治疗处方。

5. 试述肾绞痛的治法、主穴及方义。

扫一扫，查阅
复习思考题答案

模块十三　其他病证

【学习目标】

1. 掌握各病的基本治疗。

2. 熟悉各病的辨证要点。

3. 了解各病的其他治法、按语。

项目一　慢性疲劳综合征

案例导入

Emie Zelinski，男，51岁，作家。2000年3月6日初诊。

主诉：长期乏力5年。由于长期写作，劳心过度致疲劳，精神萎靡，无论是卧床休息还是轻微活动都不能减轻疲劳。如活动量稍微大一点即感极度疲劳，持续2～3天。夜寐不安，多梦，时有头晕，思想难于集中，写作常因身体原因中断。胃纳不佳，严重腹胀，餐后更加明显，大便溏薄。舌淡胖有齿印，脉细。胃X线及胃镜检查无阳性体征。[阎虹，李忠仁.针灸辨证治疗慢性疲劳综合征的临床研究.中国针灸，2003，23（4）：197.]

思考：请明确诊断，分析病因病机，作出中医辨证，并确定针灸治疗方案（包括治法、处方）。

慢性疲劳综合征是一种原因不明，各项现代检查无任何器质性病变，以持续半年以上的慢性、反复发作性极度疲劳，且休息后不能缓解，伴有低热、头痛、咽痛、肌肉痛、抑郁、短期记忆力减退、注意力不集中等症状为特征的综合征。

本病属于中医学的"虚劳""郁证""脏躁"等范畴。

【病因病机】

慢性疲劳综合征多与疲劳过度、饮食起居失常、情志内伤等因素有关，基本病机是脏腑功能失调。本病病位涉及五脏。

【辨证要点】

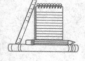

主症　持续或反复发作的严重疲劳半年以上，充分休息后疲劳不能缓解，活动水平较健康时下降50%。

肝郁气滞　每因情绪波动导致疲劳加重，活动后缓解，伴心烦易怒，善太息，胸胁胀痛。舌质红，苔薄，脉弦。

脾气虚弱　神疲乏力，劳累加重，纳少懒言，面色萎黄。舌质淡，苔薄，脉细弱。

心肾不交　心烦少寐，惊悸多梦，眩晕耳鸣，腰膝酸软，口干咽燥。舌质红，少苔或无苔，脉细数。

【治疗】

1. 基本治疗

治法　调理脏腑。取任脉、督脉穴及背俞穴为主。

主穴　心俞　肝俞　脾俞　肺俞　肾俞　百会　关元　足三里　三阴交

方义　心俞、肝俞、脾俞、肺俞、肾俞为五脏的背俞穴，可调理五脏功能；百会属督脉，督脉为"阳脉之海"，有益气升阳之功；关元为任脉、足三阴经交会穴，乃大补元气之保健穴，足三里为胃之下合穴，三阴交为足三阴经交会穴，三穴相配，共凑益气补血之功。

配穴　肝郁气滞配太冲、期门；脾气虚弱配中脘、章门；心肾不交配神门、太溪；失眠、心悸配内关、照海；头晕、注意力不集中配四神聪、悬钟。

操作　毫针常规刺，百会可灸。

2. 其他治疗

（1）拔罐法　选足太阳膀胱经背部第1与第2侧线，施以闪罐或走罐法，以背部潮红为度。

（2）耳针法　常用主穴为神门、交感、内分泌、皮质下、额、颞、枕，另据辨证配以心、肝、脾、胃、肾、肺等穴。压丸法。

（3）穴位注射法　取脾俞、肝俞、肾俞、足三里，复方当归注射液、黄芪注射液或胎盘注射液等，常规穴位注射。

（4）皮肤针　取督脉穴、背俞穴和夹脊穴叩刺至背部皮肤潮红为度。

【按语】

1. 针灸治疗本病可以较好地缓解躯体疲劳的自觉症状，能调节患者的情绪和睡眠，并在一定程度上改善患者体质虚弱的状况。

2. 应配合饮食疗法，必要时配合服用中药辨证治疗。

3. 保持情绪乐观，作息规律，适度参加运动锻炼。

知识链接

古代文献

（1）肾俞，治虚劳……五劳七伤虚惫。(《铜人腧穴针灸图经》)

（2）思虑过多，无心力，忘前失后，灸百会。(《针灸大成》)

项目二　戒断综合征

戒断综合征是指长期吸烟、饮酒、使用镇静安眠药或吸毒之人，在成瘾产生依赖性后，突然中断而出现的烦躁不安、呵欠连作、流泪流涎、全身疲乏、昏昏欲眠、感觉迟钝等一系列戒断现象。

中医学无此病名，但在"郁证""多寐""痫症""虚损"等病证中有类似症状。本病的基本病机都是毒邪久滞、内扰心神。戒烟综合征与长期吸烟有关，主要与肺、心、脑关系密切；戒毒综合征与长期使用镇静安眠药或吸毒有关，主要与心、脑、肝、脾、肾关系密切；戒酒综合征与长期饮酒有关，主要与胃、脾、心、脑关系密切。

一、戒烟综合征

【辨证要点】

主症　精神萎靡，疲倦乏力，焦虑不安，呵欠连作，流泪流涎，口淡无味，咽喉不适，胸闷，恶心呕吐，甚至出现肌肉抖动、感觉迟钝等症状。

【治疗】

1. 基本治疗

治法　清肺化痰、宁心安神。取手太阴、手少阴经穴为主。

主穴　尺泽　丰隆　神门　甜美穴（列缺与阳溪连线的中点）　百会

方义　尺泽为手太阴肺经的合穴，丰隆为足阳明胃经的络穴，为祛痰要穴，两穴相配可宣肺化痰；神门为心之原穴，甜美穴为戒烟的经验效穴，二穴配合，可宁心安神、除烦止呕；百会为督脉穴，位于颠顶，为诸阳之会，可清利头目、健脑益神。

配穴　胸闷、气促、痰多配膻中、内关；咽部不适配列缺、照海、天突；心神不宁、烦躁不安配神门、内关；精神萎靡配脾俞、足三里；肌肉抖动配太冲、阳陵泉。

操作　甜美穴直刺或斜刺 0.3 寸，余穴常规针刺，均用泻法，可用电针。

2. 其他治疗

耳针法　肺、口、内鼻、皮质下、交感、神门，毫针刺法、埋针或压丸法。在有吸烟欲望时应及时按压，能起到抑制的作用。

【按语】

1. 针灸（尤其是耳针）戒烟效果良好，对自愿接受戒烟治疗者，大多可以达到预期的效果。

2. 运用耳压或耳穴埋针戒烟时，在出现较强抽烟欲望时，按压耳穴以加强刺激，促使烟瘾消失。

二、戒毒综合征

【辨证要点】

主症　长期吸食毒品成瘾，戒断时出现神疲呵欠，恶心呕吐，厌食，腹痛腹泻，肌肉抽动，软弱无力，失眠或夜寐易醒，心悸，烦躁易怒或精神抑郁，甚至打人毁物。

肝风扰动　性情暴躁，烦扰不安，抽搐谵妄，毁衣损物，碰伤头身，彻夜不眠，口苦目赤，涕泪齐下，腹痛腹泻。舌红，苔黄，脉弦滑数。

心肾不交　精神恍惚，烦扰不安，眠而易醒，头晕心悸。舌红，苔白，脉弦细。

脾肾两虚　精神疲乏，肢体困倦，萎靡不振，口流涎沫，不思饮食，头晕不寐，心慌气促，腹痛腹泻，汗出流泪，肌肉震颤甚或发抖，虚脱，卧床不起，二便自遗。舌淡，苔白，脉沉细弱。

【治疗】

1. 基本治疗

治法　调和气血，调神定志。取督脉及手厥阴、手少阴经穴为主。

主穴　水沟　百会　神门　内关　劳宫　合谷

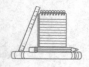

方义　水沟、百会均为督脉穴，内通于脑，可醒脑开窍、清利头目；神门为心之原穴，可宁心安神；内关为手厥阴心包经络穴，劳宫乃心包经的荥穴，二穴相配，可宁心安神，清心除烦；合谷为手阳明原穴，可通行气血，镇惊止痛。

配穴　肝风扰动配太冲、侠溪；心肾不交配心俞、肾俞、太溪；脾肾两虚配脾俞、肾俞；腹痛腹泻配天枢、上巨虚；烦躁惊厥配中冲、涌泉；毒瘾发作初期配太冲；肌肉抽动配阳陵泉。

操作　水沟刺向鼻中隔，刺激强度要大；余穴毫针常规刺，动留针 1 小时，可用电针，宜持续保持较强针感。

2. 其他治疗

（1）刺血拔罐法　督脉、夹脊穴及膀胱经背俞穴。用皮肤针重叩出血后加拔罐，可行走罐法。

（2）耳针法　肺、口、内分泌、肾上腺、皮质下、神门。肝风扰动加耳尖、肝阳、肝；脾肾两虚加脾、肾、艇中、腰骶椎；心肾不交加心、肾、交感；肢体抽搐加膝（腓肠点）、风溪；腹痛腹泻加交感、腹、胃、大肠。毫针刺法或压丸法。

【按语】

1. 针灸戒毒有一定的疗效。

2. 在进行戒毒治疗前要详细了解患者吸毒的原因和方式，有针对性地进行宣传教育和心理疏导。对于因病（如肿瘤，呼吸系统、消化系统疾病及各类神经痛）而吸毒者，要给予相应的治疗，以免出现意外。

3. 家庭及社会的配合是巩固疗效、断绝复吸必不可少的因素，应高度重视。

4. 对出现惊厥、虚脱等病情较重者，应及时采取静脉输液、支持疗法等综合治疗措施。

三、戒酒综合征

【辨证要点】

主症　有长期大量饮酒史，中断饮酒后出现全身疲乏，软弱无力，呵欠，流泪流涕，厌食，恶心呕吐，烦躁不安，精神抑郁等。

【治疗】

1. 基本治疗

治法　调和脾胃，宁心安神。取脾、胃的背俞穴为主。

主穴　脾俞　胃俞　三阴交　足三里　百会　神门

方义　脾俞、胃俞分别为脾、胃的背俞穴，配脾经三阴交、胃经足三里健脾和胃、调和气血；百会位于颠顶，属督脉要穴，内通于脑，可镇静宁神；神门乃心之原穴，有宁心安神之功。

配穴　烦躁不安、精神抑郁配内关、太冲；头昏、腰膝酸软配肝俞、肾俞、太溪；恶心呕吐配内关、中脘；腹痛腹泻配天枢、上巨虚。

操作　毫针常规刺，动留针 30 ～ 60 分钟，可用电针，宜持续保持较强针感。

2. 其他治疗

耳针法　胃、口、内分泌、皮质下、神门、咽喉，毫针刺法或压丸法。如酒瘾发作时，可随时按压耳穴。

【按语】

1. 针灸对戒酒有明显效果，

2. 运用耳压或耳穴埋针戒酒时，在酒瘾发作时自行按压耳穴以加强刺激，促使酒瘾消失。

项目三　肥胖症

案例导入

　　刘某，女，26 岁，身高 162cm，体重 80kg，患者结婚三年未孕，现停经半年，妇科检查未见异常。常有脘腹痞满，口中无味，舌苔白厚腻，舌体胖大，舌质紫暗，两脉弦滑。（曹海波．针刺减肥临床应用举隅．吉林中医药，2004，24（12）：35．）

　　思考：请明确诊断，分析病因病机，作出中医辨证，并确定针灸治疗方案（包括治法、处方）。

　　肥胖症是指人体内脂肪积聚过多，体重超过标准体重 20% 以上，体质指数（BMI 指数）在 28 ~ 32。轻度肥胖无明显症状，中、重度肥胖多有疲乏无力、动则气促、行动迟缓，或脘痞痰多，倦怠恶热，或少气懒言、动则汗出、怕冷，甚至面浮肢肿等症状。肥胖症分为单纯性和继发性两类，前者不伴有明显神经或内分泌系统功能变化，临床上最为常见，后者常继发于神经、内分泌和代谢疾病，或与遗传、药物有关。

【病因病机】

　　肥胖症常与暴饮暴食、过食肥甘、安逸少动、先天禀赋等因素有关。基本病机是痰湿浊脂滞留。无论是胃肠积聚的痰热还是脾肾不能运化的痰浊，停滞于全身或局部都可造成肥胖。本病病位涉及全身，与胃、肠、脾、肾关系密切。

【辨证要点】

　　主症　形体肥胖，面肥颈臃，项厚背宽，腹大腰粗，臀丰腿圆。

　　胃肠湿热　消谷善饥，食欲亢进，口干欲饮，怕热多汗，腹胀便秘，小便短黄。舌质红，苔黄腻，脉滑数。

　　脾胃虚弱　食欲不振，心悸气短，嗜睡懒言，面唇少华，大便溏薄。舌淡，苔薄，脉细弱。

　　肾阳亏虚　喜静恶动，动则汗出，畏寒怕冷，头晕腰酸，月经不调或阳痿早泄，面色㿠白。舌淡，苔薄，脉沉细。

【治疗】

1. 基本治疗

　　治法　祛湿化痰，通经活络。取手足阳明经、足太阴经穴为主。

　　主穴　曲池　天枢　大横　阴陵泉　丰隆　中脘　下脘

　　方义　肥胖之症，多责之脾胃肠腑。曲池为手阳明大肠经合穴，天枢为大肠的募穴，二穴相配，可通利肠腑，降浊消脂；大横为局部取穴，可健脾助运；阴陵泉为足太阴脾经的合穴，丰隆乃足阳明胃经的络穴，为祛痰要穴，二穴合用，可分利水湿、蠲化痰浊；中脘为胃的募穴，与下脘相配，可抑制食欲。

　　配穴　胃肠湿热配上巨虚、内庭；脾胃虚弱配脾俞、胃俞、足三里；肾阳亏虚配肾俞、关元；心悸配神门、内关；胸闷配膻中、内关；便秘配支沟、上巨虚。

　　操作　诸穴视患者肥胖程度及取穴部位的不同而比常规刺深 0.5 ~ 1.5 寸，可用电针。

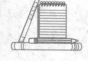

2. 其他治疗

（1）耳针法 口、脾、胃、肺、三焦、内分泌、皮质下。毫针法、埋针法或压丸法，餐前或有饥饿感时自行按压穴位 2～3 分钟，以增强刺激。

（2）皮肤针法 按针灸主方或加减选穴，或取肥胖局部阿是穴，用皮肤针叩刺。实证中等力度叩刺，以皮肤渗血为度；虚证轻叩至皮肤潮红为度。

【按语】

1. 针灸对单纯性肥胖症有较好的疗效。在取得疗效后应继续治疗 1～2 个疗程，巩固疗效，以防体重回升。

2. 食物宜清淡，少食肥甘厚腻及煎炸之品，忌过度睡眠。

项目四　衰　老

案例导入

常某，女，干部，65 岁，于 2002 年 11 月 15 日就诊。

主诉：腰酸疲倦 5 年。

现病史：自退休后无明显诱因出现腰酸、疲倦乏力，下午加重，伴畏寒肢冷，夜尿频（每晚 3～4 次），尿后余沥，气短而喘，发鬓斑白，健忘，无性欲，牙齿脱落，口干但不欲饮，面目虚浮而胀，面色㿠白。舌体胖质淡、有齿痕及裂纹，少苔，脉沉细，两尺脉弱。（高树中，王军．隔药灸脐法延缓衰老临床观察．中国针灸，2007，27（6）：398.）

思考：请明确诊断，分析病因病机，作出中医辨证，并确定针灸治疗方案（包括治法、处方）。

衰老是指生命周期中随时间进展而表现出功能不断衰退的过程，是一系列生理、病理过程综合作用的结果。包括生理性衰老和病理性衰老。

【病因病机】

衰老的发生常与劳逸过度、饮食所伤、七情过极等因素有关。基本病机是肾精不足，脾胃虚弱，五脏失养。衰老主要与肾、脾、胃、肝、肺、心等脏腑关系密切。

【辨证要点】

主症 神疲健忘，表情淡漠，反应迟钝，动作缓慢，形寒肢冷，腰膝无力，发脱齿摇，眩晕耳鸣，气短乏力，纳差少眠，甚则颜面浮肿等。常伴有多种老年性疾病。

肾精亏虚 健忘恍惚，神情呆钝，动作迟缓，腰膝酸软，耳鸣耳聋，发脱齿摇。舌淡，苔薄白，脉细尺弱。

脾胃虚弱 神疲乏力，少气懒言，面色萎黄，形体消瘦，肢体倦怠，腹胀纳少，大便溏薄。舌淡，苔白，脉细弱。

心肺气虚 头晕神疲，胸闷心悸，咳喘气短，动则尤甚，吐痰清稀，语声低怯，自汗乏力。舌质淡，苔白或唇舌淡暗，脉沉弱或结代。

【治疗】

1. 基本治疗

治法　补益脏腑，调理气血。取强壮保健穴为主。

主穴　关元　太溪　神阙　三阴交　足三里

方义　关元为任脉与足三阴经的交会穴，可益养脏腑，补肾填精；太溪为肾之原穴，可补益肾气，化生精血，二穴合用，温肾壮元，以补先天之本；神阙为任脉穴，位居中腹，可温肾助阳；三阴交为足三阴经的交会穴，有健运脾胃、补益肝肾、养血填精作用，足三里为胃的下合穴，可健脾养胃、调补气血，二穴合用，健脾胃、益气血，以补后天之本。

配穴　肾精亏虚配肾俞；脾胃虚弱配脾俞、胃俞；心肺气虚配心俞、肺俞。

操作　神阙、关元、足三里用灸法，余穴常规针刺或加灸，用补法。

2. 其他治疗

（1）耳针法　皮质下、内分泌、肾、心、耳迷根，压丸法。

（2）皮肤针法　头部及督脉、背部膀胱经循行线，轻叩至局部皮肤潮红为度。

（3）隔物灸法　脾俞、肾俞、关元、气海、足三里等穴。附子研细，黄酒调和制饼放于穴位，上置艾炷，每穴灸5～7壮。

（4）穴位注射法　足三里、三阴交、脾俞、肾俞、关元、气海等穴。人胎盘注射液、鹿茸精注射液、黄芪注射液或当归注射液，常规穴位注射。

【按语】

1. 针灸对延缓衰老有一定的作用，尤以灸法应用最多，但应持之以恒。

2. 结合推拿、运动、娱乐、饮食等多种养生保健方法同时进行治疗，效果更佳。

知识链接

古代文献

（1）中年以上之人，腰腿骨节作疼，乃肾气虚惫也，风邪所乘之证，灸关元三百壮。（《扁鹊心书》）

（2）（隔盐灸神阙穴）若灸至三五百壮，不唯愈疾，亦且延年。（《类经图翼》）

（3）若要安，丹田、三里不曾干。（《针灸资生经》）

项目五　损容性皮肤病

一、粉刺

粉刺是一种毛囊皮脂腺的慢性炎症性皮肤病，以粉刺、丘疹、脓疱、结节、囊肿等损害为特征。其皮疹常见于面部、前胸、后背等皮脂分泌丰富的部位，常反复发作。又称为"青春痘"，好发于青少年。

本病相当于西医学的"痤疮"。

【病因病机】

中医认为其发生多与先天禀赋、过食辛辣厚味、冲任不调等因素有关。基本病机是热毒郁蒸肌肤。本病病位在肌肤腠理，与肺、脾、胃、肠关系密切。

【辨证要点】

主症　颜面、胸背部出现粉刺、丘疹、脓疱、结节、囊肿，有时可挤出白色碎米样粉汁。

肺经风热　丘疹色红，或有痒痛。舌红，苔薄黄，脉浮数。

湿热蕴结　皮疹红肿疼痛，或有脓疱，口臭，便秘，尿黄。舌红，苔黄腻，脉滑数。

痰湿凝滞　皮疹结成囊肿，或有纳呆，便溏。舌淡胖，苔薄，脉滑。

冲任失调　女性患者经期皮疹增多或加重，经后减轻，伴有月经不调。舌红，苔腻，脉象浮数。

【治疗】

1. 基本治疗

治法　肺经风热、湿热蕴结、痰湿凝滞者清热化湿、凉血解毒；冲任失调者行气活血、调理冲任。以局部和手足阳明经穴为主。

主穴　阳白　颧髎　大椎　合谷　曲池　内庭

方义　本病好发于面部，取阳白、颧髎疏通局部经气，使肌肤疏泄功能得以调畅；大椎清热泻火、凉血解毒；阳明经多气多血，其经脉上走于面，取合谷、曲池、内庭清泻阳明邪热。

配穴　肺经风热配少商、尺泽；湿热蕴结配足三里、三阴交、阴陵泉；痰湿凝滞配脾俞、丰隆；冲任不调配血海、膈俞、三阴交调和冲任。

操作　诸穴均常规针刺，泻法；大椎点刺出血后加拔罐。

2. 其他治疗

（1）挑治法　在背部第1～12胸椎旁开0.5～3寸的范围内，寻找丘疹样阳性反应点。用三棱针挑刺，挑断皮下部分纤维组织，使之出血少许。每周1～2次。

（2）刺络拔罐法　大椎、肺俞、膈俞、太阳、委中、尺泽，用三棱针快速点刺穴位处瘀血的络脉，使自然出血，待血色转淡后，再以闪火法拔罐。2～3日一次。

（3）耳针法　肺、脾、大肠、内分泌、肾上腺、耳尖。毫针法或压丸法，耳尖可点刺放血。

【按语】

1. 针灸对本病有较好疗效，部分患者可达到治愈目的。

2. 治疗期间禁用化妆品及外擦膏剂。

3. 严禁用手挤压丘疹，以免引起继发感染，遗留瘢痕。

4. 忌食辛辣、油腻及糖类食品，多食新鲜蔬菜及水果，保持大便通畅。

二、黄褐斑

黄褐斑，俗称"妊娠斑""蝴蝶斑"，是发生于面部的对称性褐色色素斑。为颜面的色素沉着，多见于怀孕、人工流产及分娩后的女性。其发生与女性内分泌失调、精神压力大有关，并与日晒、长期使用化妆品或长期服用某些药物（如避孕药）以及某些慢性病如月经不调、盆腔炎症、肝病、甲状腺功能亢进症、慢性酒精中毒、结核等有关。

本病属于中医学"面尘""肝斑""面黑皯""黧黑斑"等范畴。

【病因病机】

中医学认为，本病的发生多与情志不遂、忧思恼怒、日晒过多等因素有关。基本病机是气滞血瘀，面失所养。病位在面部肌肤，与阳明经及肝、脾、肾三脏关系密切。

【辨证要点】

主症　面部色斑呈黄褐色、淡褐色或咖啡色，最初为多发性，逐渐融合成片，对称分布于面部，以前额、颧部、两颊最突出，有时呈蝶翼状，边缘清楚或呈弥漫性，面部无炎症及鳞屑。

气滞血瘀　面色晦暗，斑色较深，口唇暗红，经前少腹痛，胸胁胀痛，急躁易怒，喜叹息。舌暗红，有瘀点或瘀斑，脉弦涩。

肝肾阴虚　色斑呈咖啡色，手足心热，失眠多梦，腰膝酸软，舌嫩红，少苔，脉细数。

脾虚湿困　面色㿠白，斑色暗淡，体胖，疲倦乏力，纳呆，脘腹胀闷。舌淡胖，边有齿印，脉濡细。

【治疗】

1. 基本治疗

治法　调和气血，化瘀消斑。取局部穴及手足阳明、足太阴经穴为主。

主穴　阿是穴　颧髎　合谷　血海　三阴交

方义　阿是穴、颧髎为局部取穴，以疏调局部经络之气，化瘀消斑；合谷为手阳明原穴，沟通阳明经气，可和血消斑；血海、三阴交二穴合用，可补益脾胃，调和气血，使脏腑之精气、津血能上荣于面，祛瘀消斑。

配穴　气滞血瘀配太冲、膈俞；肝肾阴虚配肝俞、肾俞、太溪；脾虚湿困配脾俞、阴陵泉。

操作　诸穴均常规操作；背俞穴注意针刺的角度、方向和深浅。

2. 其他治疗

（1）耳针法　选肺、肝、肾、心、内分泌、皮质下、内生殖器、面颊，毫针法或压丸法。

（2）穴位注射法　选肺俞、胃俞、足三里、血海等，当归注射液或复方丹参注射液，常规穴位注射。

【按语】

1. 针灸治疗黄褐斑有一定的疗效，但疗程较长。在治疗期间，应尽量避免日光照射。

2. 黄褐斑的发生可受多种因素影响，要积极治疗原发病。

三、雀斑

雀斑是发生在日晒皮肤上的黑色或淡黄色色素斑点，因其斑如雀卵之色，故称雀斑，俗称"雀子斑"。本病为常染色体显性遗传，无性别差异，多在5岁左右出现，随着年龄增长雀斑数目增多。

【病因病机】

中医学认为，本病的发生多与风火相搏、气郁血瘀等因素有关。基本病机是邪郁面部。本病病位在面部肌肤，与阳明经关系密切。

【辨证要点】

主症　色素斑点常见于面部（特别是鼻部及鼻翼两旁），呈点状或圆形、卵圆形，或不规则形态。大小如同针尖至米粒大，呈淡褐色至深褐色不等。少则数十，多则成百，密集分布，但互不融合。多数呈对称性。除影响面容美观外，无其他任何自觉症状。

【治疗】

1. 基本治疗

治法　祛风通络，化瘀消斑。取局部穴及手足阳明、足太阴经穴为主。

主穴　印堂　颧髎　合谷　血海　三阴交　足三里

　　方义　印堂、颧髎位于面颊部，可疏通局部经络之气，活血祛瘀；合谷为手阳明经穴，善治面部诸疾，可清泻阳明风火，凉血化斑；血海和三阴交为足太阴脾经穴，脾主肌肉，经别上面，合而用之，可补血养阴，调和气血；足三里为胃的下合穴，"合治内腑"，可调和胃肠，通络化瘀。

　　操作　毫针常规刺，或点刺出血。

2.其他治疗

　　（1）**皮肤针法**　选面部雀斑处及风池、肺俞，轻叩至皮肤潮红为度。

　　（2）**火针法**　选雀斑处阿是穴。根据雀斑多少、面积大小分期治疗，每隔3～4日治疗一次。

　　（3）**耳针法**　选肺、心、胃、大肠、内分泌、神门，毫针法或压丸法。

　　（4）**穴位注射法**　选肺俞、足三里、血海、膈俞等穴，当归注射液或复方丹参注射液，常规穴位注射。

【按语】

1.针灸治疗本病有一定的疗效。

2.在治疗期间，应尽量避免日光照射，以免影响疗效。

复习思考题

1.试述针灸治疗慢性疲劳综合征的主穴、方义。

2.试述针灸治疗戒烟综合征的主穴及方义。

3.试述针灸治疗肥胖症的主穴及方义。

4.如何运用穴位注射疗法抗衰老？

5.试述刺络拔罐疗法治疗粉刺的操作。

扫一扫，查阅
复习思考题答案

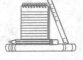

模块十四　参考资料

项目一　子午流注针法

子午流注针法是一种按照人体经脉气血流注的时间规律，按时或择时取穴防治疾病的针法。它是中医时间医学的重要组成部分，是一种重要的针灸治疗方法，有着悠久的历史、丰富的文化内涵、可信的临床效果。它包括纳甲法和纳子法，纳甲法分为徐凤纳甲法、阎明广纳甲法，纳子法分为本经纳子法、他经纳子法、一日六十六穴法。本章将从基本概念、基本要素、推算方法、临床应用等方面进行介绍。

一、基本概念

（一）子午流注

子午流注是子午流法针法的理论依据，它是从时间角度认识人体生命现象，即十二经脉气血流注盛衰规律的一种学说。"子午"代表时间，子为十二时辰中夜半，午为日中。"子午"是阴阳转化的起始和界限，子为由阴转阳之时，午为由阳转阴之时。"子午"是昼夜阴阳消长的枢纽，概括了阴阳的变化和时间的推移。"流注"是将人体气血循环比作自然界之水的流动转注，用以阐明十二经脉气血的流注过程，流往者为阖，注住者为开。"子午"与"流注"合称，用以说明人体十二经脉气血应时而动，周流不息，有规律可循。"子午流注"一词最早见于《子午流注针经》，但未作阐释。《针灸大全·论子午流注之法》释曰："夫子午流注者，刚柔相配，阴阳相合，气血循环，时穴开阖也。何以子午言之？曰：子时一刻，乃一阳之生，至午时一刻，乃一阴之生。故以子午分之，而得乎中也。流者，往也；注者，住也。"

子午流注针法依据子午流注原理进行取穴针刺以防治疾病，其选穴为分布在十二经脉肘膝关节以下的五输穴和原穴。临床应用时，一是根据诊治时辰，取当时气血流注开阖所在之穴进行治疗，称为"按时取穴"；二是根据病证进行脏腑辨证，选择该脏腑经脉气血流注时日进行治疗，称为"择时取穴"。

（二）纳甲法

纳甲法根据人体气血运行的十日节律，按照人体经脉气血在十天内的流注开阖特点进行取穴治疗。"纳甲"的名称，取"万物剖符甲而出"、人体经脉气血始发之意。因其采取天干演变规律取穴，故又称为纳干法。纳甲法分为徐凤纳甲法和阎明广纳甲法，两者既有区别又有联系。

徐凤纳甲法首载于《针灸大全》。徐凤为明代著名针灸医家，约于公元1439年编撰成《针灸大全》。《针灸大全》又名《针灸捷要》《针灸捷法大全》，全书共分6卷，内容简明扼要，尤其是对针刺手法和子午流注的论述极精当。书中的"论子午流注之法""子午流注逐日按时定穴诀"，对子午流注纳甲法有较全面的论述。因歌诀易于传诵，且被《针灸大成》（明杨继洲编著，公元 1601 年）、《针灸逢源》（清李学川编著，公元 1822 年）等书收录，故今言子午流注纳甲法，多指徐凤纳甲法。

阎明广纳甲法由阎明广系统整理而成。金代阎明广于公元 1153 年编撰的《子午流注针经》，是现存最早的子午流注专著。此书原作"何若愚编著，阎明广注"，现经考证全书实为阎明广编著，只是书中之"流注指微针赋"为阎氏收录的何氏著作。《子午流注针经》分上、中、下三卷，上卷有何若愚的"流注指微针赋"、阎明广的注文和经脉循行图，中卷有子午流注选用的五输穴与五行配合及与时辰的关系等，下卷介绍了贾氏子午流注纳甲法流注选穴的具体情况。阎明广纳甲法之源，在于贾氏井荥六十首。但对贾氏之考证，至今尚无进展。

阎明广纳甲法注重整体流注的连贯性，不存在流注缺口，能体现十二经脉气血流注循环无端的特点，较徐凤的纳甲法具有更大的实用价值。另外在三焦经、心包经的问题上，阎明广将他们作为高于其他十经的一个相对独立部分，而徐凤之法将三焦寄壬、心包寄癸，在膀胱经和肾经返本还原时要加开阳池、神门两穴，比较烦琐。

（三）纳子法

纳子法是根据人体气血运行的昼夜节律，按照人体经脉气血在昼夜十二时辰的流注开阖情况进行取穴治疗的一种针法。"纳子"之谓，取"万物孳萌"、人体经脉气血萌动之意。因其采用十二地支进行取穴推演，又称为纳支法。因其取穴以"补母泻子"为基本原则，故又称"补泻法"或"补母泻子法"。纳子法发展至今形成了本经纳子法和他经纳子法，或称为本经补母泻子法和他经补母泻子法。另外，窦汉卿在《标幽赋》中提出了"一日取六十六穴之法，方见幽微"，也属纳子法范围。

古之子午流注针法并无纳子法、纳甲法之说。明代刘纯所著的《医经小学》（公元 1388 年）中提出"十二经纳甲"之说。至民国时期（公元 1936 年），南通徐卓（立孙）在其著作《子午流注》中始称"子午流注纳甲法"，书中言："子午流注分十二经纳甲及纳子二法，纳甲主日，纳子主时。狭义子午流注专就纳甲而论，广义子午流注则兼纳子而言"。至此，广义的子午流注包括纳子法和纳甲法。

二、基本要素

（一）天干地支

天干有 10 个：甲、乙、丙、丁、戊、己、庚、辛、壬、癸。

地支有 12 个：子、丑、寅、卯、辰、巳、午、未、申、酉、戌、亥。

把天干和地支依次从第一个开始各取一个，两两相配，依次为"甲子""乙丑"等，在取到"癸亥"时，若再取则又为"甲子"，故不再重复。这样，从"甲子"到"癸亥"，天干轮了 5 次，地支轮了 6 次，共有 60 对，称为"六十甲子"（表 14-1）。六十甲子用来作为纪年、纪月、纪日的代号，循环使用，从不间断，叫作"干支纪法"。它是我国古代历法中的一项重大发明和创造。

干支纪年法从公元 54 年（东汉建武三十年）开始，公元元年是辛酉年。用干支纪年是用农历，所以若用公元年数套用农历干支纪年时要注意，农历每年年尾的日期在公历里都是跨年的，即公历 1 月和 2 月的某些日期是属于上一农历年的范围。例如，2015 年相应于农历是乙未年，但 2015 年 2 月 18 日以前的仍属于农历甲午年的范围，即农历乙未年是从 2015 年 2 月 19 日（春节）开始的。

表 14-1　六十甲子顺序表

1	2	3	4	5	6	7	8	9	10
甲子	乙丑	丙寅	丁卯	戊辰	己巳	庚午	辛未	壬申	癸酉
11	12	13	14	15	16	17	18	19	20
甲戌	乙亥	丙子	丁丑	戊寅	己卯	庚辰	辛巳	壬午	癸未
21	22	23	24	25	26	27	28	29	30
甲申	乙酉	丙戌	丁亥	戊子	己丑	庚寅	辛卯	壬辰	癸巳
31	32	33	34	35	36	37	38	39	40
甲午	乙未	丙申	丁酉	戊戌	己亥	庚子	辛丑	壬寅	癸卯
41	42	43	44	45	46	47	48	49	50
甲辰	乙巳	丙午	丁未	戊申	己酉	庚戌	辛亥	壬子	癸丑
51	52	53	54	55	56	57	58	59	60
甲寅	乙卯	丙辰	丁巳	戊午	己未	庚申	辛酉	壬戌	癸亥

　　干支纪月法在《史记·律书》中有详细记载，由于农历有十二个月，地支有十二个，所以各月的纪月地支是固定的。这种以十二地支固定分配年内各月，叫作"建"，如建子、建丑等。将各月的地支，再配上天干，就构成了干支纪月法。在不同的朝代，年的开始月份对应的地支也不同，有以建寅为正月的，有以建子为正月的，有以建亥为正月的。现今以建寅为正月，是从西汉《太初历》开始的。查干支表，带"寅"的干支只有五个，即丙寅、戊寅、庚寅、壬寅、甲寅。如甲子年正月为丙寅，二月为丁卯……十二月为丁丑；接着是乙丑年正月为戊寅，丙寅年正月为庚寅，丁卯年正月为壬寅，戊辰年正月为甲寅。再继续下去，己巳年正月又是丙寅，二月为丁卯……所以干支纪月法的循环周期为 5 年。

　　干支纪日法在殷代就已经使用了，其顺序到现在是否有无间断或错乱，尚需考证。但从春秋鲁隐公三年（公元前 722 年）二月己巳日起，一直延续至今，中间从未间断和错乱过，已经有二千六百多年的历史，这是世界上最长的纪日法。现今纪日干支仍在使用着，如确定三伏和梅季的起讫日期，就由纪日干支推算的。

　　干支纪时法，一是指用地支记述一昼夜之间的时间段。将一昼夜划分为 12 个时段（从汉开始）：最初不是以地支命名，而是用周代以来的 12 时段划分法：夜半、鸡鸣、平旦、日出、食时、隅中、日中、日昃、晡时、日入、黄昏、人定。公元前 104 年，汉武帝颁行《太初历》之后，渐以十二地支的名称取代上述名称。十二地支纪时（十二辰纪时）和天象纪时及 24 时的对应关系见表 14-2。

表 14-2　地支与时间、天象对应关系

24时	23~1	1~3	3~5	5~7	7~9	9~11	11~13	13~15	15~17	17~19	19~21	21~23
地支	子	丑	寅	卯	辰	巳	午	未	申	酉	戌	亥
天象	夜半	鸡鸣	平旦	日出	食时	隅中	日中	日昃	晡时	日入	黄昏	人定

　　二是指用干支组合的 60 组名称循环记述一昼夜的时间段。天干支纪时的循环周期为 5 天。从甲子日起，这一天干支时段的次序是，甲子、乙丑……则次日乙丑日干支纪时应是丙子、丁丑……第 5 日干支纪时至癸亥终。

（二）时间标准

采用什么样的时间标准，直接关系到时辰干支的推算，关系到开穴的结果，这是子午流注针法的关键。当前，用得较多为平太阳时和真太阳时。平太阳时也称为地方标准时间，每15度经度为1个时区，全球分为24个时区，我国采用的北京时间是指东经120度位置的东八区平太阳时。通常所谓的"日"和"时"，就是平太阳日和平太阳时的简称，它是一个均匀的时间系统。真太阳时是以太阳实际位置作为参考的时间系统。太阳视圆面中心连续两次上中天的时间间隔称为一真太阳日。由于地球绕日运行是个椭圆轨道（黄赤道），距太阳近时真太阳日就短，距太阳远时真太阳日就长，所以它不是均匀的时间系统。真太阳日、时、分、秒换算用的是60进制。

今天，我国人们习惯使用北京时间来统一计时，用以指导生产和生活。但在子午流注针法产生的时代，人们还没有北京时间概念，据考证宋金元时期主要采用的是真太阳时，所以，子午流注针法的时间标准应为真太阳时。在推算子午流注取穴时辰时，需要将北京时间换算为真太阳时。实际上，现在用手机或计算机可方便获取当地经度、真太阳时等信息。

（三）五输穴五行属性

按井、荥、输、经、合的顺序，阴经的五输穴五行属性依次为木、火、土、金、水，阳经的五输穴五行属性依次为金、水、木、火、土，各穴五行属性见表14-3、表14-4。

表14-3 六阴经五输穴五行属性

六阴经	井（木）	荥（火）	输（土）原穴	经（金）	合（水）
肺（金）	少商	鱼际	太渊	经渠	尺泽
肾（水）	涌泉	然谷	太溪	复溜	阴谷
肝（木）	大敦	行间	太冲	中封	曲泉
心（火）	少冲	少府	神门	灵道	少海
脾（土）	隐白	大都	太白	商丘	阴陵泉
心包（相火）	中冲	劳宫	大陵	间使	曲泽

表14-4 六阳经五输穴及原穴五行属性

六阳经	井（金）	荥（水）	输（木）	原穴	经（火）	合（土）
大肠（金）	商阳	二间	三间	合谷	阳溪	曲池
膀胱（水）	至阴	通谷	束骨	京骨	昆仑	委中
胆（木）	窍阴	侠溪	足临泣	丘墟	阳辅	阳陵泉
小肠（火）	少泽	前谷	后溪	腕骨	阳谷	小海
胃（土）	厉兑	内庭	陷谷	冲阳	解溪	足三里
三焦（相火）	关冲	液门	中渚	阳池	支沟	天井

（四）干支配属

1. 干支配阴阳

天干和地支有阴阳之分，按"甲、乙……癸"和"子、丑……亥"的顺序，其序数依次为"1、2、3……12"，其中1、3、5、7、9、11为奇数属阳，2、4、6、8、10、12为偶数属阴。为天干"甲"序数为1属阳，天干"己"序数为6属阴；地支"寅"序数为3属阳，地支"亥"

序数为 12 属阴。

2. 天干配脏腑经脉

天干配脏腑经脉，又称"十二经纳天干法"，主要是根据脏腑经脉表里相配，明代医家刘纯编有歌诀帮助记忆：

甲胆乙肝丙小肠，丁心戊胃己脾乡，庚属大肠辛属肺，

壬系膀胱癸肾脏，三焦亦向壬中寄，包络同归入癸方。

3. 地支配脏腑经脉

该法将十二时地支代表的十二时辰与脏腑经脉气血流注相配，反映出人体脏腑经脉气血流注的昼夜时间规律。具体配属为每日的寅、卯、辰、巳、午、未、申、酉、戌、亥、子、丑时，气血依次流注于肺、大肠、胃、脾、心、小肠、膀胱、肾、心包、三焦、胆、肝经，周而复始，流注不止。古人歌诀帮助记忆：

肺寅大卯胃辰宫，脾巳心午小未中。

申膀酉肾心包戌，亥焦子胆丑肝通。

三、日干支和时干支推算

（一）日干支的推算

子午流注针法只需知道日、时干支就可推算取穴。实际上，现在用历书、手机或计算机的万年历程序等，均可方便地查询日干支。

为了便于大家深入学习其计算方法，下面列出两种日干支的算法，以供参考。

日干支一般用公历来算，主要是因为公历的大、小月有规律，容易计算日数。因本部分涉及计算较多，为便于表述，用 [ ] 表示取整数（不四舍五入），mod 表示取余数。如 23÷12 的商，表示为 [23/12]=1；2015÷12 的余数表示为：2015mod12=11。

1. 葛民勤公式法

葛民勤介绍了用一个公式计算日天干的方法。需事先设定下列参数。

C = 年数前两位（世纪数 −1）；

Y = 年数后两位（计算 1 月、2 月时取 Y−1）；

M = 月数（1 月、2 月分别取为 13、14）；

D = 日期数；

I = 0 或 6（奇数月取 0，偶数月取 6）；

日天干序数 = (4C+ [C/4] +5Y+ [Y/4] + [3 (M+1) /5] +D−3) mod10。

日地支序数 = (8C+ [C/4] +5Y+ [Y/4] + [3 (M+1) /5] +D+7+I) mod12。

此法只用一个公式即可算出，算法较简便。

如计算 2015 年 12 月 15 日的日干支。由上述公式知：C=20，Y=15，M=12，D=15，I=6。

日天干序数 = (4C+ [C/4] +5Y+ [Y/4] + [3 (M+1) /5] +D−3) mod10

    = (4×20+ [20/4] +5×15+ [15/4] + [3× (12+1) /5] +15−3) mod10

    = (80+5+75+3+7+15−3) mod10

    =182mod10

    =2

即算出日天干为第二个天干，按"甲、乙、丙、丁、戊、己、庚、辛、壬、癸"顺序，第

二个是"乙"。

$$日地支序数 = （8C+ [C/4] +5Y+ [Y/4] + [3（M+1）/5] +D+7+i）mod12$$
$$= （8×20+ [20/4] +5×15+ [15/4] + [3×（12+1）/5] +15+7+6）mod12$$
$$= （160+5+75+3+7+15+7+6）mod12$$
$$=278mod12$$
$$=2$$

即算出日地支为第二个地支，按"子、丑、寅、卯、辰、巳、午、未、申、酉、戌、亥"顺序，第二个即"丑"。

故 2015 年 12 月 15 日的日干支为"乙丑"。

2. 用元旦干支推算法

此法为先查出或算出元旦日干支，再算出所求日距当年元旦的天数，利用天干和地支的循环规律来求。因为日干支每 60 天循环一次，公历平年有 365 天，闰年有 366 天，故如果知道了某一年的元旦干支就可以推导出下一年元旦的干支（表 14-5）：平年干支数加 5，闰年加 6。

表 14-5　2001 ～ 2060 年元旦干数及序数（表中 * 示为闰年）

年份	元旦干支	年份	元旦干支	年份	元旦干支	年份	元旦干支
2001	1（甲子）	2016*	19（壬午））	2031	38（辛丑）	2046	57（庚申）
2002	6（己巳）	2017	25（戊子）	2032*	43（丙午）	2047	2（乙丑）
2003	11（甲戌）	2018	30（癸巳）	2033	49（壬子）	2048*	7（庚午）
2004*	16（己卯）	2019	35（戊戌）	2034	54（丁巳）	2049	13（丙子）
2005	22（乙酉）	2020*	40（癸卯）	2035	59（壬戌）	2050	18（辛巳）
2006	27（庚寅）	2021	46（己酉）	2036*	4（丁卯）	2051	23（丙戌）
2007	32（乙未）	2022	51（甲寅）	2037	10（癸酉）	2052*	28（辛卯）
2008*	37（庚子）	2023	56（己未）	2038	15（戊寅）	2053	34（丁酉）
2009	43（丙午）	2024*	1（甲子）	2039	20（癸未）	2054	39（壬寅）
2010	48（辛亥）	2025	7（庚午）	2040*	25（戊子）	2055	44（丁未）
2011	53（丙辰）	2026	12（乙亥）	2041	31（甲午）	2056*	49（壬子）
2012*	58（辛酉）	2027	17（庚辰）	2042	36（己亥）	2057	55（戊午）
2013	4（丁卯）	2028*	22（乙酉）	2043	41（甲辰）	2058	60（癸亥）
2014	9（壬申）	2029	28（辛卯）	2044*	46（己酉）	2059	5（戊辰）
2015	14（丁丑）	2030	33（丙申）	2045	52（乙卯）	2060*	10（癸酉）

推算日干支公式为：

日天干序数 =（元旦天干序数 + 当日距元旦天数 –1）mod10

日地支序数 =（元旦地支序数 + 当日距元旦天数 –1）mod12

如求 2015 年 12 月 15 日的日干支。查表知 2015 年元旦干支数为 14，12 月 15 日距元旦的天数 =1 月至 11 月各月天数（注意若是闰年 2 月的天数为 28 天）+15–1（除去元旦当天）=31+28+31+30+31+30+31+31+30+31+30+15–1=348，则：

日天干序数 =（14+348）mod10=2，即当日天干为"乙"。

日地支序数 =（14+348）mod12=2，即当日地支为"丑"。

故 2015 年 12 月 15 日的干支为"乙丑"。

（二）时干支的推算

1. 推算真太阳时

用北京换算真太阳公式为：

当地真太阳时 = 当地平太阳时 + 修正值 = 北京时 + 当地平太阳时与北京时之差 + 修正值。

当地平太阳时与北京时之差 = 4 分钟 × （地方经度 — 120）（适用于中国）。因各个地方经度是个常时，故从公式可知各个地方的平太阳时差是个常数。如重庆市区的经度为东经 106.54 度，重庆市区平太阳时与北京时间之差 = 4 分钟 × （106.54 — 120）= −54，即重庆市区平太阳时比北京时间慢 54 分钟。

修正值是指当地真太阳时与平太阳时之差，修正值 = 9.5 分钟 × Sin2L−7.7 分钟 × Sin（L+78°）。其中 L= 280°+0.9856°× （计算日距当年 1 月 1 日的天数）。从公式看出，修正值仅与日期有关系，即对于一年中的某一个日期，这个修正值是个常数。如每年 7 月 27 日，修正值均为"−6 分钟"，即当地真太阳比当地平太时慢 6 分钟（表 14–6）。

表 14–6　各日期修正值（当地平太阳时与真太阳之差值）　　　　单位：分钟

日＼月	1月	2月	3月	4月	5月	6月	7月	8月	9月	10月	11月	12月
1日	−3.0	−13.1	−13.0	−4.8	2.3	2.2	−3.2	−5.8	0.3	10.6	16.2	10.5
2日	−3.4	−13.2	−12.8	−4.5	2.5	2.1	−3.4	−5.7	0.6	11.0	16.1	10.1
3日	−3.9	−13.4	−12.6	−4.2	2.6	1.9	−3.6	−5.7	0.9	11.3	16.1	9.8
4日	−4.3	−13.5	−12.4	−3.9	2.7	1.8	−3.8	−5.6	1.2	11.6	16.1	9.4
5日	−4.7	−13.6	−12.2	−3.6	2.8	1.6	−3.9	−5.5	1.6	11.9	16.0	9.0
6日	−5.1	−13.7	−12.0	−3.3	2.9	1.5	−4.1	−5.4	1.9	12.2	16.0	8.6
7日	−5.5	−13.8	−11.8	−3.1	3.0	1.3	−4.2	−5.3	2.3	12.4	15.9	8.2
8日	−5.9	−13.9	−11.6	−2.8	3.1	1.1	−4.4	−5.2	2.6	12.7	15.8	7.8
9日	−6.3	−14.0	−11.4	−2.5	3.1	1.0	−4.5	−5.1	3.0	13.0	15.7	7.4
10日	−6.7	−14.1	−11.1	−2.2	3.2	0.8	−4.7	−4.9	3.3	13.2	15.6	7.0
11日	−7.1	−14.1	−10.9	−1.9	3.2	0.6	−4.8	−4.8	3.7	13.5	15.5	6.5
12日	−7.5	−14.2	−10.6	−1.6	3.3	0.4	−4.9	−4.6	4.0	13.7	15.4	6.1
13日	−7.9	−14.2	−10.4	−1.4	3.3	0.2	−5.1	−4.5	4.4	13.9	15.2	5.7
14日	−8.2	−14.2	−10.1	−1.1	3.3	0.1	−5.2	−4.3	4.7	14.2	15.0	5.3
15日	−8.6	−14.2	−9.9	−0.9	3.3	−0.1	−5.3	−4.1	5.1	14.4	14.9	4.8
16日	−8.9	−14.2	−9.6	−0.6	3.3	−0.3	−5.4	−3.9	5.5	14.6	14.7	4.4
17日	−9.3	−14.1	−9.3	−0.4	3.3	−0.5	−5.5	−3.7	5.8	14.8	14.5	3.9
18日	−9.6	−14.1	−9.0	−0.1	3.3	−0.7	−5.6	−3.5	6.2	14.9	14.3	3.5
19日	−9.9	−14.1	−8.8	0.1	3.3	−0.9	−5.6	−3.3	6.5	15.1	14.0	3.0
20日	−10.2	−14.0	−8.5	0.3	3.2	−1.1	−5.7	−3.1	6.9	15.2	13.8	2.6
21日	−10.5	−13.9	−8.2	0.6	3.2	−1.3	−5.8	−2.8	7.2	15.4	13.6	2.1
22日	−10.8	−13.8	−7.9	0.8	3.1	−1.5	−5.8	−2.6	7.6	15.5	13.3	1.7
23日	−11.1	−13.8	−7.6	1.0	3.1	−1.7	−5.9	−2.3	8.0	15.6	13.0	1.2
24日	−11.4	−13.6	−7.3	1.2	3.0	−1.9	−5.9	−2.1	8.3	15.7	12.7	0.7

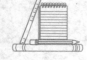

续表

日 ＼ 月	1月	2月	3月	4月	5月	6月	7月	8月	9月	10月	11月	12月
25日	−11.6	−13.5	−7.0	1.4	2.9	−2.1	−5.9	−1.8	8.7	15.8	12.4	0.3
26日	−11.8	−13.4	−6.7	1.6	2.8	−2.3	−5.9	−1.5	9.0	15.9	12.1	−0.2
27日	−12.1	−13.3	−6.4	1.7	2.8	−2.5	−5.9	−1.3	9.3	16.0	11.8	−0.6
28日	−12.3	−13.1	−6.1	1.9	2.7	−2.7	−5.9	−1.0	9.7	16.1	11.5	−1.1
29日	−12.5	—	−5.8	2.0	2.5	−2.9	−5.9	−0.7	10.0	16.1	11.2	−1.5
30日	−12.7	—	−5.5	2.2	2.4	−3.0	−5.9	−0.4	10.3	16.1	10.8	−2.0
31日	−12.9	—	−5.1	—	2.3	—	−5.8	−0.1	—	16.1	—	−2.4

若是闰年，从2月28日以后顺沿一天查询，如2月29日用3月1日的值−2.9。

如计算重庆市万州区2015年12月15日9时20分的真太阳时。

查表14-6，12月15日真太阳时修正值=4.8分钟；查知万州区的经度108.35度，万州平太阳时与北京时区时差值为4分钟×（108.35-120），即−46.6分钟；故万州真太阳时=9时20分钟+（−46.6分钟）+4.8分钟=8时38分钟。可见，如果直接用北京时间的9点20分对应时辰为巳时，而真太阳时8时38分钟对应时辰为辰时。

2. 推算时干支

时天干和时地支需分别推算。

时地支须用真太阳时推算，每2个小时为1个时辰。每天的时地支顺序是固定不定的，具体可参见表14-2。如真太阳的23：00～1：00为子时，11：00～13：00为午时。

时天干需根据日干支数进行推算，算法是先推算出各日子时的时天干，然后根据循环规律算出对应时辰的天干。各日子时的规律为：

日天干为甲和己，则子时的天干为甲；

日天干为乙和庚，则子时的天干为丙；

日天干为丙和辛，则子时的天干为戊；

日天干为丁和壬，则子时的天干为庚；

日天干为戊和癸，则子时的天干为壬。

也可用公式计算：时天干数=[（日天干数−1）×2+时地支数]mod10。如在万州的2015年12月15日9时20分，此时的真太阳时为8时38分，为辰时，按"子、丑、寅、卯、辰、巳、午、未、申、酉、戌、亥"顺序，时辰地支数5，前面已经算出日天干为乙，即日天干序数为2，则：

此时辰天干数=[（2−1）×2+5]mod10=7，即时天干数为"庚"。故时辰干支为"庚辰"。

四、纳甲法的应用方法

（一）徐凤纳甲法

1. 取穴表

根据取穴原理，可整理出徐凤纳甲法取穴表，便于快速查询，见表14-7。

表 14-7　徐凤纳甲法取穴表

日干	时辰	子时	丑时	寅时	卯时	辰时	巳时	午时	未时	申时	酉时	戌时	亥时
胆经	甲日											窍阴	
	乙日	前谷		陷谷 丘墟		阳溪		委中		液门			
肝经	乙日										★大敦		少府
	丙日			太白 太冲	经渠		阴谷		劳宫				
小肠	丙日									★少泽		内庭	
	丁日	三间 腕骨		昆仑		阳陵泉		中渚					
心经	丁日								★少冲		大都		太渊 神门
	戊日		复溜		曲泉		大陵						
胃经	戊日							★厉兑		二间		束骨 冲阳	
	己日	阳辅		小海		支沟							
脾经	己日						★隐白		鱼际		太溪 太白		中封
	庚日		少海		间使								
大肠经	庚日					★商阳		通谷		临泣 合谷		阳谷	
	辛日	足三里		天井									
肺经	辛日				★少商		然谷		太冲 太渊		灵道		阴陵泉
	壬日		曲泽										
膀胱经	壬日		★至阴		侠溪		后溪 京骨 阳池		解溪		曲池		
	癸日	关冲											
肾经	癸日												★涌泉
	甲日		行间		神门 大陵 太溪		商丘		尺泽		中冲		

注：表中★示为该经的首开井穴。表中为空格，说明此时为闭时，无开穴。

　　临床应用可按上表查询即可用，若需理解上表中徐凤纳甲法的取穴原理，需进一步学习开穴与闭穴、主气日、经生经与穴生穴、返本还原、气纳三焦与血归包络、三焦寄于壬与心包寄于癸、合日互用等原理。

　　（1）开穴与闭穴　《针灸大成》载："阳日阳时阳穴，阴日阴时阴穴，阳以阴为阖，阴以阳为阖，阖者闭也。"即阳日逢阳时，阴日逢阴时才有穴可开；若阳日逢阴时或阴日逢阳时都无穴可开，子午流注针法中称之为闭时或闭穴。此处"阳日""阴日""阳时""阴时"所指的"阴"或"阳"，是根据天干的阴阳属性来划分的。天干中属阳的为甲、丙、戊、庚、壬；属阴的为乙、丁、己、辛、癸之日。如"甲子"日，为阳日；"乙丑"日，为阴日。"甲戌"时，为阳时；"乙亥"时，为阴时。

　　（2）主气日与开井穴　主气日是子午流注纳甲法专用的时间单位，又称为经气值日，与主气日对应的经脉称为值日经。主气日起始至终止的时段是值日经的经气流注之时，是该经脉择时治疗的最佳窗口。一个主气日时段跨越了两天，如胆经的主气日，起于甲日的甲戌时，止于乙日的甲申时，见表14-8。各经在其主气日的起始时辰开井穴，如胆经在甲日戌时开井穴，肝经在乙日酉时开井穴等。开井穴的时间呈现出"阳进阴退"的规律，即天干为阳主进，地支为阴主退。通过对比发现，各值日经开井穴的日天干序数和时地支序数之和为12（癸日亥时之和可视为0+12）。如甲日戌时的序数 =1+11，乙日酉时的序数和 =2+10，壬日寅时 =9+3。

表 14-8　主气日与脏腑关系

主气日	甲	乙	丙	丁	戊	己	庚	辛	壬	癸
值日经	胆	肝	小肠	心	胃	脾	大肠	肺	膀胱三焦	肾心包
起始时辰	甲戌	乙酉	丙申	丁未	戊午	己巳	庚辰	辛卯	壬寅	癸亥
结束时辰	甲申	乙未	丙午	丁巳	戊辰	己卯	庚寅	辛丑	壬子	癸酉

　　（3）经生经与穴生穴　主气日经开过井穴之后，按"经生经""穴生穴"的原则依次开穴（"经"指经脉，"生"指按五行相生关系推算开穴，"穴"指穴位）。首先按"经生经"原则推算下一个开穴所属经脉，这种推算原则只能是阴经与阴经间推算、阳经与阳经间推算，然后按"穴生穴"原则推算具体的穴位。如胆经主气日在甲戌时开过井穴之后，欲推算下一个开穴，先按"经生经"原则推算：胆经为阳经，五行属木，"木生火"，即应开阳经中五行属火的小肠经；后按"穴生穴"原则推算：胆经井穴属金，"金生水"，即应开小肠经五输穴属水的前谷穴。再如肝经在乙酉时开过井穴之后，下一个开穴应取心经五输穴五行属火的穴位。

　　（4）返本还原与遇输过原　一是在开五输穴之输穴时，加开主气日经的原穴，阴经的原穴与五输穴之输穴为同一穴位。二是在壬日膀胱经返本还原时，还要加开三焦经原穴；癸日肾经返本还原时，还要加开心包经原穴。

　　（5）气纳三焦与血归包络　日干重见时，阳经气纳三焦，按"他生我"的原则（"他"指三焦经，"我"指主气日经，"生"指五行相生关系），取三焦经五输穴中五行属性为主气日经所属五行的母行的穴位。如胆经主气日，胆属木，开穴始于甲戌时，若至甲申时，为"日干重见"，须取三焦经五输穴属水的穴位（水生木）。

　　阴经血归包络，按"我生他"的原则（"我"指主气日经，"生"指五行相生关系，"他"指心包经），取心包经五输穴中五行属性为主气日经所属五行的子行属性的穴位。如肝经主气日，肝属木，开穴始于乙酉时，若至乙未时，为"日干重见"，须取心包经五输穴中五行属火的穴位

（木生火）。

（6）三焦寄于壬与心包寄于癸　三焦寄于壬，即在壬子时膀胱经主气日返本还原时，须同开三焦经原穴。心包寄于癸，即在癸日肾经主气日返本还原时，须同开心包经原穴。

（7）合日互用　因该法闭穴较多，为了扩大十日流注开穴，徐凤采用了合日互用的方法，即甲与己、乙与庚、丙与辛、丁与壬、戊与癸等相合，相合的两日可以互用各日的开穴。

论其合日互用之理，《针灸大全·论子午流注之法》有释云："俱以子午相生，阴阳相济也。阳日无阴时，阴日无阳时。故甲与己合，乙与庚合，丙与辛合，丁与壬合，戊与癸合也。何以甲与己合？曰：中央戊己属土，畏东方甲乙之木所克，戊属阳为兄，己属阴为妹，戊兄遂将己妹嫁与木家与甲为妻，庶得阴阳和合而不相伤。所以甲与己合，余皆然。"《医学入门·内集·子午八法》中云："或曰：阳日阳时已过，阴日阴时已过，遇有急疾奈何？曰：夫妻子母互用，必适其病为贵耳。妻闭则针其夫，夫闭则针其妻，子闭针其母，母闭针其子，必穴与病相宜，乃可针也。"此所谓夫妻，即是阴阳的意思，夫妻刚柔相配，合乎阴阳之道。

2. 临床按时取穴法

根据患者就诊的时间，按照纳甲法计算就诊时气血运行之处的穴位，然后选用该穴进行治疗或酌情配穴进行治疗。该法取穴思路为：就诊北京时间→真太阳时辰干支→子午流注取穴→根据病证选穴或配穴治疗。

在推算出日干支和时地支之后，就可用表查询，进行快速取穴。如在重庆万州的患者，若在2015年12月15日9时20分来治疗，据前推算，就诊时为乙日辰时，查表14-7，知其开穴为"阳溪"。

另徐凤纳甲法有"合日互用穴"，即甲日与己日、乙日与庚日、丙日与辛日、丁日与壬日、戊日与癸日的开穴可互用。因乙日与庚日的开穴可互用，即可查庚日辰时取穴，查表知该时开穴为"商阳"。

所以，该时就诊的患者，据徐凤纳甲法，临床治疗当先刺阳溪穴（也可用商阳穴）以通畅气血运行，再随证配穴治疗。

3. 临床择时取穴法

该法是根据患者病情，辨证归经，按照所病之经脉气血流注的时间，在主气日首开该经井穴，然后再依次取其开穴治疗。该法取穴思路为：患者病证→归经选穴→计算所选穴的开穴的日、时干支→开穴的北京时间→预约进行治疗。

如在万州区的2015年12月15日9时20分来就诊的患者，若是心经病证，当于丁日未时首开心经井穴少冲穴治疗，其治疗方案为：

12月17日未时（北京时间13：42～15：42）选少冲穴治疗；

12月17日酉时（北京时间17：42～19：42）选大都穴治疗；

12月17日亥时（北京时间21：42～23：42）选太渊、神门治疗；

12月18日丑时（北京时间1：42～3：42）选复溜穴治疗；

12月18日卯时（北京时间5：42～7：42）选曲泉穴治疗；

12月18日巳时（北京时间9：42～11：42）选大陵穴治疗。

此为一个治疗周期，若需续治，当于下一个丁日（12月25日）未时再按此方案治疗。

（二）阎明广纳甲法

1. 取穴表

根据取穴原理，可整理出阎明广纳甲法取穴表，便于快速查询，见表14-9。

表 14-9　阎明广纳甲法取穴表

时辰＼日干	子时	丑时	寅时	卯时	辰时	巳时	午时	未时	申时	酉时	戌时	亥时
甲日		行间		神门		商丘		尺泽		心包五输	★窍阴	
乙日	前谷		陷谷丘墟		阳溪		委中		三焦输原	★大敦		少府
丙日		太白		经渠		阴谷		心包五输	★少泽		内庭	
丁日	三间腕骨		昆仑		阳陵泉		三焦输原	★少冲		大都		太渊
戊日		复溜		曲泉		心包五输	★厉兑		二间		束骨冲阳	
己日	阳辅		小海		三焦输原	★隐白		鱼际		太溪		中封
庚日		少海		心包五输	★商阳		通谷		临泣合谷		阳谷	
辛日	足三里		三焦输原	★少商		然谷		太冲		灵道		阴陵泉
壬日		心包五输	★至阴		侠溪		后溪京骨		解溪		曲池	
癸日	关冲	中冲	液门	劳宫	中渚	大陵	支沟	间使	天井	曲泽	三焦输原	★涌泉

注：1. 表中★示为该经的首开井穴。2. 表中空格表示此时为闭穴，即此时无开穴。3. 心包五输：中冲、劳宫、大陵、间使、曲泽。4. 三焦输原：关冲、液门、中渚、阳池、支沟、天井。

临床应用可按上表查询即可用，若需理解阎明广纳甲法的取穴原理，需进一步学习其推算方法。阎明广纳甲法较徐凤纳甲法除在日干重见纳经，三焦与心包经所寄，返本还原，合日互用等方面有所差异外，余法皆与徐凤纳甲法相同。

（1）气纳三焦与血归包络　该法认为三焦是阳气之父，心包是阴血之母，将三焦、心包经与其他经单列，在日干重见时，阳干气纳三焦，即依次纳三焦经的关冲（阳井）、液门（荥）、中渚（输）、阳池（原）、支沟（经）、天井（合）。如逢主气日为甲日（属阳），从甲戌时起，至甲申时，日干"甲"重见，此时当开三焦经的五输穴和原穴。在日干重见时，阴干血归包络，即依次纳心包经的中冲（阴井）、劳宫（荥）、大陵（输）、间使（经）、曲泽（合）。如逢主气日为乙日（属阴干），从乙酉时起，至乙日未时，当开心包经五输穴。这与徐凤日干重见之取穴方法不同。

（2）三焦寄于壬与心包寄于癸　将壬子时膀胱经主气日以后至癸日癸亥时肾经主气日前的十个时辰（癸丑、甲寅、乙卯、丙辰、丁巳、戊午、己未、庚申、辛酉、壬戌），按阳时属三焦经，阴时属心包经的原则进行开穴。徐凤纳甲法在这一时辰段为闭时。

（3）返本还原　在开阳经输穴时，加开当日值日经的原穴。开阴经输穴时，不加开原穴。

（4）合日互用　本法指出"一时辰之中，阴阳之经相生，所注之穴皆有"，据此而用：甲与己合，乙与庚合，丙与辛合，丁与壬合，戊与癸合。

2. 临床按时取穴法

该法与徐凤纳甲法的取穴方法相同，只是取穴的结果有部分不同。临床治疗当先刺开穴以通畅气血运行，再随证配穴治疗。

3. 临床择时取穴法

该法与徐凤纳甲法的取穴方法相同。仍以在万州区的 2015 年 12 月 15 日 9 时 20 分就诊的患者为例，若是心经病证，当于丁日未时首开心经井穴少冲穴治疗，其治疗方案为：

12 月 17 日未时（北京时间 13：42 ～ 15：42）选少冲穴治疗；

12 月 17 日酉时（北京时间 17：42 ～ 19：42）选大都穴治疗；

12 月 17 日亥时（北京时间 21：42 ～ 23：42）选太渊治疗（较徐凤法，该法无神门穴，因阴经无返本还原穴）；

12 月 18 日丑时（北京时间 1：42 ～ 3：42）选复溜穴治疗；

12 月 18 日卯时（北京时间 5：42 ～ 7：42）选曲泉穴治疗；

12 月 18 日巳时（北京时间 9：42 ～ 11：42）依次选心包经的中冲、劳宫、大陵、间使、曲泽治疗（徐凤纳甲法只取大陵穴）。

此为一个治疗周期，若需续治，当于下一个丁日（12 月 25 日）未时再按此方案治疗。

（三）本经纳子法

1. 取穴表

根据本经纳子法取穴原理，整理归纳成取穴表（表 14-10）。

表 14-10　本经纳子法取穴表

脏腑		胆	肝	肺	大肠	胃	脾	心	小肠	膀胱	肾	包络	三焦
流注时辰		子时	丑时	寅时	卯时	辰时	巳时	午时	未时	申时	酉时	戌时	亥时
虚证	取穴	侠溪	曲泉	太渊	曲池	解溪	大都	少冲	后溪	至阴	复溜	中冲	中渚
	针刺时间	丑时	寅时	卯时	辰时	巳时	午时	未时	申时	酉时	戌时	亥时	子时
实证	取穴	阳辅	行间	尺泽	二间	厉兑	商丘	神门	小海	束骨	涌泉	大陵	天井
	针刺时间	子时	丑时	寅时	卯时	辰时	巳时	午时	未时	申时	酉时	戌时	亥时
不虚不实	取穴	临泣	大敦	经渠	商阳	三里	太白	少府	阳谷	通谷	阴谷	劳宫	支沟
		丘墟	太冲	太渊	合谷	冲阳	太白	神门	腕骨	京骨	太溪	大陵	阳池
	针刺时间	子时	丑时	寅时	卯时	辰时	巳时	午时	未时	酉时	戌时	亥时

按照虚则补其母和随而济之的原则，虚证应在本经气血流注的下一个时辰针刺本经之母穴以补虚。按照实则泻其子和迎而泻之的原则，实证应在本经气血流注的时辰针刺本经之子穴以泻实。若遇补泻时间已过，或虚实夹杂之证在本经气血流注的时辰取本经本穴和原穴进行治疗。

2. 临床应用

因该法每天都有开穴时间，故临床多用择时取穴法。如患者于 2015 年 12 月 15 日 9：20 在万州就诊，此时为真太阳时为辰时，值胃经流注。

若病证为脾虚证，则当日最佳治疗时间午时（北京时间 11：42 ～ 13：42），当取脾经之母穴大都穴治疗。

若虚实夹杂，则可在脾经流注之午时（北京时间 11：42 ～ 13：42），取脾经之本穴和脾经之原穴太白穴治疗。

　　若患者因各种原因不能在最佳时间治疗，则可取当时流注经的本穴和原穴治疗，如本例患者就诊时为胃经气血流注时，可先取足三里和冲阳穴以畅通其气血，再随证配穴治疗。

（四）他经纳子法

1. 取穴表

　　根据他经纳子法取穴原理，整理归纳成取穴表（表14-11）。

表 14-11　他经纳子法取穴表

脏腑		胆	肝	肺	大肠	胃	脾	心	小肠	膀胱	肾	包络	三焦
	流注时辰	子时	丑时	寅时	卯时	辰时	巳时	午时	未时	申时	酉时	戌时	亥时
虚证	取穴	足通谷	阴谷	太白	足三里	阳谷	少府	大敦	临泣	商阳	经渠	大敦	临泣
	针刺时间	丑时	寅时	卯时	辰时	巳时	午时	未时	申时	酉时	戌时	亥时	子时
实证	取穴	阳谷	少府	阴谷	足通谷	商阳	经渠	太白	足三里	足通谷	大敦	太白	足三里
	针刺时间	子时	丑时	寅时	卯时	辰时	巳时	午时	未时	申时	酉时	戌时	亥时
不虚不实	取穴	临泣	大敦	经渠	商阳	三里	太白	少府	阳谷	通谷	阴谷	劳宫	支沟
		丘墟	太冲	太渊	合谷	冲阳	太白	神门	腕骨	京骨	太溪	大陵	阳池
	针刺时间	子时	丑时	寅时	卯时	辰时	巳时	午时	未时	申时	酉时	戌时	亥时

　　上表也是按照虚则补其母和随而济之的原则，虚证应在本经气血流注的下一个时辰针刺本经之母经的本穴以补虚。按照实则泻其子和迎而泻之的原则，实证应在本经气血流注的时辰针刺本经之子经的本穴以泻实。若遇补泻时间已过，或虚实夹杂之证在本经气血流注的时辰取本经本穴和原穴进行治疗。

2. 临床应用

　　此法临床应用与本经纳子法相同，只是取穴不同，具体可按表14-11进行取穴和因时治疗。

（五）一日六十六穴法

　　该法按照人体经脉气血流注的昼夜规律，当值脏腑经脉气血流注之时辰，阴经依次开井穴→荥穴→输穴→经穴→合穴五穴，阳经依次开井穴→荥穴→输穴（原穴同开）→经穴→合穴六穴。这样，一日共开六十六穴，每二十四分钟开一次穴。临床应用当根据病证情况，结合其脏腑气血流注的时辰与开穴进行治疗。

五、推广应用

　　子午流注针法因推算复杂，在一定程度上影响其学术传承和推广应用。在资讯发达，手机、计算机、网络等信息技术工具已被广泛使用的今天，可以按先学会应用→再理解其原理→继以发扬光大的路径来推广应用子午流注。这就像开汽车一样，可先学会开车，使汽车早日为我们服务，至于其结构和原理可慢慢学习了解。

　　所以，我们可以应用查询手册、开穴转盘、手机软件、网上取穴等平台快速查询子午流注针法的开穴情况。这样，我们便省去了复杂的日时干支推算和开穴推算过程，医生在门诊和病房里可以快捷地查询、应用子午流注针法，老百姓也可在医生的简单指导下应用子午流注针法防治疾病。由此，子午流注针法将得以较好地推广应用，将更好地为人民群众的健康服务。

项目二 灵龟八法与飞腾八法

一、灵龟八法

灵龟八法是根据八卦九宫学说，结合人体奇经八脉气血的会合规律，按时选取八脉交会穴防治疾病的针法。又称奇经纳卦法、八法流注、八法神针，阴四针、阳四针。"灵龟"二字来源于易经，灵龟是古代所称的九龟中的一种。《河图玉版》载有"灵龟负书，丹甲青文"。"八法"是指八卦的推算方法。"灵龟八法"一说首载于《针经指南》，是中医时间医学的主要内容之一。

（一）八卦九宫

八卦即八个卦相，相传为伏羲氏所画。八卦是古人取阴阳之象，用"一"代表阳，用"– –"代表阴，按照阴阳的情况用三个这样的符号组成八种卦象，每一卦形代表一定的事物。把八卦的名称和图像结合东、西、南、北、中的方位，即成九宫。八卦在九宫的排列有多种，如有先天八卦、后天八卦之分。

灵龟八法取后天八卦（图14-1）之序，与洛书九宫图（图14-2）相结合，其方位呈现为"戴九履一，左三右七，二四为肩，六八为足"。每宫配上一条奇经及其八脉交会穴，《针灸大成》载有八法歌：

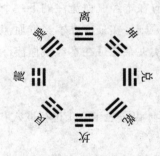

图14-1 后天八卦图

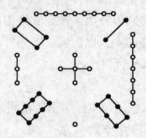

图14-2 洛书九宫图

坎一联申脉，照海坤二五，震三属外关，巽四临泣数，乾六是公孙，兑七后溪府，艮八系内关，离九列缺主。这八个穴位的数字，是灵龟八法推算的重要依据。由此，八卦、九宫、八脉交会穴便形成对应关系见表14-12。

表14-12 灵龟八法取穴表

八卦	坎	坤	震	巽	乾	兑	艮	离
九宫数	一	二、五	三	四	六	七	八	九
八脉交会穴	申脉	照海	外关	足临泣	公孙	后溪	内关	列缺

（二）日时干支基数

灵龟八法根据五行生成数和干支顺序的阴阳规定推算基数，这是推算的基本数字。

1. 日干支基数

日干支各有推算基数，古人编成"八法逐日干支基数歌"以助记忆，整理成表14-13。

八法逐日干支基数歌

甲己辰戌丑未十，乙庚申酉九为期，

丁壬寅卯八成数，戊癸巳午七相宜，

丙辛亥子亦七数，逐日干支即得知。

表 14-13　日干支基数

基数	10	9	8	7
日天干	甲己	乙庚	丁壬	丙辛戊癸
日地支	辰戌丑未	申酉	寅卯	巳午亥子

2. 时干支基数

时干支各有推算基数，古人编成"八法临时干支基数歌"以助记忆，整理成表 14-14。

八法临时干支基数歌

甲己子午九宜用，乙庚丑未八无疑，

丙辛寅申七作数，丁壬卯酉六须知，

戊癸辰戌各有五，巳亥单加四共齐，

阳日除九阴除六，不及零余穴下推。

表 14-14　时干支基数

基数	9	8	7	6	5	4
时天干	甲己	乙庚	丙辛	丁壬	戊癸	--
时地支	子午	丑未	寅申	卯酉	辰戌	巳亥

（三）开穴方法

该法首先将日干支和时干支所代表的四个基数相加求和，然后将其除以 9（阳日除以 9）或 6（阴日除以 6），算出余数。此余数即是纳于八卦九宫之数，将其数对照表 14-12 取对应的八脉交会穴。整理成计算公式如下（符号 mod 表示取余数）：

灵龟八法阳日取穴数 =（日干 + 日支 + 时干 + 时支）mod9

灵龟八法阴日取穴数 =（日干 + 日支 + 时干 + 时支）mod6

上述公式中，如果日时干支数相加之和被 9 或 6 除尽，则取穴数为 9 或 6。

如推算辛巳日甲午时八法开穴，查表 14-2 知日干支基数分别为 7 和 4，查表 14-14 知时干支数分别为 9 和 9，因辛日为阴日，则灵龟八法取穴数 =（7+4+9+9）mod6=5，在表 14-12 查知，此取穴数对应的八脉交会穴为照海。

根据上述开穴方法，将灵龟八法开穴整理为表 14-15。

表 14-15　灵龟八法取穴查询表

日干支 ＼ 时辰	子时	丑时	寅时	卯时	辰时	巳时	午时	未时	申时	酉时	戌时	亥时
1　甲子	内关	公孙	临泣	照海	列缺	外关	后溪	照海	外关	申脉	临泣	照海
2　乙丑	照海	外关	申脉	临泣	照海	公孙	临泣	照海	照海	外关	申脉	照海
3　丙寅	照海	照海	外关	申脉	内关	公孙	公孙	临泣	照海	列缺	后溪	申脉
4　丁卯	外关	申脉	照海	外关	公孙	临泣	照海	公孙	临泣	申脉	照海	外关

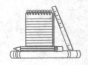

时辰\日干支		子时	丑时	寅时	卯时	辰时	巳时	午时	未时	申时	酉时	戌时	亥时
5	戊辰	照海	外关	公孙	临泣	照海	列缺	临泣	后溪	照海	外关	申脉	内关
6	己巳	照海	外关	申脉	照海	外关	公孙	临泣	照海	公孙	临泣	申脉	照海
7	庚午	照海	外关	申脉	临泣	照海	列缺	临泣	照海	照海	外关	申脉	内关
8	辛未	申脉	临泣	照海	公孙	临泣	照海	照海	外关	申脉	照海	外关	公孙
9	壬申	后溪	照海	外关	申脉	临泣	照海	公孙	临泣	照海	照海	外关	申脉
10	癸酉	申脉	照海	照海	公孙	临泣	照海	公孙	外关	申脉	照海	外关	申脉
11	甲戌	照海	列缺	后溪	照海	外关	公孙	申脉	内关	公孙	临泣	后溪	照海
12	乙亥	照海	公孙	临泣	申脉	照海	外关	申脉	照海	照海	公孙	临泣	照海
13	丙子	申脉	临泣	照海	列缺	后溪	照海	照海	外关	申脉	内关	公孙	列缺
14	丁丑	照海	外关	申脉	照海	照海	公孙	临泣	照海	公孙	外关	申脉	照海
15	戊寅	外关	申脉	临泣	照海	列缺	后溪	照海	照海	外关	申脉	内关	公孙
16	己卯	公孙	临泣	照海	公孙	临泣	申脉	照海	外关	申脉	照海	照海	公孙
17	庚辰	内关	公孙	临泣	后溪	照海	外关	后溪	照海	内关	公孙	临泣	照海
18	辛巳	临泣	申脉	照海	外关	申脉	照海	照海	公孙	临泣	照海	公孙	外关
19	壬午	照海	外关	申脉	内关	照海	列缺	临泣	照海	列缺	外关	申脉	内关
20	癸未	照海	公孙	外关	申脉	照海	外关	申脉	临泣	照海	公孙	临泣	照海
21	甲申	申脉	内关	公孙	临泣	照海	照海	列缺	后溪	照海	外关	公孙	临泣
22	乙酉	临泣	照海	公孙	外关	申脉	照海	外关	申脉	临泣	照海	公孙	临泣
23	丙戌	临泣	后溪	照海	外关	申脉	内关	内关	公孙	临泣	照海	列缺	外关
24	丁亥	照海	公孙	临泣	照海	照海	外关	申脉	照海	外关	公孙	临泣	照海
25	戊子	照海	列缺	外关	申脉	内关	公孙	申脉	临泣	照海	列缺	后溪	照海
26	己丑	照海	公孙	临泣	照海	公孙	外关	申脉	照海	外关	申脉	临泣	照海
27	庚寅	公孙	临泣	照海	照海	外关	申脉	照海	外关	公孙	临泣	照海	列缺
28	辛卯	照海	照海	公孙	临泣	照海	公孙	外关	申脉	照海	外关	申脉	临泣
29	壬辰	内关	公孙	临泣	照海	照海	外关	后溪	照海	外关	公孙	临泣	照海
30	癸巳	照海	外关	公孙	临泣	照海	公孙	临泣	申脉	照海	外关	申脉	照海
31	甲午	内关	公孙	临泣	照海	列缺	外关	后溪	照海	照海	申脉	临泣	照海
32	乙未	照海	外关	申脉	临泣	照海	公孙	临泣	照海	照海	外关	申脉	照海
33	丙申	外关	公孙	临泣	照海	列缺	后溪	后溪	照海	外关	申脉	内关	照海
34	丁酉	临泣	照海	公孙	临泣	申脉	照海	外关	申脉	照海	照海	公孙	临泣
35	戊戌	照海	外关	公孙	临泣	照海	列缺	临泣	后溪	照海	外关	申脉	内关
36	己亥	照海	外关	申脉	照海	外关	公孙	临泣	照海	公孙	临泣	申脉	照海
37	庚子	照海	外关	申脉	临泣	照海	列缺	临泣	照海	照海	外关	申脉	内关
38	辛丑	申脉	临泣	照海	公孙	临泣	照海	照海	外关	申脉	照海	外关	公孙
39	壬寅	公孙	临泣	照海	列缺	外关	申脉	照海	外关	申脉	临泣	照海	列缺
40	癸卯	公孙	临泣	申脉	照海	外关	申脉	照海	照海	公孙	临泣	照海	公孙
41	甲辰	照海	列缺	后溪	照海	外关	公孙	申脉	内关	公孙	临泣	后溪	照海
42	乙巳	照海	公孙	临泣	申脉	照海	外关	申脉	照海	照海	公孙	临泣	照海

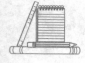

续表

日干支		子时	丑时	寅时	卯时	辰时	巳时	午时	未时	申时	酉时	戌时	亥时
43	丙午	申脉	临泣	照海	列缺	后溪	照海	照海	外关	申脉	内关	公孙	列缺
44	丁未	照海	外关	申脉	照海	照海	公孙	临泣	照海	公孙	外关	申脉	照海
45	戊申	后溪	照海	内关	公孙	临泣	照海	公孙	列缺	后溪	照海	外关	申脉
46	己酉	临泣	照海	公孙	临泣	照海	照海	外关	申脉	照海	外关	公孙	临泣
47	庚戌	内关	公孙	临泣	后溪	照海	外关	后溪	照海	内关	公孙	临泣	照海
48	辛亥	临泣	申脉	照海	外关	申脉	照海	照海	公孙	临泣	照海	公孙	外关
49	壬子	照海	外关	申脉	内关	照海	列缺	临泣	照海	列缺	外关	申脉	内关
50	癸丑	照海	公孙	外关	申脉	照海	外关	申脉	临泣	照海	公孙	临泣	照海
51	甲寅	列缺	后溪	照海	外关	申脉	临泣	内关	公孙	临泣	照海	照海	外关
52	乙卯	外关	申脉	照海	照海	公孙	临泣	照海	公孙	外关	申脉	照海	外关
53	丙辰	临泣	后溪	照海	外关	申脉	内关	内关	公孙	临泣	照海	列缺	外关
54	丁巳	照海	公孙	临泣	照海	照海	外关	申脉	照海	外关	公孙	临泣	照海
55	戊午	照海	列缺	外关	申脉	内关	公孙	照海	临泣	照海	列缺	后溪	照海
56	己未	照海	公孙	临泣	照海	公孙	外关	申脉	照海	外关	申脉	临泣	照海
57	庚申	后溪	照海	外关	公孙	临泣	照海	公孙	临泣	后溪	照海	外关	申脉
58	辛酉	公孙	外关	申脉	照海	外关	申脉	临泣	照海	公孙	临泣	照海	照海
59	壬戌	内关	公孙	临泣	照海	照海	外关	后溪	照海	外关	公孙	临泣	照海
60	癸亥	照海	外关	公孙	临泣	照海	公孙	临泣	申脉	照海	外关	申脉	照海

（四）临床应用

临床应用灵龟八法，有按时取穴和择时取穴两种，应结合具体病情灵活应用。

1. 按时取穴

根据患者来诊时间，查出该时灵龟八法所开的八法穴，先刺八法穴以通调经脉气血，再配合与疾病相适应的穴位进行治疗。如患者于辛巳日甲午时就诊，当先刺照海，再结合病情配穴治疗。

2. 择时取穴

根据病情选取与病情适应的八脉交会穴，选择该穴处于开穴的时辰进行治疗，治疗时先刺该穴，再根据病情配穴进行治疗。如患者胃痛，可选八脉交会穴之公孙穴治疗，若病情允许，可在公孙穴辛巳日乙未时等，适时先刺公孙穴，再配梁丘、足三里、中脘等穴治疗。

二、飞腾八法

飞腾八法是根据时辰的天干属性选取八脉交会穴进行针灸治疗的按时取穴方法。其取穴运算周期为 5 天。本法不论日干支和时干支，均以天干为主。王国瑞著《扁鹊神应针灸玉龙经》（1392 年）中首行提出"飞腾八法"，后徐凤只用时干与八脉交会穴对应取穴。

该法所配属八卦与灵龟八法不同，因其以时干为主，故又名"奇经纳甲法"。其法，时干逢壬、甲时，开公孙（属乾）；逢丙时，开内关（属艮）；逢戊时，开足临泣（属坎）；逢庚时，开外关（属震）；逢辛时，开后溪（属巽）；逢乙、癸时，开申脉（属坤）；逢己时，开列缺（属离）；逢丁时，开照海（属兑）。古人将此编成"飞腾八法歌"以助记忆，整理成表 14-16。

飞腾八法歌

壬甲公孙即是乾，丙居艮上内关然，戊为临泣生坎水，庚属外关震相连，
辛上后溪装巽卦，乙癸申脉到坤传，己土列缺南离上，丁居照海兑金全。

表 14-16　飞腾八法取穴表

时天干	甲、壬	丙	戊	庚	辛	乙、癸	己	丁
九宫八卦	乾	艮	坎	震	巽	坤	离	兑
取穴	公孙	内关	足临泣	外关	后溪	申脉	列缺	照海

根据其推算法，可整理出飞腾八法开穴查询表（表 14-17）。

表 14-17　飞腾八法开穴查询表

日干 ＼ 时辰	子时	丑时	寅时	卯时	辰时	巳时	午时	未时	申时	酉时	戌时	亥时
甲日 己日	公孙	申脉	内关	照海	临泣	列缺	外关	后溪	公孙	申脉	公孙	申脉
乙日 庚日	内关	照海	临泣	列缺	外关	后溪	公孙	申脉	公孙	申脉	内关	照海
丙日 辛日	临泣	列缺	外关	后溪	公孙	申脉	公孙	申脉	内关	照海	临泣	列缺
丁日 壬日	外关	后溪	公孙	申脉	公孙	申脉	内关	照海	临泣	列缺	外关	后溪
戊日 癸日	公孙	申脉	公孙	申脉	内关	照海	临泣	列缺	外关	后溪	公孙	申脉

临床应用可按时取穴，如辛巳日乙未时来诊，按表 14-1 当取申脉穴治疗。也可根据病情择时取穴治疗。如患者胃痛，可取八脉交会穴公孙穴治疗，治疗时间当选时干为甲或壬的时辰治疗，每天都应相符的时辰。如甲日甲子、壬申时，乙日壬午、甲申时等治疗。治疗时应结合病情灵活应用。

项目三　针灸临床研究进展

现代医学研究发现，针灸疗法不同于药物疗法，它不是直接针对病原，也不是直接作用于罹病的器官、组织，而是一种非特异性刺激，可发挥整体调节作用。针灸对机体的各个系统、各个器官的功能均能发挥多方面、多环节、多种水平、多种途径的调节作用。大量的临床和实验研究表明，这种调节作用与机体的神经 – 内分泌 – 免疫网络密切相关。下面根据临床研究探讨针灸对各系统的作用。

一、呼吸系统疾病

临床上，针灸防治呼吸系统疾病以急、慢性支气管炎和支气管哮喘等为多，特别是针灸治疗支气管哮喘的临床疗效确定且机制研究也比较深入。针灸对呼吸系统的调节主要表现在肺通气、肺换气和组织换气以及呼吸运动三个方面。针灸可以提高肺通气量，及时改善肺部血流状

况，提高机体内外气体交换能力。针刺可以使正常人的肺通气量和耗氧量明显增加，同时，针刺可以使病理性的肺通气量降低迅速好转并趋于正常。

二、神经系统疾病

针灸对脑、脊髓、脑神经、脊神经都有一定的调整作用，从而实现对神经系统疾病的治疗作用。

（一）脑

通过针灸对脑相关疾病的治疗，以及利用脑电图、脑磁图（MEG）、经颅多普勒（TCD）、磁共振（MRI）、功能性磁共振（fMRI）、正电子发射扫描（PET）、计算机辅助断层扫描（CT）、单光子发射扫描（SPECT）等技术进行检测，证明针灸能改善脑的氧代谢和脑血流量、兴奋对应脑区、改善脑电活动等，从而有效地改善患者脑功能活动，有效提高生活质量和生活效能。

（二）脊髓

脊髓损伤是外力等作用致使脊髓发生不同程度损伤，造成损伤平面以下截瘫及大小便功能障碍的一种疾病。针灸对其有一定的疗效，在一定范围内能显著促进受损神经功能的康复。动物实验研究表明，脊髓损伤后局部血流量下降，电针动物"大椎"穴、"命门"穴，施持续脉冲电流，频率 1Hz，电流强度 3μA，每次 15 分钟，能改善脊髓损伤后的血流量，抑制血流量的下降，改善损伤部位的循环和组织新陈代谢，从而减轻继发性损害的程度，促进脊髓功能的恢复。

（三）周围神经

通过针灸对周围性面瘫、面肌痉挛、三叉神经痛、肋间神经痛、坐骨神经痛、周围神经损伤等疾病的治疗，以及通过肌电图、神经传导速度等指标的观察，证明针灸对周围神经系统具有明显的调整作用。

三、心血管系统疾病

实验研究和临床观察均表明针灸对心脏活动、血管运动及毛细血管通透性都有一定的调整作用，从而实现对循环系统疾病的治疗作用。针灸可以治疗高血压、冠心病、脑血管病、心肌病、心律失常等心脑血管疾病。针灸对心率、心律、血压及外周血管、冠状动脉、脑血管、内脏血管、心脏功能均有明显的调节作用。

针灸能增加冠脉血流量，改善心脏泵血功能。研究显示电针内关、神门能改善左心功能，增强心肌收缩力和顺应性，减轻心肌纤维收缩成分受损的程度，改善缺血区心肌的兴奋状态，易化兴奋在缺血区传导，减少心律失常的发生，另外还可增加急性心肌缺血的动脉压、冠脉压、跨侧支血管压力梯度、冠脉血流量，降低外周总阻力和缺血梗死区血管阻力，对缺血心肌有明显的保护作用。

四、消化系统疾病

临床观察和实验研究表明，针灸对消化系统的功能具有良好的全面调节作用，表现在对唾液的分泌、食管的运动及胃、肝、胆、胰、肠等功能活动均有调节作用。因此，针灸对消化系统疾病的治疗具有较好的疗效，如急慢性胃炎、胃痉挛、胃下垂、消化道溃疡等。

针刺可调节唾液分泌的量及成分。针刺犬"足三里"穴，并建立食物条件反射后，再针刺胃经其他穴位，大多有条件反射性唾液分泌；针刺可使脾虚流涎的患者唾液分泌量减少。临床观察表明，针刺对食管运动有调节作用。针刺具有缓解食道癌患者吞咽困难的作用。针后食道

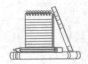

癌患者食道增宽，肿瘤部位上下段的食道蠕动增强，钡剂通过肿瘤处的狭窄部位时速度加快。针灸对胃的运动具有明显的调节作用，其调节的性质和大小与受试者个体素质、胃的功能状态、穴位特性及针刺手法有一定的关系。针刺健康人中脘穴，可使肠鸣音亢进，空肠运动增强。当小肠蠕动原处于较弱或中等度状态时，针刺增强其运动的作用就明显；若小肠蠕动原处于较强状态时则不明显。针灸对小肠的分泌、吸收功能也有显著的影响，此影响存在着穴位特异性。针灸可改善肝脏功能和肝病的临床体征，针灸不同的穴位对肝血流量有不同的影响，针刺还可促进肝细胞内物质代谢。针刺能促进急性黄疸型病毒性肝炎的恢复，降低黄疸指数和血清谷丙转氨酶。

五、泌尿生殖系统疾病

针灸对泌尿系统功能有良好的调节作用，能够治疗急慢性肾炎、肾盂肾炎、泌尿系结石及各种原因引起的尿潴留、尿失禁、遗尿等，甚至可以治疗各种神经损伤所致神经源性膀胱功能紊乱疾病。针灸对生殖系统功能也有一定的调节作用，对男性的阳痿、早泄、不射精、不育症及女性的月经失调、功能性子宫出血、痛经、胎位不正、产后尿潴留、原发性不孕等疾病均有较好的临床疗效。

六、运动系统疾病

针灸对肌肉、肌腱、筋膜、关节囊、韧带等软组织损伤，运动功能障碍，肢体功能活动受限等均有良好的疗效。针灸可以提高骨密度，降低骨钙素及尿钙／尿肌酐比值，对于绝经后骨质疏松患者可以提高雌二醇含量。针灸对肌肉的调节作用主要体现在失神经支配和慢性软组织损伤的治疗方面。针灸对中风后肌痉挛有明显的疗效，有效率达40%～90%，治疗方法包括常规针刺、针刺拮抗肌为主、针刺拮抗肌和主动肌、针刺配合药物、针刺配合康复等。

七、免疫系统疾病

针灸可调节机体的免疫功能，包括细胞免疫与体液免疫，且调节作用呈现双向性。针灸的这种调节作用不仅体现在细胞水平，而且体现在分子水平。针灸不仅可促进非特异性免疫应答，而且可调节特异性免疫应答，特别是细胞免疫。针灸对免疫的调节作用具有广阔的应用前景，其机制可能是通过神经－内分泌－免疫网络实现的。机体的功能状态、穴位的特异性、刺激方法的选择及治疗时间均可影响针灸的防卫免疫效应。

八、内分泌系统疾病

针灸对内分泌系统中各内分泌腺、内分泌细胞均有不同的调节作用，研究多集中在针灸对下丘脑、垂体、胰腺、甲状腺、肾上腺及性腺等的调节，具体体现在对糖尿病、肥胖症、甲状腺疾病、腺疾病等内分泌功能失调或障碍疾病的防治规律和机理研究上。针灸通过下丘脑－垂体－甲状腺轴调节甲状腺机能。针灸对胰腺机能的调节主要体现在对各类细胞的形态及分泌激素的调节。对于糖尿病，针灸常用膈俞、胰俞、脾俞、尺泽等穴。

九、物质代谢

针灸对血清胆固醇、甘油三酯、血钠、血钾、乳酸、丙酮酸、组胺的代谢均有调节作用。所以针灸能治疗高脂血症、低血钾、肥胖症等。对血清胆固醇和甘油三酯增高者，针刺足三里、内关后各项指标均有不同程度降低。针刺治疗肥胖症的研究也很多，均有良好的近期和远期疗效。

十、镇痛作用

疼痛是一种与组织损伤或潜在的损伤相关的不愉快的主观感觉和情感体验，是临床上最常见的症状之一。痛症一直是针灸疗法的主要适应证。在 1987 年世界卫生组织推荐的 43 种针灸适应证中，大部分均与疼痛有关。1996 年世界卫生组织意大利米兰会议推荐的 64 种针灸适应证中，有 32 种与疼痛有关。从针灸文献和近代大量的临床资料看，针灸具有良好的镇痛作用。例如，常见的头痛、胁痛、胃痛、腰痛、腹痛、三叉神经痛、痛经、坐骨神经痛、手术后疼痛等，都有良好的镇痛作用。针刺麻醉就是在针灸良好的镇痛作用基础上发展起来的。如针刺内关、足三里、三阴交、大横、天枢等穴，可使腹部对感应电刺激引起的痛阈升高。

十一、影响针灸作用的因素

针灸作用是指针灸刺激对机体生理、病理过程的影响以及这种影响在体内引起的反应。针灸作用是通过机体自身的调节系统实现的，必然受到各种内外因素的影响。影响针灸作用的因素主要有：机体的机能状态、穴位功能、针灸刺激参数、时间因素、施术工具等。

十二、循证针灸研究

时至今日，循证医学在针灸临床研究与实践中扮演着越来越重要的角色。循证医学与针灸学交叉形成的学科也成熟了。在 2009 年，中国针灸学会成立了循证针灸专业委员会。针灸循证研究的最终目标是为临床科学决策提供高质量证据。为了促进针灸临床决策的科学化，现在国内针灸学研究与循证医学实践结合最紧密的是针灸临床防治性研究。据统计，从 1978 年到 2017 年，国内针灸的临床随机对照试验累计有 16900 多篇，而在国外仅 Pubmed 收录国外开展的临床随机对照试验亦有 960 篇。在系统评价与 Meta 分析方面，国内有 90 篇文献分布在 2010 年到 2017 年间，国外有 60 篇针灸的系统评价发布在循证医学图书馆（Cochrane Library）上。根据循证医学的要求，有效的证据应该由良好的研究中心根据随机对照临床试验得出。而最好的 / 最有效的证据应该基于对已有证据的系统评价，对已有证据进行科学分类后，做出总结性评价。系统评价常用 Meta 分析的方法，合并世界范围同类的多项 RCT 试验数据，不仅对其结果进行分析，而且对其研究方法学的质量进行评价。针灸研究方面的系统评价目前可大致分为两大类：一是疼痛类，包括慢性疼痛、背痛、肩痛、肘痛、骨关节炎疼痛，肌纤维痛、手术后疼痛、牙痛、头痛、带状疱疹疼痛、分娩痛以及颞下颌关节疼痛等；二是非疼痛类，如恶心呕吐、肠易激综合征、哮喘、中风、戒毒、戒烟、失眠、精神分裂症和抑郁症等疾病。

在临床实践方面，针灸临床医生普遍比较注重个人专业技能的训练，也能照顾患者的需求，但不善于很好地引用最佳证据，从而不能及时有效地提高针灸医疗水平。临床医生只有充分掌握了患者的真实情况，发掘并提出问题，然后收集相关证据，评价证据，并将证据、临床经验和患者的具体情况有机结合，才能制定出最佳治疗方案。通过对患者疗效进行客观分析评价，才能有效地提高医疗水平。通过应用循证医学的方法，开展具有针对性的高质量的研究，才能促进针灸诊疗水平的不断提高。

扫一扫，查阅
复习思考题答案

主要参考文献

［1］王德敬，乔赟.针灸治疗技术［M］.西安：西安交通大学出版社，2010.

［2］石学敏.针灸治疗学［M］.北京：人民卫生出版社，2011.

［3］王启才.针灸治疗学［M］.北京：中国中医药出版社，2003.

［4］高树中，杨骏.针灸治疗学［M］.北京：中国中医药出版社，2016.

［5］石学敏.针灸临证集验［M］.天津：天津科学技术出版社，1990.

［6］孙学全.针灸临证集验［M］.北京：人民军医出版社，2009.

［7］朱广旗.针灸治疗学［M］.北京：中国中医药出版社，2006.

［8］刘冠军.现代针灸医案选［M］.北京：人民卫生出版社，1985.

［9］周志杰，殷克敬.临床急症针灸治疗学［M］.西安：陕西科学技术出版社，1988.

［10］朱广期，王德敬.针灸治疗［M］.北京：中国中医药出版社，2015.

［11］黄劲柏.名医针灸特色疗法［M］.北京：人民军医出版社，2013.

［12］刘宝林.针灸治疗学［M］.北京：人民卫生出版社，2014.

［13］孙国杰.梁繁荣.针灸学［M］.北京：中国中医药出版社，1999.

［14］中医研究院主编.针灸学简编［M］.北京：人民卫生出版社，1976.

［15］王华，杜元灏.针灸学［M］.北京：中国中医药出版社，2012.

［16］国家中医药管理局.中医病证诊断疗效标准［S］.南京：南京大学出版社，1994.

［17］孙国杰.针灸学［M］.上海：上海科学技术出版社，1997.

［18］邱茂良.针灸学［M］.上海：上海科学技术出版社，1985.

［19］中医师资格考试专家组.中医执业医师资格考试应试指南［M］.北京：中国中医药出版社，2009.

教材目录

注：凡标☆者为"十四五"职业教育国家规划教材。

序号	书名	主编		主编所在单位	
1	医古文	刘庆林	江琼	湖南中医药高等专科学校	江西中医药高等专科学校
2	中医药历史文化基础	金虹		四川中医药高等专科学校	
3	医学心理学	范国正		娄底职业技术学院	
4	中医适宜技术	肖跃红		南阳医学高等专科学校	
5	中医基础理论	陈建章	王敏勇	江西中医药高等专科学校	邢台医学院
6	中医诊断学	王农银	徐宜兵	遵义医药高等专科学校	江西中医药高等专科学校
7	中药学	李春巧	林海燕	山东中医药高等专科学校	滨州医学院
8	方剂学	姬水英	张尹	渭南职业技术学院	保山中医药高等专科学校
9	中医经典选读	许海	姜侠	毕节医学高等专科学校	滨州医学院
10	卫生法规	张琳琳	吕慕	山东中医药高等专科学校	山东医学高等专科学校
11	人体解剖学	杨岚	赵永	成都中医药大学	毕节医学高等专科学校
12	生理学	李开明	李新爱	保山中医药高等专科学校	济南护理职业学院
13	病理学	鲜于丽	李小山	湖北中医药高等专科学校	重庆三峡医药高等专科学校
14	药理学	李全斌	卫昊	湖北中医药高等专科学校	陕西中医药大学
15	诊断学基础	杨峥	姜旭光	保山中医药高等专科学校	山东中医药高等专科学校
16	中医内科学	王飞	刘菁	成都中医药大学	山东中医药高等专科学校
17	西医内科学	张新鹏	施德泉	山东中医药高等专科学校	江西中医药高等专科学校
18	中医外科学☆	谭工	徐迎涛	重庆三峡医药高等专科学校	山东中医药高等专科学校
19	中医妇科学	周惠芳		南京中医药大学	
20	中医儿科学	孟陆亮	李昌	渭南职业技术学院	南阳医学高等专科学校
21	西医外科学	王龙梅	熊炜	山东中医药高等专科学校	湖南中医药高等专科学校
22	针灸学☆	甄德江	张海峡	邢台医学院	渭南职业技术学院
23	推拿学☆	涂国卿	张建忠	江西中医药高等专科学校	重庆三峡医药高等专科学校
24	预防医学☆	杨柳清	唐亚丽	重庆三峡医药高等专科学校	广东江门中医药职业学院
25	经络与腧穴	苏绪林		重庆三峡医药高等专科学校	
26	刺法与灸法	王允娜	景政	甘肃卫生职业学院	山东中医药高等专科学校
27	针灸治疗☆	王德敬	胡蓉	山东中医药高等专科学校	湖南中医药高等专科学校
28	推拿手法	张光宇	吴涛	重庆三峡医药高等专科学校	河南推拿职业学院
29	推拿治疗	唐宏亮	汤群珍	广西中医药大学	江西中医药高等专科学校

序号	书名	主编		主编所在单位	
30	小儿推拿	吕美珍	张晓哲	山东中医药高等专科学校	邢台医学院
31	中医学基础	李勇华	杨频	重庆三峡医药高等专科学校	甘肃卫生职业学院
32	方剂与中成药☆	王晓戎	张彪	安徽中医药高等专科学校	遵义医药高等专科学校
33	无机化学	叶国华		山东中医药高等专科学校	
34	中药化学技术	方应权	赵斌	重庆三峡医药高等专科学校	广东江门中医药职业学院
35	药用植物学☆	汪荣斌		安徽中医药高等专科学校	
36	中药炮制技术☆	张昌文	丁海军	湖北中医药高等专科学校	甘肃卫生职业学院
37	中药鉴定技术☆	沈力	李明	重庆三峡医药高等专科学校	济南护理职业学院
38	中药制剂技术	吴杰	刘玉玲	南阳医学高等专科学校	娄底职业技术学院
39	中药调剂技术	赵宝林	杨守娟	安徽中医药高等专科学校	山东中医药高等专科学校
40	药事管理与法规	查道成	黄娇	南阳医学高等专科学校	重庆三峡医药高等专科学校
41	临床医学概要	谭芳	向军	娄底职业技术学院	毕节医学高等专科学校
42	康复治疗基础	王磊		南京中医药大学	
43	康复评定技术	林成杰	岳亮	山东中医药高等专科学校	娄底职业技术学院
44	康复心理	彭咏梅		湖南中医药高等专科学校	
45	社区康复	陈丽娟		黑龙江中医药大学佳木斯学院	
46	中医养生康复技术	廖海清	艾瑛	成都中医药大学附属医院针灸学校	江西中医药高等专科学校
47	药物应用护理	马瑜红		南阳医学高等专科学校	
48	中医护理	米健国		广东江门中医药职业学院	
49	康复护理	李为华	王建	重庆三峡医药高等专科学校	山东中医药高等专科学校
50	传染病护理☆	汪芝碧	杨蓓蓓	重庆三峡医药高等专科学校	山东中医药高等专科学校
51	急危重症护理☆	邓辉		重庆三峡医药高等专科学校	
52	护理伦理学☆	孙萍	张宝石	重庆三峡医药高等专科学校	黔南民族医学高等专科学校
53	运动保健技术	潘华山		广东潮州卫生健康职业学院	
54	中医骨病	王卫国		山东中医药大学	
55	中医骨伤康复技术	王轩		山西卫生健康职业学院	
56	中医学基础	秦生发		广西中医学校	
57	中药学☆	杨静		成都中医药大学附属医院针灸学校	
58	推拿学☆	张美林		成都中医药大学附属医院针灸学校	